THÉRAPEUTIQUE

DE LA

FIÈVRE TYPHOÏDE

THÉRAPEUTIQUE

DE LA

FIÈVRE TYPHOÏDE

PAR LE Dr P. LE GENDRE

Médecin des Hôpitaux de Paris

PARIS

OCTAVE DOIN, ÉDITEUR

8, PLACE DE L'ODÉON, 8

—

1895

INTRODUCTION

Brandisme systématique et éclectisme méthodique. — Faible valeur des statistiques actuelles au point de vue de la démonstration du meilleur traitement à instituer dans chaque cas particulier. — Influences qui font varier la mortalité.

§ 1.

Voilà vingt-quatre ans que je vois soigner des fièvres typhoïdes dans les milieux les plus différents et par des médecins appartenant à des catégories très tranchées; depuis l'hôpital de Rochefort où, en 1870, j'avais pour maîtres les professeurs de l'École de médecine navale, qui traitaient la fièvre typhoïde chez nos marins et nos soldats par les purgatifs, l'alcool et le quinquina, j'ai, pendant un long stage dans les hôpitaux de Paris, à tous les degrés de la hiérarchie médicale, assisté à de nombreuses épidémies de dothiénentérie traitées par des médecins vieux ou jeunes, rétrogrades ou progressistes ; j'ai vu mettre en œuvre par eux toutes les méthodes connues.

Il m'a été donné de soigner, comme remplaçant de praticiens de campagne, des typhiques dans les plus pauvres villages ; j'ai soigné des vieilles femmes, des épileptiques et des aliénées, à la Salpêtrière ; j'ai soigné des enfants à l'hôpital de la rue de Sèvres et à Trousseau ; bref, j'ai vu la dothiénentérie sur tous les terrains. Pendant ce long temps, j'ai recueilli un très grand nombre d'observations et de courbes thermiques ; je puis donc dire que j'ai quelque expérience pratique et personnelle de cette maladie.

J'ai pris d'ailleurs connaissance de tout ce qui a été publié sur elle, et je crois avoir lu tous les travaux importants. J'ai ainsi eu entre les mains les éléments de la plus sérieuse enquête ; il ne me semble pas qu'il soit possible d'aborder avec plus de préparation cette étude sur la thérapeutique de la fièvre typhoïde... Et cependant je ne puis me défendre d'une vive appréhension en songeant que, parmi les étudiants et les confrères qui me liront, il en est bon nombre qui mettront en pratique les préceptes que je vais formuler.

C'est que, malgré tout ce que j'ai lu et vu, chaque fois que j'ai à soigner un cas grave de cette maladie, j'éprouve encore l'inquiétude d'un novice ; car je ne connais pas de problème thérapeutique plus épineux à résoudre. Il n'y a pas de maladie plus dramatique dans son évolution, à cause de la multiplicité de ses formes cliniques, du nombre indéfini de ses complications, de l'incertitude qui pèse toujours sur le pronostic jusqu'à la guérison et au delà, peut-on dire, puisque les séquelles forment encore une cohorte redoutable; et il n'y a pas de maladie où soit plus accablante la responsabilité du médecin, car il en est peu, à mon sens, où le médecin puisse être, suivant sa conduite, aussi nuisible ou aussi utile.

Si j'ai ce sentiment, c'est, le lecteur l'a déjà pressenti avant que j'aie fait une profession de foi plus explicite, parce que je ne suis pas rallié à l'école médicale qui a systématisé presque schématiquement le traitement de la fièvre typhoïde par l'eau froide exclusivement.

Non, je ne suis pas un pur Brandiste, tout en admirant les beaux travaux de Brand, tout en reconnaissant les heureux résultats obtenus, par lui et sous son impulsion, au point de vue de l'abaissement général de la mortalité humaine par fièvre typhoïde; je n'ai pu être convaincu de la nécessité d'adopter dans sa rigueur la méthode de Brand, malgré les plaidoyers éloquents de Tripier et Bouveret et de Juhel-Rénoy. Non, je n'ai pu être amené à confesser la foi dans le bain froid universel, — et je serais tenté de dire que je le regrette, car le Brandiste qui a la foi ne connaît pas les inquiétudes, les angoisses auxquelles je fais allusion. Il a pour labarum l'éblouissant pourcentage des vastes statistiques que vous savez, et, certain de guérir 95 fois sur 100, il en arrive à ne plus s'inquiéter de savoir si son client du jour est destiné à se ranger parmi les cinq du *caput mortuum.*

Je ne suis donc pas Brandiste, mais je dois dire que j'ai failli l'être, que j'ai même désiré l'être, et que je comprends la séduction exercée sur beaucoup de confrères par cette méthode, attrayante en sa théorique simplicité, et qui a, ou du moins paraît avoir, pour elle l'*ultima ratio* des discussions scientifiques, la statistique.

Je dis qu'elle paraît avoir pour elle la statistique. En effet, les nombreuses statistiques publiées depuis 1870 par Brand, par l'École lyonnaise et ses imitateurs parisiens, sont à coup sûr les plus belles du monde, prises en bloc; mais la « théorie du bloc » n'est pas meilleure en matière de statistique qu'en histoire et en politique. C'est à l'analyse de nous révéler les éléments disparates, de très inégale valeur, dont se compose au fond ce bloc si imposant.

Avant de pousser plus loin, je tiens à m'expliquer sur la valeur des statistiques d'ensemble comme arguments démonstratifs en faveur de telle ou telle thérapeutique.

§ 2.

Il y a bien à objecter, en effet, à la valeur des statistiques comme criterium thérapeutique. « Quel médecin digne de ce nom s'y fiera exclusivement? » (Lépine.) Elles n'entraînent guère la conviction que chez celui qui les a faites. J'en ai vu récolter autour de moi sur la qualité desquelles je suis mal édifié, connaissant trop bien les falsifications ingénument inconscientes que l'enthousiasme aveuglé y introduit.

Chaque épidémie se distingue des précédentes par quelque caractère particulier, par une virulence spéciale des agents infectieux et, pour juger la valeur d'une thérapeutique, il faut pouvoir l'appliquer à un nombre suffisant de cas identiques. On dit bien, et il y a quelque vérité dans cette affirmation, que plus les statistiques contiennent de cas, plus il y a de chances pour qu'elles aient mis en parallèle des faits comparables. Je suis tout prêt à admettre que la décroissance si remarquable de la mortalité par fièvre typhoïde dans l'armée allemande pendant une période de vingt-cinq ans est la conséquence de la généralisation de la méthode de Brand. J'accorderai, par conséquent, que la balnéation froide systématique est la thérapeutique qui garantit le plus grand nombre de guérisons chez les adultes hommes et habituellement bien portants.

Il resterait à me donner la même démonstration à propos des enfants, des femmes, des personnes âgées, des individus débilités par une maladie chronique ou de mauvaises conditions hygiéniques, physiques ou morales (misère, excès de travail manuel ou d'activité psychique). C'est à quoi ne réussissent pas les statistiques mêmes des médecins lyonnais et des éminents collègues parisiens qui ont défendu après eux la balnéation froide systématique.

Car il ne s'agit pas de savoir combien il y a de guérisons sur un nombre d'unités typhiques quelconques, placées dans les conditions les plus diverses d'âges, de sexe, de tempérament, de conditions sociales et pathologiques, mais plutôt de préciser combien peuvent guérir par la méthode en question dans chacun de ces groupes disparates : enfants, femmes, vieillards, citadins ou paysans, riches ou pauvres, obèses ou décharnés, goutteux ou tuberculeux, diabétiques ou albuminuriques, syphilitiques ou saturnins, cardiaques ou cérébraux, etc., etc. C'est ce qu'aucune statistique explicite ne nous a encore appris avec une approximation suffisante.

Pour résumer mon impression, je comparerai la question du traitement systématique par les bains froids à celle de la propagande en faveur du sport intensif en matière de pédagogie, contre lequel j'ai récemment protesté (1). Si j'envisage l'intérêt général de l'humanité ou seulement de la nation, je suis tenté de dire : « Qu'importe la mort de quelques individus ayant une tare nerveuse et qui n'auront pas pu supporter la violence du traitement par le froid ou le surmenage physique, pourvu que le plus grand nombre des typhiques guérisse ou que la nation se compose presque exclusivement d'hommes vigoureux rompus à tous les genres d'exercices! » Ce langage, je le tiendrais peut-être si j'étais ministre de la guerre, convaincu par les statistiques de l'armée allemande que la méthode de Brand est celle qui donne la plus faible mortalité et désireux uniquement de conserver le plus grand nombre d'hommes sous les drapeaux, ou si j'étais législateur, ambitieux d'obtenir un peuple de Spartiates.

Mais je suis médecin, responsable de la vie de chaque typhique vis-à-vis de la famille dont il est le soutien et de chaque enfant vis-à-vis des parents dont il est l'espoir; je revendique donc le droit de décider, dans chaque cas particulier de fièvre typhoïde, le traitement qui me paraît offrir le plus de chances de sauvegarder la vie, et,

____

(1) Association française pour l'avancement des Sciences (Sessions de Besançon et de Caen).

en présence de chaque adolescent, s'il est apte à tous les exercices physiques.

Je vais plus loin : même au point de vue de l'intérêt général, est-il admissible à notre époque qu'on risque de sacrifier l'individu au nombre ? Tel cérébral ou névropathe enrôlé, qui ne ferait jamais qu'une unité médiocre en campagne par son défaut de résistance physique et qui est de ceux dont le « Brand » rigoureux et intempestif risque de favoriser la mort, peut, rendu à la vie civile, doter son pays d'une grande œuvre ; tel enfant chétif, ou inapte au sport par suite de quelques méiopragies du cœur ou du squelette, et dont on n'aura conservé la santé que par des précautions extrêmes, voué par sa faiblesse physique à la pure intellectualité, deviendra peut-être un citoyen plus utile que beaucoup de ses condisciples auxquels le rallye-paper et le foot-ball auront assuré des jambes agiles et un ample thorax.

Pour revenir au point de départ de cette digression, je conclus que les statistiques d'ensemble, telles que nous les fournissent les partisans du traitement systématique par les bains froids, ne peuvent nous convaincre. Bien autrement instructives seraient des statistiques partielles, relatives à telle ou telle catégorie de typhiques, et celles-là font défaut, ou ne comprennent que trop peu de cas.

§ 3

D'ailleurs, si on veut apprécier sans trop d'inexactitude l'influence de telle médication sur la mortalité par fièvre typhoïde, il faut prendre en considération divers éléments dont il a été question à la Société médicale des hôpitaux en 1890 (24 octobre).

M. Merklen faisait remarquer que la mortalité s'est abaissée notablement à Paris depuis plusieurs années : après s'être maintenue à 21 % jusqu'en 1881, elle est tombée de 15 à 17 % en 1882, et de 1882 à 1889 au taux moyen de 13,11 %. Il inclinait à admettre que cet abaissement de la mortalité, qui a été observé aussi à Berlin, Munich, Bâle, Lyon, etc., doit être expliqué par les *progrès de la thérapeutique*, et notamment dans les hôpitaux de Paris, par l'orientation nouvelle (emploi rationnel des antithermiques, antisepsie intestinale, méthode de Brand).

M. Debove, qui avait obtenu, disait-il, d'aussi bons résultats par un régime simplement diurétique qu'avec les moyens précités, a été le premier à reconnaître que la gravité de la fièvre typhoïde varie non seulement d'une épidémie à l'autre, mais suivant l'année, la saison et dans le même milieu, et, quoique médecin des hôpitaux depuis 1877, il constatait, en 1890, dans son service une gravité qu'il n'avait encore jamais observée.

M. Hayem ajoutait que la gravité varie aussi suivant le *sexe;* elle est beaucoup plus grande, d'après lui, chez les femmes.

M. Cadet de Gassicourt a de même noté que les filles de dix à douze ans sont plus gravement atteintes que les garçons.

M. Juhel-Rénoy a remarqué que, même également traitées par les bains froids, les femmes fournissent une plus forte mortalité que les hommes.

Cette considération peut expliquer dans une certaine mesure, ajoutait M. Merklen, la mortalité si faible de certaines statistiques militaires allemandes.

Je me hâte d'ajouter que, si je me refuse à me ranger parmi les Brandistes purs, c'est-à-dire parmi les médecins qui, dès le début et dans tous les cas, se croient tenus en conscience de plonger le typhoïsant dans l'eau froide huit fois par jour et se croient dégagés par là de toute autre préoccupation thérapeutique, je suis cependant convaincu de la nécessité de faire intervenir dans tous les cas l'hydrothérapie comme un des éléments les plus utiles du traitement. Loin d'être hostile aux méthodes hydrothérapiques, je conseille de les utiliser toutes, en choisissant parmi elles, suivant les cas, avec un éclectisme méthodique, celle qui paraît appropriée le mieux aux indications du moment.

Les lotions froides, les bains tièdes, les bains progressivement et plus ou moins refroidis, les affusions, le drap mouillé, le bain de Brand, tous ces moyens peuvent être utilisés avec succès, mais répondent à des besoins divers ; c'est à l'analyse clinique de démêler, pour chaque malade et pour chaque période de la maladie, le plus convenable. Mais toute cette eau ne suffit pas encore, et il y a matière à d'autres actes médicaux, multiples, irréductibles en aphorismes balnéaires. Mon maître Dujardin-Beaumetz a écrit une phrase que je trouve d'une justesse piquante dans son incorrection grammaticale voulue : « Le meilleur traitement de la fièvre typhoïde est un bon médecin. »

Ce qui me choque dans le système de Brand, c'est justement l'étroitesse de sa formule.

Élève reconnaissant du professeur Bouchard, j'ai été convaincu par son enseignement que l'avenir de la thérapeutique doit consister à lui donner pour base la pathogénie ; je reproche au maître de Stettin d'avoir négligé volontairement plusieurs des conditions du problème thérapeutique soulevé par la connaissance que nous possédons de la pathogénie si complexe de la dothiénentérie, et je revendique pour le Maître parisien le mérite d'avoir admirablement dégagé les éléments de ce problème.

C'est donc à sa méthode ou du moins à ses principes que je me fais honneur de me rattacher dans ma pratique.

POSITION

DU

PROBLÈME THÉRAPEUTIQUE

___

1° Analyse des éléments pathogéniques du processus typhique
en général. — 2° Etude des modifications apportées aux données pathogéniques par les diverses circonstances : d'âge, de
sexe, d'antécédents physiologiques ou pathologiques, de lieu,
c'est-à-dire de ressources matérielles, d'état social, etc.

§ 1.

La caractéristique de l'époque actuelle, au point
de vue de la thérapeutique, est le désir de prendre
pour base du traitement dans toute maladie les connaissances que nous possédons sur sa nature, c'est-
à-dire à la fois sur sa cause et sur le mode réac-
tionnel de l'organisme vis-à-vis de cette cause morbifique.

Quand il s'agit d'une maladie infectieuse comme
la fièvre typhoïde, la cause, c'est l'*infection primitive*
de l'organisme par un microbe déterminé. La *réaction de l'organisme* comprend toute la série des processus pathologiques qui se produisent dans les
humeurs, les tissus, les organes et appareils en
conséquence de la présence du microbe, processus

qui doivent aboutir à la destruction et à l'expulsion des microbes ou de leurs produits nuisibles, si la guérison survient.

Ce n'est encore là qu'une partie du problème pathogénique; car, au cours de la fièvre typhoïde, un grand nombre d'accidents pathologiques, et non des moindres, sont imputables à des *infections secondaires*, c'est-à-dire à la pénétration dans l'organisme de microbes autres que l'agent infectieux primitif, pénétration qui se fait soit à la faveur des ulcérations intestinales, soit par une des nombreuses portes d'entrée, que peuvent créer le catarrhe des muqueuses respiratoires ou digestives et les excoriations accidentelles des téguments abaissés dans leur vitalité.

La période infectieuse terminée, toute une catégorie de troubles pathologiques nouveaux découle de l'existence des altérations anatomiques que les infections successives ont laissées après leur passage; c'est la *période de réparation*, à laquelle conviennent une autre hygiène et d'autres moyens thérapeutiques que ceux dont était justiciable la période précédente.

Enfin, il est certain que, longtemps après sa guérison en apparence complète, l'organisme subit encore certaines conséquences fâcheuses de la maladie dont il s'est débarrassé : des germes infectieux spécifiques ou vulgaires, qui avaient passagèrement perdu leur virulence, ou avaient été séquestrés dans certains organes, peuvent, après des mois, des années même, retrouver une activité suffisante pour provoquer quelque abcès; des altérations parenchymateuses, provoquées par les microbes ou leurs toxines au cours même de la maladie, et trop légères alors pour se révéler par des symptômes, sont la première étape de maladies qui continuent à évoluer pour leur propre compte et s'accentuent par la suite.

Ce n'est pas tout : le processus de réparation par phagocytose leucocytique peut dépasser la juste mesure dans laquelle il suffit à englober, détruire et emporter les microbes, ainsi que les cellules morti-fiées des parenchymes ; il peut, par une activité excessive, devenir le point de départ d'une proliféra-tion exagérée de tissu conjonctif, d'abord embryon-naire, puis fibreux au sein des organes ; cette sclérose peut devenir dans l'avenir une cause de destruction des parenchymes, soit qu'elle agisse directement sur eux, soit qu'elle ait pour intermédiaire la sclérose de leurs vaisseaux nourriciers, l'artérite. Les exemples abondent de ces scléroses viscérales post-typhoï-diques. Ce sont les *séquelles* de l'infection, justiciables elles aussi dans une assez large mesure de la pro-phylaxie par l'hygiène et de certaines médications, et qui par conséquent ne sont pas étrangères au traite-ment de la fièvre typhoïde.

Mais cette brève esquisse de la cause et des conséquences prochaines et lointaines de la fièvre typhoïde ne saurait suffire à poser les indications thérapeutiques que fait naître cette maladie. Nous devons serrer de plus près la filiation des causes et des effets et, pénétrant dans l'intimité du mécanisme pathogénique aussi profondément que nous le permet l'état actuel de nos connaissances, analyser les élé-ments multiples qui constituent la maladie à chacune de ses phases.

§ 2.

J'ai dit que la première phase de la maladie était la phase infectieuse, comprenant l'infection primitive et les infections secondaires. Mais qui dit infection, dit intoxication, les agents infectieux n'agissant guère, nous le savons aujourd'hui, que par les toxines qu'ils sécrètent.

En fait, la caractéristique la plus générale de la fièvre typhoïde est une intoxication ; mais c'est une *intoxication complexe*, dont il n'est pas inutile de démêler les facteurs multiples ; car la notion de la diversité des facteurs de l'intoxication pourra nous suggérer des moyens thérapeutiques différents à opposer à chacun d'eux.

Le premier facteur d'intoxication, c'est naturellement l'agent infectieux primitif. Je me garderai de trancher sans restriction la question encore litigieuse de la nature de l'agent pathogène primitif ; importante à coup sûr au point de vue de la prophylaxie, elle l'est peu au point de vue thérapeutique. Le lecteur trouvera au chapitre *Prophylaxie*, que j'ai rejeté à dessein à la fin, les éléments d'appréciation que fournit sur ce point l'état actuel de la science.

Que le microbe pathogène initial soit le bacille d'Eberth, venu du dehors par les voies digestives ou les voies respiratoires, ou que ce soit un bacille du côlon, hôte habituellement inoffensif de l'intestin et devenu accidentellement virulent par suite de circonstances qui nous échappent ; — qu'il ait d'abord pullulé dans l'intestin, puis se soit introduit dans le riche réseau lymphatique de la muqueuse et de là répandu dans tout le système lymphatique, ou qu'il ait d'emblée pénétré dans celui-ci et que les lésions folliculaires de l'intestin soient seulement la conséquence d'une localisation consécutive ; — je retiens seulement que ce microbe pathogène initial révèle d'abord son activité en déversant dans le courant circulatoire une première dose de poisons. .

Il s'agit déjà sans doute de poisons multiples, que ni la chimie ni la physiologie pathologique n'ont pu isoler et dont nous ne pouvons apprécier que les effets d'ensemble.

Nous pouvons dire toutefois que les poisons éberthiens, ou coli-bacillaires, — disons, pour ne froisser personne, les poisons microbiens dela première heure — doivent impressionner tout d'abord les principaux centres nerveux. Les premiers symptômes accusés par le malade ne sont-ils pas la fatigue, la céphalalgie, l'insomnie, etc.? Puis surviennent des troubles de la fonction vaso-motrice : ectasie ou spasme des capillaires du côté des muqueuses (épistaxis, érythème guttural) ou de la peau (rougeur et pâleur alternatives). C'est aussi à une perturbation nerveuse, au désordre des centres nerveux de la régulation thermique qu'est due la fièvre. C'est au dérèglement des nerfs vaso-moteurs et sécrétoires que sont imputables les troubles du tube digestif (suppression des sécrétions glandulaires, sécheresse de la bouche et anorexie, état saburral, dyspepsie ou même intolérance gastrique et vomissements, atonie et catarrhe de l'intestin) et les modifications des voies respiratoires (hyperhémie et catarrhe bronchiques).

Combien de temps dure cette période d'intoxication purement éberthienne, ou coli-bacillaire? — Nous ne pouvons le dire; mais il est vraisemblable qu'elle n'est pas longtemps sans mélange; car nous savons que, du fait même des troubles fonctionnels et des altérations anatomiques engendrés par l'agression du bacille d'Eberth (ou du coli-bacille), et que nous venons d'énumérer, se trouvent constituées des *sources de poisons nouveaux.*

Les principales sont :

1° Le développement de fermentations excessives et insolites dans le tube digestif ;

2° L'invasion d'infections secondaires ;

3° Les produits de désassimilation issus de la fièvre.

Dès que les sécrétions normales de l'estomac et de l'intestin ont été suspendues ou altérées, les innombrables microbes qui fourmillent sur toute l'étendue du tube digestif et que contrarient sans cesse à l'état normal les sécrétions physiologiques, donnent naissance, par leur activité surexcitée, à des poisons dont nous connaissons mieux la nature chimique et les effets que ceux des toxines typhiques spécifiques ; ce sont des acides organiques (acétique, lactique, butyrique), des ammoniaques, l'hydrogène sulfuré, l'indol, le phénol, le scatol, des ptomaïnes, etc.. A l'état physiologique, ces corps plus ou moins toxiques, mais tous toxiques, ne séjournent pas longtemps dans le tube digestif, entraînés sans cesse qu'ils sont vers l'anus par le péristaltisme ; mais la parésie de la tunique musculeuse, qui est un des premiers effets de la maladie et qui ira toujours en s'accentuant dans sa période d'état, permet leur stagnation, c'est-à-dire leur résorption active. A l'état ordinaire, ces poisons d'origine intestinale, qui tous doivent traverser le foie, sont en partie arrêtés, en partie détruits par la cellule hépatique. Mais, quand la fièvre s'est élevée à une assez haute température, on voit diminuer et disparaître dans le foie le glycogène qui est indispensable à la cellule hépatique pour détruire les poisons intestinaux ; ceux-ci vont donc se répandre à flots dans la circulation générale et aller, eux aussi, impressionner les centres nerveux et associer leurs effets à ceux des poisons éberthiens.

A une période plus avancée de la maladie, une nouvelle source d'intoxication va paraître dans le tube digestif. Les lésions intestinales de la dothiénentérie (congestion, infiltration leucocytique du tissu lymphoïde des follicules clos et des plaques de Peyer) sont, l'histopathologie l'a prouvé, le résultat du conflit entre les bacilles envahisseurs et les leucocytes phagocytaires issus par diapédèse hors des vaisseaux ectasiés.

Quand la faible virulence des bacilles ou l'énergie phagocytique exaltée des leucocytes a permis le triomphe rapide des défenseurs de l'organisme, — ce qui se voit dans certaines formes bénignes de fièvre typhoïde (F. abortives) et chez la majorité des enfants, — la lésion du tissu lymphoïde peut se terminer par résorption, c'est-à-dire que des macrophages, ou grands phagocytes, viennent assez promptement déblayer les tissus qui ont servi de champ de bataille ; ils entraînent à la fois les leucocytes gorgés des cadavres des bacilles et les cellules du tissu qui dans la lutte ont été nécrosées par les poisons bactériens.

Mais, dans les formes ordinaires, les bacilles très virulents ayant nécessité un afflux considérable de phagocytes et ayant inondé le tissu de poisons bactériens, le champ de bataille est tellement encombré de cadavres de leucocytes et de cellules ayant subi soit la nécrose de coagulation, soit la mortification par pression réciproque ou par ischémie, que tout le tissu lymphoïde infiltré (follicule ou plaque de Peyer) se sphacèle en masse. L'élimination des parties sphacélées, qui caractérise la fin du second septénaire de la fièvre typhoïde et le troisième, a pour effet de jeter dans la cavité intestinale une nouvelle masse de matière putrescible en aliments saprophytes qui y fourmillent. C'est un nouvel arrivage de poisons putrides qui, résorbés en grande partie, traversent à leur tour le foie, se déversent dans la circulation générale et vont ajouter leurs effets nocifs sur les centres nerveux et toutes les cellules de l'organisme à ceux qu'avaient déjà produits les deux premières catégories de poisons.

A ce moment peut apparaître une quatrième source d'intoxication : c'est l'invasion des ulcérations intestinales par des agents d'infection secondaire. Après la chute des eschares, toute la flore microbienne intestinale vient baigner les surfaces bourgeonnantes de la muqueuse ulcérée, que ne protège plus aucun revêtement épithélial; par ces brèches largement ouvertes peuvent s'introduire des agresseurs nouveaux : coli-bacilles (s'ils ne sont pas déjà les pathogènes initiaux), streptocoques, staphylocoques, bacilles de Friedländer, etc., — pour ne citer que les plus connus, — et tant d'autres avec eux, les uns capables de provoquer des suppurations, d'autres facteurs de gangrène ou de septicémie, d'érythèmes desquamatifs ou de purpura, etc.

Cette infection secondaire, elle est contingente, sans doute; si la barrière endothéliale n'est plus là pour l'arrêter, elle rencontre encore sur son chemin un flot sans cesse renouvelé de leucocytes, qui cherchent à englober et à détruire les envahisseurs, et bien souvent y réussissent. Mais elle est toujours possible; car à ce moment le système nerveux central, généralissime de la lutte contre l'infection, est paralysé par les efforts même qu'il déploie sur tous les points de l'organisme; les vaso-moteurs ne provoquent plus que d'une façon irrégulière l'ectasie vasculaire indispensable à la diapédèse ; les leucocytes peuvent n'être plus activement phagocytes, soit que leurs propriétés chimiotactiques diminuées ne les attirent plus aussi énergiquement vers les microbes, soit que leurs mouvements amiboïdes parésiés ne leur permettent plus d'englober aussi aisément ceux-ci.

Enfin les humeurs de l'organisme, dans lesquelles tombent les microbes venus de l'intestin, après avoir pénétré dans la circulation générale, peuvent n'être plus qu'imparfaitement bactéricides. Toutes ces hypothèses ont été proposées pour expliquer les péripéties de la lutte entre les microbes et l'organisme, et chacune peut contenir une part de vérité. Quoi qu'il en soit, les infections secondaires, toujours possibles, et, à vrai dire, toujours réalisées à un degré quelconque, jouent un rôle considérable, aujourd'hui incontesté, dans l'ensemble du processus typhoïde, et, comme infection veut toujours dire intoxication, la période des infections secondaires ouvre, comme je le disais, une nouvelle ère d'intoxication.

J'ai parlé seulement des infections secondaires qui peuvent se faire par l'intestin ; elles ont une importance capitale au point de vue thérapeutique ; car elles nous fourniront des indications bien nettes à remplir. Mais il ne faut pas oublier que, dans la fièvre typhoïde, à partir d'un certain moment, bien d'autres portes sont ouvertes aux agents infectieux ; la peau et toutes les muqueuses, dont la vitalité est abaissée, peuvent être le siège de dénudations épithéliales, d'excoriations ou d'abcès, qui livreront passage aux agents infectieux venus du dehors et aux poisons qu'ils déverseront dans l'organisme dès qu'ils y auront pénétré. A chaque instant, dans le décours et pendant la convalescence, les infections ou toxi-infections secondaires peuvent créer un danger nouveau; quand la mort survient, c'est plus souvent peut-être par elles que par l'infection et l'intoxication primitive. C'est là une notion réconfortante pour le médecin; car il est beaucoup mieux armé contre elles, au point de vue prophylactique du moins, que contre l'invasion éberthienne ou coli-bacillaire initiale. Si nous sommes bien convaincus de leur constante imminence, si nous prenons soin de lutter sans cesse contre elles par des soins hygiéniques désormais suffisamment connus, nous écarterons du typhoïsant le plus grand nombre des mauvaises chances. Je ne crois pas exagérer en disant que, si les méthodes thérapeutiques nouvelles, — qu'il s'agisse de la balnéation systématique ou des méthodes mixtes, qui associent l'antisepsie à la balnéation, — ont réussi à abaisser autant la mortalité typhoïde, c'est surtout en prévenant et en combattant les infections et intoxications secondaires plus efficacement qu'on ne pouvait le faire avec les anciennes méthodes. Ce point est si important que je saisirai l'occasion d'y toucher à nouveau.

Mais nous n'en avons pas fini avec le rôle de l'intoxication dans la fièvre typhoïde.

A partir du moment où s'est allumée la fièvre, la perturbation des échanges moléculaires au sein de l'organisme a pour effet d'inonder celui-ci des substances chimiques très nombreuses, issues d'une désassimilation exagérée et viciée, c'est-à-dire dans des conditions doublement défectueuses et doublement nuisibles : car les déchets de la destruction des cellules vivantes sont d'autant plus toxiques qu'ils sont

moins parfaifement oxydés et d'autant plus longtemps en contact avec l'organisme que leur élimination est moins rapide. Or ces deux conditions fâcheuses se trouvent réalisées dans la fièvre typhoïde.

Il est vrai que, pendant toute fièvre, les oxydations
augmentent par comparaison avec l'état d'apyrexie ;
l'accélération de la circulation et de la respiration a
pour effet d'amener dans l'unité de temps une plus
grande quantité d'oxygène en conflit avec le sang ;
mais, malgré cet artifice employé par l'organisme pour
activer la combustion, celle-ci demeure imparfaite.
Car, d'une part, les globules rouges du sang ont
perdu, du fait même de l'intoxication microbienne,
une partie de leur pouvoir de fixer l'oxygène. La chimie et la physique (Quinquaud, Hénocque) en font
foi. D'autre part, les altérations du poumon, si habituelles dans la fièvre typhoïde, rendent plus difficile
le contact intime de l'air et du sang au niveau des
capillaires alvéolaires, et cette cause d'oxydation
imparfaite va toujours en s'accentuant à mesure que
s'accentue le processus typhoïde. Il en résulte que
la combustion excessive des tissus par une fièvre de
39° à 41° s'accomplit dans les conditions défectueuses
de la combustion avec une quantité d'oxygène insuffisante. La chimie biologique nous enseigne que,
dans de telles conditions, ce n'est plus sous la forme
d'urée, ni même d'acide urique, que s'opère la désassimilation de la matière azotée, mais sous celle
d'ammoniaque, de leucine, de tyrosine et autres
produits d'oxydation imparfaite, beaucoup plus
toxiques.

La seconde condition, qui contribue à faire de la
combustion fébrile une cause d'auto-intoxication,
est l'insuffisante élimination des déchets toxiques ;

car l'abondance même de ces déchets ne permet pas aux émonctoires de les évacuer aussi vite qu'ils sont fabriqués. C'est là d'ailleurs une cause générale d'accroissement pour toute intoxication, elle s'applique aussi bien aux poisons fabriqués par les microbes qu'aux poisons issus de la destruction des cellules du corps.

A l'état physiologique l'organisme est toujours sous le coup de l'auto-intoxication, mais celle-ci ne se réalise pas, parce que les poisons, qui se forment sans cesse dans les tissus, sont sans cesse détruits et éliminés à mesure qu'ils sont produits; ils sont détruits par les oxydations dans le sang, par des métamorphoses successives dans les cellules du foie et peut-être d'autres parenchymes; ils sont éliminés, s'ils sont solubles, par la sécrétion rénale en majeure partie, par l'intestin et par les glandes de la peau accessoirement; et, s'ils sont volatils, par l'exhalation pulmonaire et la perspiration cutanée.

Or, dans la fièvre typhoïde, plusieurs causes se réunissent pour entraver la destruction des poisons au sein de l'organisme et leur élimination. Les oxydations dans le sang sont diminuées, puisque l'oxygène, déjà introduit dans l'organisme en quantité insuffisante pour comburer normalement les tissus, est *a fortiori* insuffisante pour comburer les déchets anomaux. Les cellules du foie, appauvries en glycogène, en voie de dégénérescence elles-mêmes, sont moins actives pour la métamorphose des substances toxiques. Les épithéliums glandulaires de la peau, comme ceux de l'intestin, fonctionnent moins bien; les échanges gazeux sont entravés au niveau des endothéliums alvéolaires du poumon. Enfin et surtout la sécrétion urinaire, qui doit éliminer la plus grande part des poisons, se ralentit.

La tendance aux stases veineuses dans les divers territoires parenchymateux et glandulaires au cours de la fièvre typhoïde est la conséquence de la diminution de la tension artérielle par l'affaiblissement de la contractilité du cœur et de la parésie des petits vaisseaux; parmi les poisons typhiques il en est certainement qui affectent spécialement les centres vaso-moteurs, soit en paralysant les nerfs vaso-constricteurs, soit en stimulant les vaso-dilatateurs. Cette hyperémie veineuse a en tous les points du corps l'inconvénient de laisser le sang, chargé d'acide carbonique et des poisons de la désassimilation, trop longtemps en contact avec les cellules, qui s'altèrent à ce contact impur. Cette stase a dans le rein le double effet fâcheux de diminuer la quantité d'urine sécrétée, puisqu'il faut un certain degré de tension vasculaire dans les glomérules pour que la sécrétion s'opère avec l'activité normale, et de modifier la qualité de la sécrétion, parce que les épithéliums sécrétoires sont altérés par les toxines microbiennes et les déchets toxiques.

Ainsi, en résumé : apport de poisons de sources diverses (poisons éberthiens ou pathogènes primitifs, poisons intestinaux, poisons des infections secondaires, poisons issus de la fièvre), — insuffisante destruction, — insuffisante élimination de ces poisons, sont trois circonstances qui accumulent leurs effets pour aboutir à l'accroissement de l'intoxication dans la fièvre typhoïde.

Nous verrons plus loin comment la thérapeutique peut tirer parti de cette triple notion.

Une autre circonstance, dont la thérapeutique

II

devra tenir compte, est l'inanitiation graduelle qui caractérise cette longue pyrexie. La suppression rapide de l'appétit et de la capacité digestive, qui durera jusqu'au début de la convalescence, l'existence des altérations intestinales, qui rendraient d'ailleurs l'alimentation normale dangereuse, si elle était possible, ne permettent pas à l'organisme de compenser les pertes qu'il éprouve du fait de la combustion fébrile. La conséquence est une autophagie, qu'il n'est pas en notre pouvoir d'empêcher, mais dont nous pouvons du moins restreindre les dangers par certains artifices d'alimentation.

Tels sont les dangers fondamentaux dans toute fièvre typhoïde, ceux qui constituent l'essence même de la maladie et dont doit tenir compte toute thérapeutique.

D'autres dangers, et non des moindres, découlent de l'existence des complications, c'est-à-dire de phénomènes contingents, les uns fréquents, les autres rares, mais toujours à craindre, comme les hémorrhagies intestinales, la péritonite, la localisation tellement prédominante des poisons microbiens sur tel ou tel organe que ses fonctions soient passagèrement ou définitivement abolies. Suivant la nature de ces complications, des indications thérapeutiques spéciales surgissent.

§ 4

Il n'est pas hors de mon sujet d'étudier les circonstances individuelles qui font que les facteurs du danger varient dans chaque cas. Car cette étude peut permettre au médecin de prévoir dans une certaine mesure les complications qu'il doit plutôt craindre dans ce cas et de faire converger l'hygiène et la thérapeutique en vue de l'éventualité de ces complications probables.

Les circonstances qui modifient la gravité de la maladie, la forme qu'elle revêt, sa marche, sa durée, ont été peu à peu mises en lumière par l'expérience clinique, et les statistiques doivent toujours en tenir le plus grand compte, surtout lorsqu'elles sont établies en vue de justifier l'utilité d'une thérapeutique.

Ces circonstances sont relatives, comme pour toute maladie infectieuse, à la nature de la graine et à celle du terrain, c'est-à-dire à la virulence du microbe et à la résistance du malade.

Nous sommes peu avancés dans la connaissance des conditions qui font varier la virulence du bacille typhique; nous savons cependant qu'il y a des épidémies bénignes et d'autres graves. Cette notion est trop générale pour être de quelque utilité au point de vue de la thérapeutique à instituer dans chaque cas. On n'en peut pas conclure, une épidémie étant donnée, que, si les cas vus au début de l'épidémie sont peu graves, les suivants le seront aussi; car il y a toujours la part à faire au facteur individuel du terrain. Il faut toujours soigner un typhique dès le début de sa maladie comme si elle devait être grave; c'est-à-dire qu'il ne faut négliger aucune des précautions hygiéniques et thérapeutiques propres à prévenir l'aggravation. C'est de cette proposition très juste que Brand a fait découler la nécessité d'instituer dès le début dans tous les cas son traitement dans toute sa rigueur. Quand nous discuterons à fond son système, nous aurons à décider si cette déduction n'est pas un sophisme; car elle laisse supposer que le système guérit toujours tous les cas graves et ne peut jamais rendre un cas plus grave: propositions au moins contestables.

Si la notion de la variabilité d'allure et de gravité de chaque épidémie ne peut servir de base au choix de la thérapeutique dans cette épidémie, elle est du moins de nature à nous faire suspecter la légitimité des conclusions tirées des statistiques restreintes à une seule épidémie.

Inversement, la variabilité de l'allure et de la gravité suivant le facteur individuel du terrain frappe de nullité les conclusions générales tirées des vastes statistiques d'ensemble, ou du moins ne justifie pas leur application à tel ou tel cas particulier.

Cette double considération, que j'ai déjà émise plus haut à propos de l'autorité des statistiques, doit être toujours présente à l'esprit du médecin.

Une des causes qui peuvent faire varier la virulence du bacille typhique est son association à d'autres microbes, pathogènes ou saprophytes. La pathologie expérimentale nous a prouvé l'influence de certaines associations microbiennes sur la virulence de tel ou tel microbe. Mais, pour le bacille typhique en particulier, nous sommes d'autant moins avancés que la différence de son action chez l'animal et chez l'homme ne permettrait pas d'appliquer au second les résultats obtenus chez le premier. Toutefois, l'expérience clinique nous a appris que la coexistence chez un typhique d'une autre infection antécédente ou postérieure (fièvre éruptive, érysipèle, rhumatisme articulaire aigu, tuberculose, syphilis, etc.) peut modifier chez lui l'allure et la gravité de la fièvre typhoïde. Mais cette circonstance est plutôt relative en somme au terrain qu'au microbe, et nous pouvons la joindre aux suivantes.

L'*âge* influe d'une façon incontestable sur la marche et le pronostic de la fièvre typhoïde. On a dit assez longtemps que la fièvre typhoïde était plus courte et plus bénigne chez l'enfant que chez l'adulte, plus grave chez les personnes âgées que dans le milieu de la vie. Plus récemment, l'influence de l'âge a été serrée de plus près, et il a fallu multiplier les divisions.

Dans l'enfance, il faut distinguer avec soin la première enfance, c'est-à-dire les nourrissons et les enfants au-dessous de deux ans, de la seconde. Au-dessous de deux ans, le pronostic est des plus graves, la marche rapide, les allures sont celles d'une septicémie ou d'une gastro-entérite suraiguë, l'hyperthermie est peu accusée, l'adynamie surtout profonde.

Dans la seconde enfance, de deux à cinq ans, le pronostic est des meilleurs; ici se voient surtout les formes atténuées, les fébricules ou typhoïdettes, qui sont souvent confondues avec les embarras gastriques. Ici, toutes les thérapeutiques se valent, ou, pour parler plus exactement, l'hygiène suffit.

De cinq à quinze ans, le pronostic est déjà moins constamment bénin, la mortalité est appréciable et demande, surtout à partir de dix ans, une thérapeutique aussi minutieuse et circonspecte que chez l'adulte.

De quinze à quarante ans, c'est l'adolescence et l'âge adulte, le cas type qui sert à édifier le schéma thérapeutique.

Après quarante ans, il s'agit des personnes âgées et des vieillards; le pronostic s'assombrit d'autant plus que le malade est plus avancé dans la vie; les formes adynamiques prédominent, la thérapeutique doit s'inspirer de l'allure spéciale que prend la maladie.

A tout âge, le *sexe* est une circonstance aggravante d'une manière générale, même dans l'enfance. L'intensité des réactions nerveuses chez la femme la prédispose aux formes ataxiques et délirantes.

Deux circonstances physiologiques doivent être envisagées à part dans le sexe féminin, la *grossesse* et *l'allaitement*: le pronostic est plus grave dans la grossesse, et dans les deux cas des précautions spéciales doivent être prises.

Des *maladies* ou *altérations de structure de certains organes* ou *appareils*, guéries ou non, mais en tout cas mettant ceux-ci en état d'insuffisance fonctionnelle, de méiopragie (Potain), doivent être prises en très sérieuse considération au point de vue du pronostic et de l'allure que peut revêtir la fièvre typhoïde chez les individus affectés de cette tare organopathique. Les lésions du cœur et des vaisseaux, du foie, du rein, du tube digestif et du système nerveux peuvent influer sur la marche de l'infection typhique, et la thérapeutique doit en tenir compte.

Il en est ainsi des *tempéraments* et des *diathèses*, de l'obésité, plus encore des maladies de la nutrition comme le diabète, la goutte.

Cette énumération déjà longue n'a pas épuisé la liste de toutes les circonstances qui doivent préoccuper le médecin au point de vue du traitement.

La fièvre typhoïde est de tous les *climats*, mais sa gravité, la nature de ses complications sont influencées par la latitude; on ne peut la soigner de même à Pétersbourg et à Calcutta.

La *condition sociale* et le *genre de vie* du malade sont

des facteurs importants. Chez l'indigent et chez le riche, à la ville et à la campagne, dans la clientèle et à l'hôpital, dans un hôpital militaire et à bord d'un navire, en paix et en guerre, on ne peut instituer la même thérapeutique, d'abord parce qu'on ne dispose pas des mêmes ressources, et aussi parce que les diverses circonstances auxquelles je fais allusion influencent assez l'intensité et la modalité des réactions nerveuses et la résistance vitale pour obliger le médecin à modifier la thérapeutique schématique, basée sur l'analyse pathogénique que nous avons esquissée dans ce chapitre.

Il entre donc dans notre plan de passer d'abord en revue les nombreux moyens qui ont été proposés pour répondre aux indications thérapeutiques fondamentales.

Nous traiterons à part, et avant tout, les conditions hygiéniques et diététiques sur lesquelles l'accord est aujourd'hui à peu près unanime entre les médecins.

Puis, rappelant les facteurs fondamentaux de gravité, les intoxications microbiennes, les inconvénients de la fièvre trop intense ou trop prolongée, nous étudierons les médications qui peuvent être opposées à ces dangers, sous les rubriques d'antiseptiques et d'antithermiques.

Profitant des enseignements recueillis par cette analyse critique, nous formulerons alors, avec une précision en quelque sorte schématique, le traitement éclectique et méthodique d'une fièvre typhoïde commune.

Nous examinerons ensuite toutes les *espèces* (pour employer une expression de juriste) : âge, sexe, propathies, associations morbides, conditions cli-

matiques, sociales, professionnelles et accidentelles.

Dans un autre chapitre nous étudierons successivement toutes les complications et les séquelles.

Enfin le dernier chapitre sera consacré à la prophylaxie basée sur les notions étiologiques.

THÉRAPEUTIQUE

DE LA

FIÈVRE TYPHOÏDE

PREMIÈRE PARTIE

MOYENS DONT NOUS DISPOSONS POUR RÉPONDRE AUX INDICATIONS THÉRAPEUTIQUES

Les moyens que nous avons à notre disposition peuvent être rangés en quatre catégories, dont chacune fera le sujet d'un chapitre.

Ce sont : les Soins hygiéniques, la Diététique, l'Antisepsie, l'Antithermie.

CHAPITRE PREMIER

SOINS HYGIÉNIQUES

Quand on est appelé à soigner un malade atteint d'une fièvre typhoïde, on doit tout d'abord s'inquiéter de régler pour toute la durée de la maladie les conditions d'hygiène, sans lesquelles aucun traitement ne peut réussir

Il est indispensable de faire comprendre à l'entourage l'importance des soins hygiéniques pour assurer la guérison du malade et pour prévenir la transmission de la maladie. L'heure qui, à la première visite, sera consacrée à faire l'éducation de la famille en vue de ces soins, économisera aux visites ultérieures beaucoup plus de temps perdu en redites; on ne saurait donc entrer dans trop de détails.

Installation de la chambre.

Le malade sera installé dans une *pièce assez vaste* pour que l'aération en soit suffisante, pour que trois personnes, outre le malade, puissent s'y trouver à l'aise, et qu'on puisse y mettre une baignoire.

La meilleure condition, quand elle est réalisable, est d'avoir à sa disposition *deux chambres contiguës*, afin de placer le malade le jour dans une et la nuit dans l'autre; on peut ainsi assainir plus complète- l'atmosphère en ouvrant plusieurs heures de suite les fenêtres de chacune des pièces alternativement

Quand on le peut, il faut choisir une ou deux chambres claires, recevant le soleil une partie du jour en hiver et fraîches en été, assez reculées dans l'appartement pour que les bruits du dehors n'y arrivent pas et qu'on puisse isoler autant que possible le malade.

Si on ne dispose que d'une seule chambre, il est désirable qu'on puisse y installer *deux lits*, afin qu'on puisse transporter chaque douze heures le malade dans un lit frais et propre, pendant que l'autre est nettoyé. On utilise également le deuxième lit pour y déposer le malade roulé dans un drap sec et une couverture au sortir du bain, afin de ne le replacer dans son lit habituel qu'après tous ces soins donnés et pour l'y laisser dormir.

La chambre doit être dégarnie des tentures, des tapis, des meubles inutiles.

Le parquet sera recouvert d'une natte ou mieux d'un linoléum, plus facile à laver.

Le *lit* n'aura pas de rideaux, il ne sera pas dans une alcôve, mais il sera placé de telle façon qu'on puisse en faire le tour, ou tout au moins se tenir commodément des deux côtés. Ce lit ne sera pas trop large, afin que les soins à donner au malade ne soient pas la cause d'une trop grande fatigue pour ses infirmiers et pour le médecin pendant l'auscultation.

La *literie* se composera d'un sommier (1) et d'un seul matelas de crin, et non de plume. Sous le drap, on placera une assez grande pièce de toile imperméable. Les draps seront de préférence en toile déjà usée, pour éviter aux téguments si fragiles du typhique des contacts rudes. Sous le siège, une alèse sera placée spécialement, afin qu'on puisse la changer, si le malade l'a souillée, sans défaire tout le lit. Sous la tête, un traversin et un oreiller de crin.

Sur une table, recouverte de toile cirée, seront en permanence deux *cuvettes* : l'une contenant une solution de sublimé au millième, colorée en bleu ou en rose, pour que les gardes-malades puissent y laver avec soin leurs mains quand ils les ont exposées à être souillées par les selles du malade; — une autre contenant une autre solution antiseptique (thymol, vinaigre antiseptique, etc.), destinée à laver

---

(1) Le meilleur est un sommier composé exclusivement d'un petit nombre de bandes d'acier parallèles ou entrecroisées.

les téguments du siège, les organes génitaux et les cuisses après chaque garde-robe. Ce lavage sera fait au moyen de tampons de coton hydrophile du volume d'une mandarine, préparés d'avance dans un bocal à couvercle ; chaque tampon ayant servi sera jeté au feu.

A proximité du lit sera en permanence un *bassin*, en faïence ou en tôle émaillée, d'une forme telle qu'il puisse être aisément glissé sous le siège du malade sans fatigue pour lui ni pour l'infirmier.

Dans une bouteille ou une cruche de grès se trouvera une solution de chlorure de zinc à 50/1000, ou de lait de chaux, dont 250 grammes environ seront placés dans le bassin au moment où on le tendra au malade.

Les garde-robes seront immédiatement emportées dans les cabinets et vidées avec la solution antiseptique ; on jettera ensuite dans les cabinets un demi-litre environ de lait de chaux. Le bassin sera lavé à l'eau bouillante.

En hiver, un feu clair de bois sera allumé en permanence dans la cheminée.

Un thermomètre placé au mur permettra de vérifier la *température*, qui doit être d'environ 16 degrés.

En été, on devra ouvrir les fenêtres pendant les plus belles heures du jour.

Près de la porte de la chambre seront accrochées deux ou trois *blouses* ou capotes de toile ; chaque personne entrant dans la chambre du malade en revêtira une pour la quitter en sortant.

Gardes-Malades.

On n'admettra d'ailleurs près du malade que les personnes strictement utiles ; on les choisira parmi

celles qui, par leur âge, leur santé antérieure, leur
caractère, offriront les meilleures garanties. On
prendra de préférence, si on a le choix, des personnes
d'âge moyen, ayant eu la fièvre typhoïde, de caractère calme et patient, ne déplaisant pas au malade.
On aura soin de les avertir, surtout si elles n'ont pas
l'immunité relative que confère une atteinte antérieure de typhus abdominal, que la contagion s'opère
par les selles, les urines, et peut-être l'expectoration ;
qu'il ne faut pas porter ses mains à sa figure après
avoir touché le corps ou la chemise du patient sans
les avoir trempées dans la solution de sublimé ; qu'il
ne faut ni manger ni boire dans la chambre ; qu'avant
de quitter la pièce il faut se savonner les mains, se
brosser les ongles et les passer dans la solution antiseptique.

Je crois devoir citer à ce propos les judicieuses
réflexions de H. de Ziemssen (1) : « On doit confier
à une garde-malade expérimentée les soins à donner au typhique. C'est un des points les plus importants de la thérapeutique que ces soins soient donnés
d'une façon sûre, régulière et experte, qu'une main
habile prenne la température. Il faut que les bains,
le nettoyage, l'alimentation, l'administration des
médicaments aient lieu ponctuellement et silencieu-
sement ; il faut donc qu'une personne adroite et sûre
soit exclusivement à la disposition du malade.

« Etre soigné par une femme de la famille, comme,
par exemple, par sa mère ou sa sœur, est certes plus
agréable au patient. Mais, au point de vue médical,
on ne doit pas le permettre. Je ne veux pas parler

____

(1) *Traitement du typhus abdominal*, traduit par le Dr G. Chau-
vin.

des dangers que pourraient courir les membres de la famille; je n'ai en vue que les besoins du malade. La garde ne doit pas y mettre du cœur, mais elle doit accorder ses soins avec l'égalité d'humeur qu'on apporte à une affaire.

« Les parents y mettent trop de sentiment et occasionnent ainsi au malade une inquiétude pénible; ils le questionnent beaucoup, lui offrent tantôt ceci, tantôt cela, et le privent de cette façon du repos. Le typhique ne doit pas être importuné par son entourage, ni physiquement, ni moralement.

« La surveillance d'une garde-malade expérimentée est aussi rassurante pour le malade que pour les personnes de sa famille. Celles-ci, avec la certitude qu'elles ont que rien ne sera négligé, peuvent passer des nuits tranquilles et vaquer le jour à leurs occupations habituelles. C'est ainsi que règnent l'ordre et la tranquillité dans la famille, malgré la gravité du cas; les femmes ne se fatiguent pas outre mesure par des fonctions qui ne leur sont pas familières et qu'elles ne peuvent pas, par suite, remplir à leur propre satisfaction ni à celle du malade ou du médecin.

« Il va de soi qu'on doit veiller sévèrement à ce que le typhique ne reçoive *aucune visite*, pas même celle de ses amis les plus intimes. On doit les défendre jusque bien tard dans la convalescence, ainsi que les conversations, les occupations intellectuelles et les émotions.

« Le système nerveux et l'activité du cœur étant épuisés au plus haut degré, toute tension intellectuelle, toute excitation cardiaque peut avoir des suites cruelles.

« On doit proscrire énergiquement aussi tout mouvement, défendre au malade de se lever, fût-ce même pour changer de lit ou pour aller à la selle. Il n'est pas rare de voir, dans les périodes avancées du typhus, sous l'influence d'une action musculaire subite et violente (se lever trop rapidement, par exemple), se produire une paralysie du cœur mortelle, suite de l'augmentation de la pression du sang. De cette façon, il se produit aussi des embolies des artères pulmonaires par des fragments de thrombus rendus subitement mobiles. Ces efforts corporels ne sont pas moins dangereux pour l'intestin ulcéré et distendu par les gaz.

« Le typhique ne doit faire que très peu de mouvements spontanés, et surtout éviter tout mouvement nécessitant un effort : il doit se laisser transporter d'un lit dans un autre, évacuer les selles et l'urine dans l'urinal, en demeurant toujours couché ou à demi soulevé par la garde-malade. Au début, cela semble à beaucoup de malades insupportable, sinon impossible, mais les plus récalcitrants s'y habituent très vite. Insistez donc là-dessus avec fermeté.

«On doit veiller à une bonne ventilation. Si la température le permet, on doit laisser ouvert, jour et nuit, le carreau supérieur d'une fenêtre de la chambre du malade, ou de l'appartement voisin. En hiver, on doit aérer complètement au moins trois ou quatre fois par jour.

« L'ordre et la propreté la plus grande doivent régner dans cette chambre et tout ce qui pourrait donner naissance à des odeurs ou à de la malpropreté doit être aussitôt éloigné.

« Il est du devoir de la garde-malade de tenir note régulièrement (*par écrit*) de l'élévation de la température (prise toutes les 2 ou 3 heures), de la fréquence du pouls, de la respiration, de la quantité ou de la qualité des selles, etc., afin qu'il suffise d'un instant au médecin pour se rendre compte exactement de ce qui s'est passé depuis sa précédente visite.

Surveillance des téguments.

« Dans les cas graves, un *coussin d'eau*, de la longueur et de la largeur du lit, est nécessaire pour éviter le décubitus. Si ce coussin est convenablement rempli, le malade est bien couché, et toute pression sur le sacrum est évitée. En le remplissant, on doit veiller à ce qu'il n'y reste aucune bulle d'air qui ferait balancer le malade d'un côté à l'autre. Dans ce but, on doit, lorsque la vis est ouverte, replier tout le cou du sac sur la partie pleine d'eau, de façon que tout l'air s'échappe ; dans cette position, on ferme la vis, puis on laisse retomber le cou. Il est nécessaire que les médecins eux-mêmes fassent attention à ces choses : car aucune garde, même la meilleure, ne montre en cela beaucoup d'expérience. Ce ne sont, en apparence, que des bagatelles, mais ces bagatelles sont excessivement importantes pour que le malade soit bien couché.

« Les coussins d'air, en forme d'anneau, préférés dans bien des familles, doivent être complètement rejetés. On provoque précisément, par la compression des parties molles dans l'anneau, ce que l'on voulait éviter, c'est-à-dire les troubles de la circulation produits par la pression. Après un seul jour déjà, la peau, qui se trouve dans l'anneau, gonfle et se cyanose.

« Les frictions alcooliques du dos, soit avec du rhum un peu chauffé, soit avec de l'eau de Cologne, etc., doivent être pratiquées une ou deux fois par jour, quand le malade est couché sur le côté. Elles n'ont pas seulement une action bienfaisante subjective, mais elles raniment encore la circulation dans la peau du dos et du bassin, qui est continuellement exposée à la pression ; elles excitent en même temps le système nerveux par leur odeur. »

Les soins généraux à donner au typhique ont surtout pour but d'assurer l'antisepsie de ses téguments cutanés et muqueux, afin de prévenir les infections secondaires, c'est-à-dire, la pénétration dans les milieux intérieurs d'agents infectieux qui sont toujours prêts à profiter, pour faire invasion, de la moindre fissure accidentellement survenue dans la barrière épidermique ou épithéliale.

L'importance de ces soins est très grande ; car il est peut-être plus de typhiques qui succombent à des complications ayant pour agents des microbes vulgaires (eschares, suppurations, gangrènes), que de typhiques tués uniquement par la typhisation, c'est-à-dire par les toxines du bacille d'Eberth (ou du coli-bacille).

Chaque jour il faut procéder à l'examen minutieux de toute la surface du corps du sommet de la tête à la plante des pieds : dès qu'on aura constaté en un point une pustule, une saillie papuleuse, une excoriation épidermique, surtout une petite plaque d'érythème lymphangitique, on veillera à ménager ce point suspect, à lui éviter les pressions prolongées, à le couvrir d'un pansement occlusif, après lotions antiseptiques ; tout petit foyer suppuratif sera aussitôt incisé, détergé et pansé.

D'ailleurs, pour prévenir ces petites lésions tégumentaires, on aura soin de laver après chaque garde-robe l'anus et toutes les parties voisines, fesses, cuisses, pubis; même chez les malades soumis aux bains, on lavera chaque jour spécialement les organes génitaux, pour ne pas laisser s'accumuler de matière sébacée dans le sillon balano-préputial ou entre les lèvres de la vulve.

On saupoudrera les parties exposées aux irritations avec une poudre comme celles-ci.

Salicylate de bismuth....................	10 gr.
Poudre d'amidon........................	90 —

ou :

Poudre de talc..........................	75 —
Acide borique porphyrisé...............	25 —

On coupera et on limera les ongles des malades, et on les nettoiera avec le cure-ongles, pour empêcher l'infection des glandes cutanées par le grattage.

Les *cheveux* seront coupés ras dès le début et, si la barbe est longue, elle sera raccourcie. Les femmes ne se résolvent pas facilement à la suppression de la chevelure; on peut leur dire, ce qui est vrai, que leurs cheveux tomberont abondamment de toute façon pendant la convalescence et que le meilleur moyen d'en assurer la repousse ultérieure est de les couper dès le début. En cas de refus péremptoire, on prendra soin de les natter et, pour les bains, de relever les nattes en chignon sur le sommet de la tête.

Chez les malades qui ont l'épiderme calleux au niveau des mains et des pieds, l'usage des bains a souvent pour effet de produire, en faisant macérer et en ramollissant les couches épidermiques, des fissures entre les plis cutanés, fissures qui sont le point de départ de lymphangites et d'adénites axillaires ou inguinales, de folliculites et même de phlegmons des membres. On préviendra ces accidents en enduisant avant le bain les extrémités des membres avec de la vaseline boriquée.

Soins de la bouche et des cavités naturelles.

Les cavités buccale, naso-pharyngienne, les conduits auditifs externes doivent être l'objet de soins quotidiens très minutieux.

Tant que le typhique aura la force de le faire lui-même, on l'obligera à se brosser les dents chaque jour avec une poudre dentifrice antiseptique comme celle-ci :

```
Acide borique porphyrisé................    5 gr.
Poudre de quinquina rouge...............    5 —
Carbonate de chaux pulvérisé...........  )
Carbonate de magnésie id.....  .........  ) 10 —
Essence de menthe....................    Q. S.
```

Après quoi, il se rincera la bouche et se gargarisera avec de l'eau boriquée saturée, aromatisée avec de la menthe ou du thymol. Plusieurs fois par jour ces lavages de la bouche seront recommencés.

Lorsque le malade ne sera plus capable de le faire lui-même, on lui rendra ce service, et on irriguera la gorge avec un injecteur ou avec un pulvérisateur.

Dans les formes adynamiques on empêchera les fuliginosités de se former, en nettoyant les dents avec du citron et en passant sur toute la muqueuse buccale un tampon de coton hydrophile tenu au bout d'une pince et imbibé du mélange suivant :

```
Chlorate de potasse ou de soude.......    3 gr.
Glycérine...........................  )
Eau.................................  ) ãa 15 —
```

Dans les fosses nasales on introduira de la vase-line boriquée à 1/10 ou de l'huile de vaseline.

Les conduits auditifs seront aussi nettoyés par des irrigations d'eau boriquée.

L'antisepsie du gros intestin sera obtenue par l'irrigation faite matin et soir avec un litre d'eau boriquée saturée, ou naphtolée à 0 gr. 20 pour 1000, froide.

Examen des urines.

Tant que le malade n'urinera pas involontairement, on tâchera de le faire uriner dans un urinoir pendant qu'il sera sur le bassin et **avant** de le mettre dans le bain, afin de pouvoir *recueillir l'urine des 24 heures*, qui sera conservée dans un bocal, au fond duquel on aura déposé un peu de naphtol.

Les urines seront *examinées chaque jour* au point de vue de la recherche de l'albumine ; pour ce faire, on aura demandé dès le premier jour deux tubes à essai, une lampe à alcool et 30 grammes d'acide acétique.

D'ailleurs, pour éviter d'être pris au dépourvu au cours de la maladie et perdre moins de temps, c'est une bonne pratique d'établir dès le premier jour la liste suivante.

Liste des objets qui peuvent être utiles pendant tout le cours de la maladie.

2 thermomètres à maxima, avec cuvette cylindrique pour que leur introduction si fréquente irrite le moins possible l'anus.

1 pot de vaseline boriquée dans lequel séjourneront ces thermomètres.

1 thermomètre d'appartement.

1 thermomètre à bain avec flotteur en liège.

1 bassin.

1 urinoir à canal oblique pour homme ou en forme de saucière pour femme.

1 baignoire d'une dimension appropriée à la taille du malade.

1 irrigateur de la contenance d'un litre.

1 injecteur forme réservoir en tôle émaillée, avec tube à irrigation et pince serre-tube.

1 pince à pansement assez longue.

Plusieurs cuvettes pour les solutions antiseptiques ; une cuvette vide pour jeter les tampons salis.

1 bocal à couvercle pour contenir les tampons préparés.

1 toile cirée pour mettre sous le malade.

1 matelas ou coussin d'eau.

1 linoléum pour placer sous la baignoire.

1 paravent.

Coton hydrophile.

Tarlatane à pansements en 8 doubles.

Taffetas gommé pour les enveloppements humides.

. Solutions antiseptiques :

Solution saturée d'acide borique.
Solution de bichlorure de mercure à 1/1000 colorée.
Solution de chlorure de zinc 50/1000 ou lait de chaux à 20 0/0.
Solution de chloral 1/100.

CHAPITRE II

DIÉTÉTIQUE

Quand on institue la diététique du typhique, on doit tenir compte des principes suivants :

Boissons.

Il est nécessaire qu'elles soient assez copieuses pendant toute la durée de la maladie, puisque nous savons que des urines abondantes sont indispensables pour entraîner régulièrement hors de l'organisme les poisons que les microbes y ont fabriqués et ceux qui résultent de la désassimilation exagérée et vicieuse des éléments anatomiques sous l'influencede la fièvre. Mais il y a lieu cependant de ne pas gorger les malades de liquide sans mesure ; car, si on leur distend l'estomac, on augmente la dyspnée, on fatigue le cœur ; en outre, on risque de compromettre gravement pour l'avenir la contractilité gastrique, qui est déjà si souvent affaiblie par les altérations de la gastrite typhique.

Les boissons devront donc être administrées par petites quantités à la fois, mais très fréquemment.

La quantité de boisson par jour doit être de 2 à 3 litres pour un adulte, 1 à 2 litres pour un enfant suivant son âge et surtout son poids.

La nature de la boisson doit être variée : c'est le

meilleur moyen d'obtenir que le malade boive en
quantité suffisante. Le liquide dont on se lasse le
moins est encore l'eau fraîche : il faut être sûr de sa
pureté (sinon, on la fera bouillir et refroidir) et de sa
digestibilité. Les eaux minérales, un peu plus sapides
que l'eau pure, sont aussi acceptées avec plaisir, à
condition qu'on les varie : Évian, Contrexéville, Vit-
tel, Soultzmatt, Vals, pures ou aromatisées avec des si-
rops acidulés de groseilles, de cerises, de framboises
ou avec du jus de ces fruits, du jus d'orange ou de
citron, ou additionnées de vin, de cognac ou de rhum.
Les boissons peuvent être plus variées encore dans les
familles riches : on peut conseiller l'infusion d'ana-
nas, de grenades, de pommes de reinette (G. de
Mussy). Comme tisanes on peut choisir celles qui sont
diurétiques, comme le chiendent, les queues de
cerises ou, avec Chomel, le décocté de cerises séchées
au four et dont on brise les noyaux avant de les faire
bouillir.

Si la diarrhée est très abondante, on peut prendre
la solution de gomme arabique ou des décoctions
de riz, de gruau, de pépins de coing édulcorées
avec du sirop d'écorces d'oranges amères.

Quand il y a des nausées, on insiste sur les boissons gazeuses (eau de Saint-Galmier, soda ou eau de
Seltz); on peut les prescrires glacées, quoiqu'elles
apaisent moins la soif que les boissons fraîches.

Alimentation pendant la fièvre.

Pour l'alimentation, le problème à résoudre est plus
complexe. Plusieurs circonstances se réunissent pour
entraver les fonctions digestives dans la fièvre
typhoïde. Pendant toute la période fébrile l'anorexie

est la conséquence du catarrhe des premières voies
(langue, estomac). D'ailleurs les aliments solides, fus-
sent-ils ingérés par le malade, malgré sa répugnance
extrême, ne pourraient pas être digérés ; car il y a diminution de toutes les sécrétions digestives, suppression du flux salivaire, appauvrissement du suc gastrique en acide chlorhydrique par insuffisance des
chlorures du fait de la fièvre et en pepsine par suite des
lésions des glandes à pepsine. La sécrétion biliaire est
aussi amoindrie. Quant à celle du suc intestinal, on
comprend qu'elle doive être profondément pervertie
par les altérations profondes et diffuses de l'intestin
grêle. Il serait donc inutile de nourrir les typhiques
avec de la viande, des matières grasses, des féculents, en un mot d'aliments nécessitant des transfor-
mations chimiques importantes : « Donnez-leur des
beefsteacks, ils ne les mangeront pas », disait Trousseau, répondant aux médecins qui voulaient *nourrir*
à tout prix les typhiques, par réaction excessive contre
leurs prédécesseurs qui les avaient saignés et tenus
à la diète absolue.

Il serait même nuisible d'introduire dans un tube
digestif tel que celui du typhique des aliments dont
la digestion est impossible ; ils ne tarderaient pas à
s'y putréfier et à accroître les fermentations toxiques
en fournissant de la matière organique fermentescible
aux microbes intestinaux.

Et cependant n'est-il pas indispensable de fournir
à l'organisme des matériaux alimentaires pour remédier aux pertes quotidiennes qu'il fait, par suite des
combustions excessives qu'entretient la fièvre continue ?

Le problème de l'alimentation du typhique *pendant la période fébrile* ne peut être sans doute qu'im-

parfaitement résolu. Cependant on peut espérer en fournir une solution approximative en donnant des *aliments liquides*, des substances directement absorbables par les lymphatiques gastriques et intestinaux sans modification préalable par les ferments digestifs : tels sont les peptones, la glycérine, les sels minéraux (phosphates, chlorures). On y adjoindra du sucre qui est indispensable pour permettre à la cellule hépatique d'exercer sa fonction antitoxique. Les tisanes, *décoction de céréales*, qui contiennent des sels minéraux, les *sucs de fruits*, le *miel* rempliront ces conditions principales. Pour notre part, à l'exemple de M. Bouchard, nous faisons prendre comme tisane la décoction d'orge, sucrée avec du miel; le *bouillon* dégraissé dans lequel on dilue des *peptones*, « honnêtement préparées » (Bouchard).

A une tasse de bouillon on peut ajouter, de temps en temps, une ou deux cuillerées à soupe de *jus de viande*, obtenu en exprimant à la presse de la viande de bœuf bien fraîche. « Ce jus, qui est composé de sérum, de lymphe et de sang, est déjà légèrement acide en sortant de la presse; il doit être recueilli dans un vase en porcelaine et conservé dans la glace immédiatement. Il doit être consommé en vingt-quatre heures. On peut en donner 150 à 200 grammes par jour; le bouillon ne doit pas être trop chaud quand on y ajoute le jus, pour éviter la coagulation de l'albumine musculaire. On peut encore employer la gelée de jus de viande, faite avec des pieds de veau frais et du vin blanc » (V. Ziemssen).

Je donne aussi de la limonade au citron, additionnée de *glycérine*.

A ces boissons nutritives il est généralement indispensable d'adjoindre de l'*alcool* sous forme de vin de Bordeaux ou de vin d'Espagne ; une demi-bouteille de vin rouge ou blanc suffit en moyenne par jour. S'il y a de la diarrhée abondante et du météorisme, le vin chaud sucré, additionné d'un peu de cannelle et de quelques clous de girofle, a souvent une action bienfaisante. Dans les moments où il devient nécessaire de remédier plus particulièrement à l'adynamie, on peut employer le champagne et l'eau-de-vie, mais toujours à l'état de dilution suffisante pour ménager la muqueuse gastrique.

Je n'ai pas encore parlé du *lait* parmi les aliments qui peuvent convenir au typhique pendant la période fébrile ; c'est qu'en effet cet aliment est loin d'être toujours accepté et digéré ; il nécessite un travail dont les glandes gastriques ne sont quelquefois même plus capables, et, s'il n'est pas digéré, accroissant les fermentations dans le tube digestif, il produit le tympanisme gastrique et intestinal, la dyspnée, les coliques, parfois les vomissements. Si on l'essaie, ce sera dans les formes de moyenne intensité, modérément pyrétiques, quand la langue ne sera pas recouverte d'un enduit saburral trop épais. On devra le diluer, ou le donner écrémé, et en petites quantités à la fois. Un demi-litre suffira par jour pendant la période pyrétique.

Le lait retrouvera son indication après la période fébrile, quand il s'agira de reconstituer le plus vite possible l'organisme, en lui fournissant des aliments complets de facile digestion. C'est alors un litre et demi à deux litres par jour, qui pourront être donnés progressivement.

A ce moment, interviendra aussi l'*œuf*, c'est-à-dire d'abord le jaune, délayé dans de l'eau (lait de poule), dans du bouillon, puis dans du lait, ac-

commodé en crèmes de consistance demi-solide.
La mixture de Stokes est d'un goût agréable :

Jaunes d'œuf...........................	nº 2
Cognac.................................	50 gr.
Eau de fleurs d'oranger................	120 —
Sirop simple..........................	30 —

Dès que la fièvre a cessé, on commence par ajouter au bouillon de faibles quantités de tapioca, semoule, pâtes d'Italie; puis on donne les potages de plus en plus consistants.

Avant d'augmenter l'alimentation, il faut toujours consulter : 1º l'état de la température; 2º l'état des garde-robes.

Il n'est permis de donner une alimentation solide qu'après avoir constaté plusieurs jours d'apyrexie et la disparition de la diarrhée, malgré l'usage des potages, des laits de poule et du lait.

Alimentation du convalescent.

Le premier aliment solide sera un œuf à la coque très peu cuit, sans pain.

Au bout de deux jours, on peut donner au repas principal un peu de blanc de poulet haché; le lendemain, une noix de côtelette également hachée et arrosée du jus d'une autre côtelette, ou un peu de beafsteack préparé de la même façon.

Il peut arriver que le soir du premier jour où a été fait le premier repas solide et surtout le premier repas de viande, la température s'élève passagèrement d'un demi-degré, quelquefois même d'un degré. C'est la *febris carnis*. Elle ne doit pas persister au delà de quelques heures, étant le résultat du travail digestif, c'est-à-dire du fonctionnement inaccoutumé des glandes digestives (fièvre fonctionnelle d'origine digestive, Bouchard). Si elle n'a pas dépassé cette mesure, si la diarrhée n'a pas reparu, si la garde-robe suivante ne présente pas de fétidité spéciale, on peut continuer à alimenter progressivement le convalescent et à lui donner de la viande tous les jours, puis deux fois par jour. Si, au contraire, la fièvre persiste, s'il y a quelques douleurs intesti-nales, une ou deux garde-robes de mauvais aspect, on maintiendra le malade à l'usage exclusif du lait, des potages, des œufs, de la peptone et du jus de viande.

Les aliments à utiliser ensuite sont les poissons bouillis à chair blanche et peu grasse, n'ayant que peu d'arêtes : merlan, sole, turbot, barbue.

La question des arêtes est fort importante, de même que celle des petits fragments d'os qui peuvent se trouver dans les oiseaux (alouettes, cailles, grives) qu'on peut être tenté de laisser prendre aux convalescents.

Les viandes grillées, rôties, très tendres et assez cuites, sont préférables à tous les ragoûts; les cervelles, les ris de veau sont moins digestibles qu'on ne le pense en général, contenant une assez forte proportion de matières grasses.

Parmi les légumes, le premier à essayer est la purée de pommes de terre au lait, puis successivement les autres purées de féculents.

Les fromages à la crème frais, les marmelades de fruits dont on aura soigneusement retiré les pépins, les gelées de fruits, formeront les premiers desserts.

On ne permettra le pain qu'après plusieurs jours d'œufs et de hachis de viande; ce sera de préférence de la biscotte, du pain grillé, du pain rassis, qu'on recommandera au malade de mastiquer soigneusement.

On permettra seulement au malade de manger à des heures régulières et fixes, le repas principal étant dans la matinée, le dîner étant moins copieux. Autant que possible, on ne permettra dans l'intervalle, si l'appétit est impérieux, qu'une ou deux petites tasses de lait ou de consommé.

Les premières boissons seront le vin de Bordeaux, rouge ou blanc, coupé de trois quarts d'eau, puis l'extrait de malt ou la bière. Les quantités permises seront de 250 à 400 grammes au plus par repas. On devra surveiller attentivement la contractilité gastrique, surtout chez les sujets qui, antérieurement, ont eu des troubles digestifs, ou sont dans la période de croissance.

Il est indispensable d'insister non seulement auprès du convalescent qui, le plus souvent, est entraîné par son impérieux appétit à transgresser les prescriptions du médecin, mais surtout auprès de l'entourage du malade, sur le danger de toute infraction au régime alimentaire ci-dessus formulé. « C'est une pratique excellente, pendant tout le cours de la maladie, de prescrire le régime *par écrit*, heure par heure, pour une période de vingt-quatre heures. » (V. Ziemssen.)

On fera bien de visiter pendant quelque temps le convalescent tantôt à l'heure de son repas et tantôt pendant la période digestive, pour contrôler la composition de celui-là et l'état de l'abdomen, la température pendant celle-ci.

Il est utile aussi de se faire montrer les garderobes encore de temps à autre.

Au moindre indice de rechute, toute alimentation solide doit être aussitôt suspendue et, après la reprise de la convalescence, les précautions devront être encore plus minutieuses pour éviter une imprudence

CHAPITRE III

ANTISEPSIE

Quand on a lu l'interminable liste des médications proposées depuis les temps les plus anciens contre la fièvre typhoïde, on s'aperçoit que les médecins ont toujours obéi à cette double préoccupation : combattre le principe putride qu'on supposait être dans le corps du typhoïsant et diminuer l'intensité de sa fièvre. Les uns ont visé surtout le premier but, les autres le second, d'autres ont compris la nécessité de s'attaquer aux deux. Bref, il est possible, et il sera commode pour notre exposé, de classer toutes les médications sous ces deux grandes rubriques de *Médications antiseptiques* et de *Médications antipyrétiques.*

Commençons par étudier les premières.

MÉDICATIONS ANTISEPTIQUES

De l'antisepsie en général dans la fièvre typhoïde.

L'antisepsie n'a été consciente, sans doute, qu'à partir de la conquête des notions modernes sur le rôle du parasitisme dans la genèse de la maladie; mais, à bien y réfléchir, les médecins l'ont toujours pratiquée plus ou moins consciemment. N'était-ce pas faire de l'antisepsie que de balayer la « matière peccante » de l'intestin par les purgatifs ou d'en provoquer l'expulsion hors du sang par les diurétiques?

Notre définition de la méthode antiseptique doit être assez large pour comprendre tous les moyens employés non seulement pour tuer les parasites, mais pour diminuer leur nombre en empêchant leur pullulation, pour les expulser de l'organisme, pour diminuer leur virulence en les entravant dans la fabrication de leurs poisons, pour neutraliser la toxicité de ceux-ci ou les entraîner le plus vite possible hors du corps. Si on l'accepte telle, on ne s'étonnera pas de nous voir classer les médications antiseptiques en bactérifuges et bactéricides, neutralisantes et éliminatrices des poisons.

Pour entraîner hors du corps les microbes et leurs poisons, comme nous disons aujourd'hui, — le principe morbifique, comme disaient nos anciens, — nous devons nous adresser aux médications capables de solliciter et d'accroître le jeu des émonctoires naturels.

Le tube digestif étant dès le début de la maladie, puisqu'il est habituellement la porte d'entrée du germe pathogène, et continuant à être pendant presque tout son cours un des plus actifs laboratoire des poisons, la plupart des médecins de tous les temps ont inscrit dans leur programme thérapeutique l'indication des MÉDICATIONS ÉVACUANTES.

Les *vomitifs* ont été abandonnés de nos jours, comme évacuants; du moins personne ne les prescrit plus systématiquement. Graves, Murchison les recommandaient pour combattre les vomissements du début et la céphalalgie. G. de Mussy dit fort justement qu'ils peuvent être dangereux dans la période d'ulcération, où les secousses violentes qu'ils provoquent pourraient favoriser une perforation ; il les conseillait seulement quand une bronchite capillaire et l'obstruction des bronches par des mucosités opposent à la fonction d'hématose un obstacle qu'il faut lever à tout prix. L'ipéca seul en tout cas serait donné, l'émétique étant trop dépressif et irritant. (Voir Complications broncho-pulmonaires.)

Les *purgatifs* ont toujours compté plus de partisans que de détracteurs. En France, Bretonneau, Andral, Louis, Trousseau, Beau et Larroque les ont recommandés, ces deux derniers même systématiquement, à petites doses réitérées plusieurs fois par jour. En Angleterre, Hamilton, Gardner, Johnson, Maclagan les ont vantés. En Allemagne, la médication purgative a été très prônée, principalement au moyen du calomel. — D'autre part, sans remonter jusqu'à Hippocrate qui proscrivait les purgatifs dans les fièvres violentes, et après avoir reproduit la citation classique de Baglivi : « Fuge purgantia tanquam pestem », il faut dire que Graves, Corrigan, Murchison parmi les Anglais, Chomel et G. de Mussy chez nous ont déclaré l'emploi systématique des purgatifs « irrationnel et dangereux » (G. de Mussy). Ce dernier auteur en expose ainsi les inconvénients : « Si dans le premier septénaire il y a des phénomènes gastriques avec peu de diarrhée, un purgatif doux pourra les faire disparaître, si l'on a quelques raisons pour le préférer au vomitif. S'il y a alors de la constipation, leur indication se présente : on pourra employer de petites doses d'huile de ricin, comme le faisait Chomel, ou une eau saline purgative. Après le premier septénaire, leur emploi est inopportun : ils ne peuvent qu'irriter la muqueuse digestive déjà profondément altérée, ils déterminent dans l'intestin des mouvements péristaltiques qui peuvent être dangereux. Leur action éliminatrice n'est pas bien efficace : en général, comme le remarque Murchison, la gravité de la maladie est proportionnelle à l'intensité et à la persistance de la diarrhée; les formes où elles manquent sont généralement les plus bénignes; on a vu quelquefois un purgatif provoquer avec une diarrhée intense les phénomènes les plus graves. Souvent j'ai vu les purgatifs, prescrits par les médecins qui les employaient systématiquement, provoquer des vomissements. »

Il y a certes à tenir compte de plusieurs des critiques émises par cet habile clinicien; mais il ne faudrait cependant pas, à mon avis, conclure de cette réserve à l'abandon des purgatifs. Il en faut seulement régler l'emploi.

Il m'est impossible d'admettre que ce soit une bonne pratique de laisser stagner dans la cavité d'un intestin, dont les mouvements péristaltiques sont bien ralentis, les matières liquides et putrides qui caractérisent la plupart des dothiénentéries. Les lavements suffisent à débarrasser le gros intestin, mais les purgatifs seuls peuvent balayer la longueur de l'intestin grêle. Il faut sans doute se garder de provoquer de trop fortes et trop fréquentes contractions de l'intestin, surtout dans la période où les eschares intestinales sont sur le point de se détacher; il ne faut donc ni donner des purgatifs fréquents, ni les choisir violents.

Une juste mesure me paraît être de donner un *purgatif salin modéré tous les trois jours*, depuis le début jusqu'au milieu ou à la fin du second septénaire; les sels neutres (sulfate de soude ou de magnésie) à la dose modeste de 15 à 20 grammes remplissent la double indication d'évacuer l'intestin et de solliciter l'activité du foie, dont nous avons déjà signalé l'importance.

On peut encore, dans le cas où la diarrhée est nulle, donner quotidiennement la magnésie calcinée ou le salicylate de magnésie, la première pouvant contribuer à absorber en partie les gaz, le second contribuant à l'antisepsie.

A ce dernier point de vue le calomel présente de si grands avantages que je comprends l'engouement dont il a été l'objet en tous pays. Chez l'enfant particulièrement il est si bien toléré que je n'hésite pas à le déclarer le purgatif de choix. Chez l'adulte à dose purgative il produit souvent de très pénibles coliques, et la meilleure manière de l'employer est de l'administrer seulement pendant les premiers jours à dose réfractée, comme Bouchard, Ziemssen, etc., plutôt comme antiseptique que comme évacuant.

Je concède que les purgatifs quotidiens ne préviennent pas le météorisme et peuvent même l'augmenter; mais la constipation engendre aussi le météorisme, et une dose de purgatif contribuera utilement à faire disparaître à la fois ces deux complications (voir aux complications Météorisme).

A partir du troisième septénaire, l'usage des purgatifs doit être de plus en plus réservé et je conseille de les suspendre à la fin de celui-ci, parce que c'est la période où commence la cicatrisation des ulcérations intestinales, qu'un péristaltisme intempestif pourrait entraver.

Les *contre-indications à l'emploi des purgatifs* sont les vomissements qu'ils provoquent chez quelques malades, les coliques fréquentes, l'hémorrhagie intestinale, la péritonite. Ces deux dernières complications commandent impérieusement, au contraire, de provoquer le plus vite possible avec la constipation l'immobilité des anses intestinales.

Les *lavements* font partie de la médication antiseptique par évacuation du gros intestin ; ce n'est pas qu'ils ne puissent être utiles aussi par un autre mécanisme ; nous aurons encore à les citer comme diurétiques et comme antipyrétiques. Nous les considérons comme indispensables matin et soir chaque jour ; on peut n'en donner qu'un le soir du jour où le purgatif a été donné le matin.

Les lavements doivent être assez abondants pour irriguer toute la surface du côlon, proportionnés à la taille du sujet par conséquent : un litre à un litre et demi chez l'adulte ; 250 à 800 gr. chez l'enfant.

On les donnera froids et antiseptiques pour en augmenter l'utilité. On aura fait bouillir l'eau préalablement et on y fera dissoudre un antiseptique, que l'on choisira, suivant l'âge du sujet et l'intensité des signes de putridité intestinale, parmi les substances suivantes : acide phénique, naphtol, acide borique, benzoate de soude, borate de soude. On n'emploie pas l'acide phénique chez l'enfant, pas plus que dans les cas de grave complication rénale, de tendance au collapsus cardiaque ou de grossesse.

L'instrument de choix sera l'irrigateur Eguisier ou un réservoir qu'on élèvera plus ou moins suivant la pression à obtenir. Le sujet sera couché sur le dos, les deux cuisses fléchies, ou sur le flanc droit, la cuisse droite demi-fléchie, la gauche allongée. La canule sera assez longue et souple, soigneusement enduite de vaseline boriquée et introduite avec précaution ; le liquide sera injecté avec lenteur ; le bassin sera naturellement tout préparé pour recevoir le liquide, dont le patient rejettera quelquefois presque aussitôt une partie.

C'est en augmentant l'activité de l'ÉMONCTOIRE RÉNAL qu'on obtiendra, à l'imitation de la nature, l'élimination la plus rapide des microbes et de leurs poisons.

Nous n'aurons recours qu'accessoirement, et dans des cas exceptionnels, aux médicaments diurétiques, soit qu'ils agissent en augmentant la tension circulatoire dans le rein, comme la digitale ou la caféine, soit qu'ils excitent chimiquement les épithéliums sécrétoires (lactate ou acétate de potasse, tisanes de chiendent, de queues de cerises, de stigmates de maïs). Dans une maladie où tant de causes d'intoxication existent, il est toujours scabreux de lancer encore dans le torrent circulatoire des médicaments qui sont plus ou moins toxiques, et la thérapeutique médicamenteuse doit être restreinte au strict nécessaire, aux substances dont l'efficacité est incontestable et qu'aucun agent physique ne peut suppléer.

Or, nous disposons de moyens d'une puissance diurétique très grande, qui non seulement sont inoffensifs, mais sont utiles à d'autres points de vue encore : ce sont les *boissons abondantes*, les *lavements froids multipliés* et surtout les *bains*. L'association de ces moyens hydrothérapiques donne le maximum de l'effet utile.

Les boissons abondantes n'ont pas seulement pour effet d'augmenter mécaniquement la sécrétion rénale en accroissant la tension circulatoire générale ; elles opèrent un lavage incessant de tous les tissus, dissolvent, en traversant ceux-ci, tous les poisons microbiens ou cellulaires solubles dans l'eau ; elles dé-

blaient les tubes du rein eux-mêmes de leurs épithéliums souvent nécrosés par la néphrite typhoïde.
L'utilité des boissons abondantes est reconnue par
tous les médecins, mais il en est qui ont proposé de
pousser l'abondance des boissons jusqu'à l'inondation.

M. Maillard [de Genève (1)] est arrivé à faire
boire à ses typhiques 15 à 16 litres par jour; il n'a
pas rencontré de résistance de leur part, même dans
la période des accidents cérébraux, la soif venant en
aide au médecin. L'auteur voit dans cette pratique
divers avantages : il n'y a peut-être pas grande importance à attacher à la légère réfrigération que peut
produire l'absorption d'une grande quantité de liquide; mais la bouche et la langue ne se sèchent
pas; l'estomac tolère le plus souvent bien cette abondance de boissons, surtout les tisanes et l'eau vineuse; le bouillon et le lait sont quelquefois régur-
gités ou vomis. Certains malades acceptent mieux
les boissons tièdes que froides. La diarrhée n'est pas
augmentée par ce grand courant de liquide. Mais il
se produit une diurèse, qui est le phénomène capital
et explique l'utilité de ce traitement. « A leur arrivée
à l'hôpital, les typhiques ont une urine peu abondante, fortement colorée, chargée d'urates, quelquefois albumineuse. L'urine garde ces caractères
tant que le malade est laissé en expectation. Les
boissons ingérées pendant le premier jour semblent
ne suffire qu'à combler dans les tissus et les humeurs
le déficit produit par la maladie même. Mais, quarante-huit heures après qu'il a été soumis au régime
des boissons abondantes, le malade urine de jour en

____

(1) *Journal de méd. et de chir.*, 1894.

jour une quantité plus grande suivant qu'il boit
plus ou moins; on obtient de 3 à 7 ou 8 litres d'urine
suivant la quantité d'eau absorbée, et l'état général
s'améliore au fur et à mesure que s'accentue la diurèse. »

Faire avaler 10 à 15 litres de liquide à un typhoïsant me paraît devoir être souvent impraticable ;
beaucoup de malades accuseront leur médecin de
restaurer pour eux l'un des procédés de la *question*.
Parmi ceux qui s'y prêteront, il y en aura certainement bon nombre qui en seront incommodés, les uns
sur-le-champ, parce que, déjà pourvus d'une gastrite avec hypersécrétion muqueuse se traduisant par
la dyspepsie des liquides, ils auront par ballonnement de l'estomac et de l'intestin de la dyspnée ; les
autres plus tard, par la dilatation gastro-intestinale
qu'on leur préparera. Il me paraît convenable de limiter à 3 ou 4 litres par vingt-quatre heures le maximum des boissons utiles.

Les lavements froids abondants, en faisant contracter par la sensation de froid le vaste réseau des
capillaires du gros intestin, ont pour effet de faire
refluer dans la circulation générale une masse de
sang qui stagne dans la circulation porte ; la pression
augmente par suite assez rapidement dans les vaisseaux du rein.

Quant aux bains, leur action diurétique est des
plus nettes. Elle atteint son maximum avec les bains
froids qui produisent un spasme énergique de tous
les vaisseaux cutanés, et c'est à mes yeux, comme de
l'avis des partisans du bain froid systématique, le
moins contestable des bénéfices de cette balnéation.

Mais tous les bains sont diurétiques dans une certaine mesure, et, si les bains à 30 et à 25 degrés le sont moins que ceux à 20 et 18 degrés, ils le sont cependant, et aussi les bains progressivement refroidis (voir Balnéation).

On peut contribuer dans une plus faible mesure à l'antisepsie générale par l'élimination de certains poisons, en activant les FONCTIONS DE LA PEAU. Les frictions sèches et alcooliques, les lotions, les enveloppements dans le drap mouillé, les bains agissent ainsi pour une part; ces moyens peuvent encore favoriser la destruction des poisons au sein de l'organisme et contribuer à la défense de celui-ci contre les agents infectieux en provoquant des réflexes du côté des centres nerveux circulatoires et trophiques, par l'intermédiaire des extrémités des nerfs cutanés qu'ils impressionnent. Cette stimulation centripète du système nerveux va réveiller l'activité engourdie des centres qui peuvent, par les nerfs trophiques, accélérer les mutations nutritives et, par les vaso-moteurs, favoriser la diapédèse et la phagocytose dans tous les points de l'organisme.

Mais le grand rôle que joue la stimulation de la peau, par les bains notamment, est de fermer la porte à toutes les infections secondaires qui pourraient envahir l'organisme par une fissure des téguments, en maintenant ceux-ci en aussi complète activité que possible.

Il n'y a guère à tirer parti, à proprement parler, des sudorifiques; car l'expérience a démontré qu'en augmentant trop la sudation on diminue toujours proportionnellement la sécrétion rénale, beaucoup plus importante au point de vue de l'élimination des poisons.

On doit cependant remarquer que l'existence d'une peau sèche et d'une chaleur mordicante est toujours un mauvais signe dans la fièvre typhoïde, tandis que l'amélioration coïncide avec le retour de la moiteur de la peau.

L'antisepsie peut utiliser le poumon dans une certaine mesure en activant la RESPIRATION, de manière à apporter autant d'air que possible au fond des alvéoles pulmonaires : de là l'utilité, reconnue par tous les modernes, de tenir le typhique dans les conditions les plus convenables à la ventilation, c'est-à-dire à l'apport incessant d'air mieux oxygéné et à l'entraînement le plus rapide de l'air souillé par la respiration. On utilise encore les inhalations d'oxygène, en employant un masque qui, couvrant les orifices de la bouche et du nez, laisse perdre bien moins d'oxygène que l'embout olivaire de la plupart des appareils usités.

Il sera plus simple et plus pratique encore de recommander aux gardes-malades d'exhorter fréquemment le patient dans la journée à faire une succession de profondes inspirations volontaires. Le typhique a si souvent de la congestion passive du poumon et une telle indifférence, qu'il oublie de respirer ou, du moins, ne fait que de brèves et superficielles inspirations, insuffisantes pour désobstruer ses bronches et amener assez d'oxygène dans ses alvéoles. C'est encore un des avantages des stimulations de la peau et des bains, de rendre plus actifs les mouvements respiratoires.

Pour détruire les poisons au sein de l'organisme, on peut encore faire une utile besogne en sollicitant un fonctionnement plus actif des organes que la physiologie nous a révélés comme destructeurs des poisons; le foie, par exemple, et le sang, et même toute la masse des tissus.

Pour obtenir ce meilleur fonctionnement, nous devons fournir à ces organes les matériaux qui leur servent à opérer cette destruction : pour la cellule du foie, c'est le glycogène; pour le sang, pour tous les tissus, c'est l'oxygène.

Nous faciliterons la formation du glycogène en introduisant quotidiennement une certaine quantité de sucre dans l'alimentation du typhoïsant. Nous approvisionnerons d'oxygène autant que possible le sang et les tissus, en activant la respiration par les moyens que nous venons d'indiquer précédemment. Nous agirons dans le même sens en écartant autant que possible certaines circonstances pathologiques qui, dans la fièvre typhoïde, entravent les fonctions du foie et les oxydations, ou du moins vicient les combustions interstitielles, en les obligeant à s'opérer en présence d'une trop petite quantité d'oxygène. L'hyperthermie fébrile agit de cette façon. Aussi, quand on lutte contre l'élévation de la température par l'hydrothérapie et les médicaments anti-thermiques, on agit en même temps d'une façon utile sur la fonction anti-toxique du foie et des tissus.

D'ailleurs, tous les moyens capables de régulariser les circulation locales et les échanges interstitiels peuvent être favorables en pareil cas, et c'est ainsi qu'on pourrait expliquer les bons effets qu'a retirés du *massage* un médecin militaire russe, P. Smirnow, chez les typhiques atteints de congestion hypostatique et d'œdème pulmonaire. Dès que ces complications se montrent, il pratique des effleurages, des pétrissages et des tapotements énergiques à la face, au cou, au niveau des espaces intercostaux et sur les membres, toujours dans la direction du courant sanguin veineux. Ces séances de massage durent 15 à 20 minutes.

Sous leur influence le pouls se relève, la cyanose disparaît, les mouvements respiratoires diminuent de fréquence en augmentant de profondeur, le délire cesse, le sommeil se rétablit, les signes de l'hypostase et de l'œdème pulmonaire se dissipent peu à peu (*Semaine médicale* 1894).

On voit qu'en dehors même des médicaments, beaucoup de pratiques purement hygiéniques, sur l'utilité desquelles l'accord est à peu près unanime entre les médecins contemporains, contribuent très réellement à l'antisepsie, c'est-à-dire à la destruction et à l'expulsion des poisons microbiens. Est-ce une raison pour renoncer à demander une action analogue, parallèle et auxiliaire, à cet arsenal de substances que les progrès merveilleux de la chimie moderne ont mis à notre disposition? — Tel n'est pas notre avis, et, sans nous laisser décourager par le scepticisme de l'école thérapeutique qui veut guérir exclusivement les typhiques par l'eau et l'hygiène, nous espérons montrer qu'en fouillant méthodiquement dans cet arsenal, nous pouvons, parmi beaucoup d'armes impuissantes ou trop dangereuses à manier, en trouver quelques-unes capables de nous rendre les plus signalés services dans la lutte contre les agents infectieux.

Parmi les substances chimiques qu'on peut utiliser contre les microbes et leurs poisons, il faut faire une place à part à celles qui peuvent, dans le tube digestif, neutraliser ceux-ci d'une manière physique ou mécanique. Des corps réductibles en particules infiniment ténues, comme le charbon végétal, les sels de bismuth, sont de nature à rendre de très grands services à ce point de vue. Ils peuvent absorber moléculairement des gaz toxiques, englober mécaniquement ou fixer à leurs molécules les microbes; beaucoup de médecins ont su en tirer grand parti pour réaliser l'antisepsie intestinale. On peut en augmenter l'effet en les associant par une division intime et une trituration minutieuse à d'autres substances vraiment microbicides : iodoforme, naphtol, etc., nous reviendrons plus loin sur cette question.

Mais le point le plus discuté est celui de savoir si nous possédons des médicaments capables d'aller exercer une action microbicide au sein même des tissus dans le sang et dans les humeurs.

En d'autres termes, l'antisepsie générale, l'antisepsie du milieu intérieur est-elle réalisable dans la fièvre typhoïde, comme elle l'est d'une façon incontestée dans d'autres maladies infectieuses ou parasitaires (syphilis, paludisme, polyarthrite aiguë fébrile)? C'est un point encore litigieux. J'y reviendrai à propos du mercure et de quelques médicaments qui on été surtout employés comme anti-thermiques et qui n'abaissent, je le crois, la température, que parce qu'ils entravent la vitalité des agents infectieux : la quinine, l'acide salicylique.

DES MÉDICAMENTS ANTISEPTIQUES

Acide borique, acide lactique, charbon végétal, chloroforme, carbonate de gaïacol, naphtaline, mercuriaux, iodiques, sulfure de carbone, perchlorure de fer, lysol, tricrésol, térébenthine, sels de bismuth, naphtols.

L'utilité de l'emploi des antiseptiques étant acceptée, il faut passer en revue tous ceux qui ont été proposés, en examinant leurs propriétés physiologiques afin de voir quels sont ceux dont nous pouvons tirer parti.

Une première question se pose à propos de chaque substance proposée comme antiseptique, c'est son degré de toxicité ou, du moins, la comparaison de sa toxicité et de son pouvoir antiseptique. M. Bouchard a exposé de la manière la plus nette la méthode qui doit présider à cette étude.

Il n'y a pas lieu de rechercher comme antiseptiques des corps à peine toxiques, s'ils sont tellement peu antiseptiques qu'il en faille administrer des doses considérables; car, à ces doses élevées, tous les corps deviennent nuisibles à l'organisme.

Il n'y a pas lieu non plus d'écarter systématiquement de la pratique de l'antisepsie tous les corps très toxiques, s'ils sont encore plus antiseptiques que toxiques.

Il faut mettre en balance, pour chaque antiseptique, la dose suffisante pour stériliser un litre de bouillon de culture et celle qui est capable de tuer un kilogramme de substance vivante; si la première est inférieure notablement à la seconde, la substance est utilisable comme antiseptique d'une manière générale.

Ce qui nous intéresserait surtout, ce serait de savoir si la substance en question tue spécialement le bacille typhique, en admettant que la question de la spécificité pathogène de ce microbe fût au-dessus de toute contestation, ce qui n'est pas encore.

Mais nous avons assez longuement développé l'idée que nous nous faisons du rôle important joué par les infections secondaires pour qu'il soit aisé de comprendre la nécessité de chercher à combattre toute espèce de microbe susceptible de s'introduire dans l'organisme du typhique. Nous pouvons donc profiter de toutes les recherches faites jusqu'ici sur les antiseptiques en général.

Une question préliminaire au choix de l'antiseptique est la distinction à faire entre l'antisepsie des surfaces ou des cavités et l'antisepsie du milieu intérieur, c'est-à-dire du sang et de l'intimité des tissus.

Parmi les surfaces il y a lieu encore de distinguer celles qui ne possèdent qu'un pouvoir absorbant nul ou insignifiant, comme la peau, et celles qui sont au contraire capables d'absorber énergiquement et rapidement les substances dissoutes, c'est-à-dire les muqueuses et les séreuses.

Pour la peau on pourra employer des antiseptiques énergiques, mais très toxiques, sans craindre de provoquer l'intoxication; on aura seulement à se préoccuper du pouvoir irritant.

Pour les muqueuses et les séreuses on doit rechercher des antiseptiques ou insolubles ou très peu solubles, afin qu'ils restent le plus longtemps possible au contact des surfaces qu'on veut stériliser.

Pour la muqueuse du tube digestif, il faut encore qu'on puisse en renouveler assez fréquemment l'emploi, puisque les mouvements péristaltiques et le passage des liquides alimentaires les entraînent incessamment. Il est désirable aussi qu'ils ne soient pas irritants, qu'ils n'aient pas une saveur insupportable au malade ou que cette saveur puisse lui être dissimulée, enfin qu'ils n'entravent pas les fonctions digestives.

Pour les séreuses ce n'est que bien exceptionnellement qu'on a lieu d'employer les antiseptiques dans la fièvre typhoïde (arthrites suppurées, pleurésie purulente).

Pour l'antisepsie du milieu intérieur, il faut au contraire un antiseptique soluble, facilement diffusible après absorption, mais ou peu toxique, ou très antiseptique à faible dose.

Il pourrait être aussi avantageux d'employer tel antiseptique qui, après avoir circulé dans le sang, s'éliminerait plus spécialement par tel ou tel émonctoire (le poumon, le rein, les glandes de la peau). On pourrait ainsi en obtenir un effet antiseptique non seulement général, mais au niveau de l'organe où se ferait l'élimination, s'il était plus spécialement lésé par les agents infectieux (complications broncho-pulmonaires, rénales, cutanées).

C'est en tenant compte de tous ces desiderata, ou du plus grand nombre possible d'entre eux, que nous allons soumettre à la critique la liste déjà longue des substances antiseptiques qui ont été employées dans la fièvre typhoïde. Nous indiquerons, à propos de chacune d'elles, de quelle façon les ont maniées leurs partisans, quels résultats ils se vantent d'avoir obtenus. Au cours de cette revue critique, nous ferons une sélection en ne retenant que les substances qui peuvent être encore essayées sans danger et, parmi celles-ci, nous indiquerons celles dont nous nous servons personnellement.

Acide borique.

Cet antiseptique faible, mais si peu toxique et si peu coûteux, est d'un usage commode pour les soins de la bouche, de la gorge, des fosses nasales, de la muqueuse oculaire et des conduits auditifs.

Mais il a été aussi employé à l'intérieur par M. Tortchinsky (1).

Le traitement commence par un purgatif qui se

(1) *Bolnithnaia Gazeta Botkina*, 1892.

compose de 8 à 15 grammes d'huile de ricin et de 5 à 20 grammes d'essence de térébenthine. Puis le malade prend trois ou quatre fois par jour 0 gr. 60 à 1 gramme d'acide borique, en poudre ou en solution, si c'est un adulte, et 0 gr. 20 à 0 gr. 60, si c'est un enfant. Au bout de trois à cinq jours l'antisepsie intestinale atteste ses effets par la disparition du tympanisme, la diminution de la diarrhée, de la fièvre et l'amélioration de l'état général.

L'auteur ne semble pas avoir cependant une confiance illimitée en l'efficacité de l'acide borique ni comme antiseptique intestinal, ni comme antipyrétique, puisqu'il déclare qu'il est avantageux d'associer à ce corps de petites doses de quinine, d'acétanilide, de naphtaline ou de salol. Quoi qu'il en soit, sur 240 cas, il n'accuse que 9 décès imputables à quelques imprudences ou écarts de régime.

Acide lactique.

C'est aussi un corps d'une toxicité presque nulle, mais d'un pouvoir antiseptique manifeste dans bon nombre de diarrhées infectieuses. M. Hayem l'a expérimenté dans la fièvre typhoïde. Le professeur de clinique de l'hôpital Saint-Antoine prescrit 15 à 20 grammes de ce corps par jour, en dissolution dans l'eau additionnée d'un peu d'eau de Seltz, s'il y a intolérance gastrique. L'acide lactique a pour premier effet de modérer la diarrhée ; parfois même il cause la constipation ; il fait cesser le météorisme, et sans doute, en restreignant l'auto-intoxication d'origine intestinale, il a paru abréger la durée de la fièvre et de la convalescence. M. Hayem ne compte cependant pas exclusivement sur cet agent médicamenteux, car il prescrit en même temps les bains dans toutes les formes graves (1).

Charbon végétal.

Ce corps, agissant d'une manière à la fois physique et mécanique par la finesse de ses molécules qui fixent les microbes, est aussi un désodorisant. M. Bouchard l'associe à de vrais antiseptiques comme l'iodoforme, la naphtaline, le naphtol, le salicylate de bismuth. Mais il doit être employé en grande masse (100 grammes par jour.)

Chloroforme.

L'action antiseptique de ce corps sur bon nombre de microbes est incontestable; son extrême diffusibilité dans l'organisme, après qu'il a été absorbé par les voies digestives, son élimination principale par les voies respiratoires, le désignaient pour être essayé dans la fièvre typhoïde, où l'antisepsie de l'appareil broncho-pulmonaire n'est pas moins désirable que celle de l'intestin.

Werner (de Saint-Pétersbourg), 1892, fait prendre aux typhiques, toutes les heures ou toutes les deux heures, jour et nuit, une cuillerée à soupe d'une solution de chloroforme à 1 0/0. Par ce traitement la bouche et la langue demeurent humides, il y a peu de diarrhée et de météorisme. Werner, ayant traité par d'autres méthodes 102 cas avec 11 décès, a pu traiter par le chloroforme 130 typhiques sans en perdre un seul.

Stepp donne chaque jour en trois fois un gramme de chloroforme dissous dans 150 grammes d'eau. Il

(1) *Annales de Médecine*, 1892.

a constaté que la maladie était abrégée, ne durant que huit jours dans les cas bénins et dix-neuf jours dans les cas graves. La somnolence et le délire disparaissent, la langue demeure humide. Ajoutons toutefois que Stepp a employé concurremment la quinine à dose de 1 gramme.

Le Dr R. Quill (1) a recours avec succès dans l'armée anglaise à *l'association de l'acide phénique et du chloroforme* suivant la formule :

Acide phénique pur......................	2 gr. 40
Alcool chloroformé à 10 %..............	8 —
Teinture de Cardamome............ ...	12 —
Sirop simple..........................	60 —
Eau chloroformée saturée..............	275 —

f. s. a. — Deux cuillerées à bouche, dans un peu d'eau glacée, toutes les deux heures.

Le typhique absorbe le premier jour 10 cuillerées en cinq prises ; le second, 14 ; le troisième, 20 ; et aussi les jours suivants jusqu'à production d'un abaissement marqué de la température avec amélioration correspondante de l'état général. Ce résultat une fois obtenu, on abaisse graduellement à 6 cuillerées la dose quotidienne, et on la maintient encore pendant huit jours au moins après le retour à la température normale. Les résultats principaux sont l'antisepsie intestinale et la diminution du météorisme, des accidents nerveux ; l'assimilation des aliments meilleure. Quill n'a jamais vu d'intoxication par l'acide phénique de sa mixture ; les urines seulement un peu foncées, mais non noirâtres.

Carbonate de gaïacol.

Ce sont des avantages du même genre, c'est-à-

(1) *Semaine médicale,* 1891.

dire la possibilité d'exercer une double action antiseptique sur le tube digestif et sur l'appareil respiratoire, qui ont amené F. Hoëlcher (de Mulheim) à employer le carbonate de gaïacol à la dose de 1 gr. matin et soir. L'action sur l'intestin se manifeste par des selles moins liquides exhalant l'odeur de gaïacol et même bientôt par la tendance à la constipation. La langue demeure humide et la prostration typhique est peu marquée. Le catarrhe bronchique s'amende. Le carbonate de gaïacol n'est pas proprement antithermique ; mais, si on l'associe à de vrais antithermiques, notamment à l'acétanilide, la température s'abaisse plus vite et mieux que si on emploie les antithermiques seuls. En s'en servant, Hoëlcher a pu ne pas donner de bains froids. Il lui attribue même une action abortive sur le processus typhique. Il cite une statistique de 60 cas sans décès.

Naphtaline.

Wolff préconise ce corps comme antithermique et antidiarrhéique, il lui croit la propriété de rendre les rechutes exceptionnelles. Toutefois il a associé dans son traitement le mercure à la naphtaline, car il donnait à ses malades toutes les trois heures 0 gr., 05 centigrammes de calomel et toutes les quatre heures 0 gr. 25 centigrammes de naphtaline en une capsule. Il a traité ainsi 100 cas et perdu 10 malades, mais dont 3 par affections intercurrentes.

Goetze a préconisé la naphtaline comme médicament abortif de la fièvre typhoïde. — Fürbringer (1) a traité 25 malades par les bains ; durée moyenne de la fièvre,

____

(1) *Soc. de med. int. de Berlin*, 7 mars, 1887.

16 jours ; de la convalescence, 17 jours ; durée totale, 33 jours ; — 25 malades par la naphtaline : durée de la fièvre, 24 jours ; de la convalescence, 21 ; totale, 45 jours. Dans le premier groupe, deux complications graves, aucune rechute, un seul décès ; — dans le second, cinq complications graves, quatre rechutes, quatre décès.

La naphtaline présente plusieurs inconvénients : elle détermine assez rapidement chez certains individus l'ardeur uréthrale et le ténesme vésical, des éruptions très prurigineuses, de petites escharres blanches aux points excoriés, et un certain amaigrissement quand l'emploi en est prolongé. Enfin, chez le lapin, administrée à doses considérables, il est vrai, elle produit au bout d'un certain temps la cataracte, qu'ont signalée les premiers MM. Bouchard et Charrin, et des altérations rétiniennes. « Bien que les doses correspondantes n'aient jamais été employées chez l'homme, la seule pensée de la possibilité d'accidents semblables est suffisante pour faire abandonner la naphtaline. » (Bouchard.)

Rossbach ayant avancé que la naphtaline désinfecte le contenu de l'intestin et détruit les micro-organismes typhiques, Fürbringer a fait des expériences, d'où il résulte qu'un milligramme de matière fécale d'un malade traité par les bains contient 120,000 micro-organismes et chez un autre, traité par la naphtaline, 90,0000 ; celle-ci ne les détruit donc pas ; elle en diminue seulement le nombre et peut-être la vitalité.

Comparativement, il a constaté que, avant l'administration du calomel, les selles typhiques contiennent par milligramme 127,000 micro-organismes vivants ; et pendant l'usage du calomel 81,000, dont un grand nombre ont une vitalité beaucoup moins considérable. Arrivât-on à détruire tous les bacilles de l'intestin, il resterait à combattre ceux qui sont dans tout l'organisme. Fürbringer ne s'explique l'action du calomel qu'en supposant qu'il neutralise les produits toxiques sécrétés par les microbes.

Richard Catton a fait des essais comparatifs sur les différents antiseptiques intestinaux et sur l'utilité de l'antisepsie intestinale en général. Sur 44 cas de fièvre typhoïde, 22 furent traités par les antiseptiques et 22 par l'expectation. Catton conclut que chez les premiers la durée moyenne ne fut que de 42 jours, tandis qu'elle fut de 52 dans le second lot; il lui semble que les antiseptiques préviennent les rechutes. Parmi les antiseptiques qu'il a essayés, il reproche au salicylate de soude de donner des nausées et de déprimer les forces; sont en revanche bien supportés et efficaces la naphtaline, le naphtol A et la créosote.

Mercuriaux

Parmi les antiseptiques, le mercure est certainement le plus puissant et il y a bien longtemps qu'il est employé.

Déjà Petit et Serres administraient aux typhiques le *sulfure noir de mercure* à la dose de 1 gramme à 1 gr. 50; ils pratiquaient en même temps des frictions d'onguent mercuriel et croyaient faire avorter la maladie.

Les autres agents mercuriaux employés ont été le sublimé et surtout le calomel.

Loranchet a traité 21 cas par une solution de *su-*

blimé; il en donnait dans les 24 heures aux adultes une cuillerée à soupe en quatre fois, et à un enfant de 6 ans deux cuillerées à café; la langue restait humide, il y eut peu de météorisme, on n'eut à déplorer qu'un décès.

Les *frictions mercurielles* ont été reprises de nos jours par Kalb. Il les faisait pratiquer avec 4 grammes d'onguent napolitain pour les enfants, et 6 grammes pour les adultes pendant une demi-heure les 6 premiers jours, alternativement sur le ventre et les cuisses. Si la médication est commencée avant l'apparition des taches lenticulaires, la fièvre est terminée au bout de 8 jours; mais il est nécessaire de combattre l'affaiblissement causé par le mercure en administrant chaque jour 120 grammes d'alcool.

L'auteur affirme avoir réussi dans 80 0/0 des cas. Il est vrai que les malades qu'il traitait étaient d'une constitution robuste; il pense pourtant qu'en tout pays ce traitement transformerait en typhus léger 50 0/0 des cas. La propreté rigoureuse est indispensable pour prévenir la salivation, autant et plus chez les gardes-malades chargés des frictions que chez les typhiques eux-mêmes, qui, suivant l'auteur, y seraient très peu prédisposés; à peine a-t-il observé chez ceux-ci une légère sensibilité des gencives et quelque fétidité de la bouche. Les récidives seraient plutôt rendues plus fréquentes. Il y aurait encore lieu, à ce qu'il nous semble, de craindre que l'élimination du mercure par les reins n'aggravât la néphrite, déjà si fréquente chez les typhiques.

Mais c'est le *calomel* qui de nos jours a été surtout employé.

En Allemagne, le calomel aurait été d'abord pré-

conisé par Schœnlein, puis par Traube, qui l'aban-
donna à cause des stomatites et des selles trop abondantes, parfois sanglantes. On doit compter parmi
ses défenseurs les plus autorisés Liebermeister, puis
Ziemssen, qui s'en explique ainsi : « Le seul médicament, auquel nous puissions attribuer une espèce de
vertu spécifique, dit-il, c'est le calomel, à cause de sa
transformation totale ou partielle en sublimé, qu'il
doit au chlorure sodique des sucs alcalins intestinaux. Nous donnons le calomel en 3 doses de
0 gr. 50 dans l'espace de deux heures, et nous obte-
nons une série de selles liquides vertes, avec un
abaissement considérable de la température, qui descend souvent jusqu'à la normale, état pouvant durer
même 12 heures. Ce sont là les premiers effets de ce
médicament.

« Les effets ultérieurs consistent en une diminution de l'intensité de l'infection, comme Liebermeister
l'a démontré et comme je dois le soutenir avec lui
contre les objections nouvelles de Weil. Les cas traités à temps par le calomel sont, en général, moins
graves que ceux qu'on ne traite pas du tout ou trop
tardivement. Ils sont plus bénins au point de vue de
la fièvre et de l'affection locale de l'intestin. Plus tôt
on prescrit le calomel, mieux cela vaut; en tout cas,
il est préférable de le donner pendant les cinq premiers jours, mais on peut encore l'essayer pendant
toute la première semaine.

« L'effet du calomel ou du produit de sa transformation est de rendre stériles autant que possible les
bacilles spécifiques qui végètent dans l'intestin;
mais là-dessus nous n'en savons pas davantage. Un
effet vraiment abortif produit par le calomel, tel que
le pense Wunderlich, n'a pas encore été confirmé.

Déjà Griesinger, plus tard Baümler, et plus récemment Weil avaient démontré que la mortalité n'avait pas diminué par l'usage du calomel, pas plus que le nombre des cas avortés n'avait augmenté ; que cette substance ne possédait pas d'autre qualité que celle d'être un purgatif léger, non irritant et abaissant momentanément la température. Notre expérience personnelle parle contre l'objection de quelques auteurs qui prétendent que nous n'avons à faire ici qu'à un effet purement laxatif. L'effet du calomel sur la température et sur l'affection locale de l'intestin se manifeste aussi lorsqu'il existe déjà une diarrhée intense, quand il ne peut donc plus être question de simple action laxative. » Ziemssen n'a d'ailleurs pas obtenu un effet abortif en continuant à administrer le calomel à petites doses au cours de la maladie, après avoir donné de fortes doses au début.

Le calomel a été expérimenté par Leyden, ainsi que le sublimé et les frictions mercurielles ; ce médecin a renoncé au mercure à cause des accidents secondaires qu'il rencontrait ; mais il persiste à croire que le médicament diminue un peu l'intensité du virus typhique.

Ebstein (de Göttingen) a dit avoir employé pendant plus de sept ans le calomel comme abortif ; quand la maladie est trop avancée pour pouvoir être enrayée, il ne voit plus d'autre thérapeutique possible que celle des indications individuelles ; l'hyperthermie ne lui paraît nécessiter un traitement spécial que si elle s'accompagne de symptômes cardiaques ou nerveux. Le salicylate de soude est alors très bon, dit-il, les bains sont un stimulant puissant à l'occasion. Sa statistique est belle, trop belle : sur 235 cas graves, il a eu une mortalité de 5,5 0/0, qui se réduirait à 2, 5 en défalquant les causes de mort inévitables (1).

Kaliszchew est aussi partisan du calomel dans la première période de la fièvre typhoïde, bien qu'il l'ait vu échouer dans certains cas.

Ne sont pas favorables au calomel : Baginski, qui dit n'avoir jamais vu que ce médicament arrêtât les fermentations intestinales et qui y a renoncé comme à tous les antiseptiques (il est assez singulier que cet auteur, pædiatre éminent et partisan du calomel dans la diarrhée des enfants, pense que, s'il réussit bien en pareil cas, ce n'est pas en arrêtant les fermentations); — Weil et Fürbringer; ceux-ci, considérant que le typhus abortif représente le quart des cas, voient dans cette fréquence la cause d'une illusion pour les médecins qui croient à l'action abortive du calomel avant le huitième jour.

En France, M. Salet (de Saint-Germain) a méthodiquement administré le calomel à doses fractionnées, 0 gr. 20 par jour, un centigramme toutes les heures jusqu'à production de la salivation, et conjointement avec le chlorure de sodium pour produire dans l'organisme du bichlorure de mercure à l'état naissant.

M. Bouchard admet que le mercure agit vraiment comme spécifique dans la fièvre typhoïde, mais il a renoncé à l'administrer jusqu'à la salivation. Il l'administre seulement au début de la maladie pendant quatre jours, à la dose de 0 gr. 40 centigrammes par jour, par doses réfractées de 0 gr., 02 centigrammes.

(1) Association des médecins et naturalistes allemands (session de Magdebourg).

Simone donne 5 centigrammes de calomel avec 1 centigramme d'opium tous les deux ou quatre jours.

M. Legroux l'employait à plusieurs reprises à doses purgatives dans le cours de la maladie.

Eliot le donne tous les deux jours à la dose de 0 gr. 60 centigrammes.

On espère du calomel un double effet, d'abord l'antisepsie intestinale ; et celle-ci est à coup sûr obtenue en partie : car c'est surtout la fétidité des garde-robes, le météorisme qui disparaissent, ainsi que certains symptômes généraux imputables à l'auto-intoxication (céphalalgie, insomnie, dyspnée). Le calomel contribue-t-il aussi à l'antisepsie générale du milieu organique par la mise en liberté et l'absorption de faibles doses de sublimé, personne ne peut l'affirmer. Mais je ne répugne pas à l'admettre.

Il convient toujours de ne l'employer qu'avec réserve en cas de diarrhée profuse, d'adynamie profonde et de tendance aux hémorrhagies.

Composés iodiques.

Le haut pouvoir antiseptique de l'*iode* le désignait pour être essayé dans la fièvre typhoïde ; il entre pour la part principale dans le traitement complexe de Eliot (de Newhaven). Le malade prend tous les deux jours 0 gr. 60 centigrammes de calomel, tous les quatre jours une dose purgative de sulfate de magnésie et toutes les quatre heures IV gouttes du mélange suivant :

Acide phénique...................... 4 gr.
Teinture d'iode...................... 8 —

Klietsche a traité par l'*iodure de potassium* 80 malades, avec 2 décès, l'un imputable à une perforation de l'intestin par écart de régime au cours d'une rechute, l'autre par méningite. Il leur faisait prendre toutes les deux heures VIII à X gouttes de la solution suivante :

Iodure de potassium.........	6 à 8 gr.
Iode......................	0 gr. 50 à 0 gr. 80
Eau de menthe poivrée.......	10 gr.
Eau distillée...............	10 gr.

Il a constaté l'abaissement de la température au bout de 4 ou 6 jours; de sorte que le typhus abdominal serait transformé en une forme atténuée se terminant en 8 à 10 jours. Les troubles nerveux sont à peu près nuls, les garde-robes peu fréquentes, brunes et consistantes.

L'*iodoforme* a été employé par Renaut (de Lyon), qui en donnait 3 fois par jour 0 gr. 25 centigrammes en cachet; mais il a traité aussi ses malades par le bain froid.

M. Bouchard, au cours de ses recherches sur les meilleurs antiseptiques intestinaux, l'a employé à la dose de 1 gramme par 24 heures. L'iodoforme était dissous dans 10 gr. d'éther, et mêlé avec 100 gr. de charbon végétal pulvérisé finement. Après évaporation de l'éther à l'air libre, on mélangeait au mortier avec 100 gr. de glycérine.

Toutes les 2 heures, le malade prenait une cuillerée à soupe de cette mixture délayée dans un verre d'eau.

Sulfure de carbone.

MM. Dujardin-Beaumetz et Sapelier ont préconisé le sulfure de carbone comme antiseptique intestinal sous la forme d'*eau sulfocarbonée.*

Sulfure de carbone pur........ 25 grammes
Essence de menthe............ L gouttes.
Eau...................... 500 grammes

A placer dans un vase de 700 ^{cc}, agiter et laisser déposer. Avoir soin de renouveler l'eau à mesure qu'on en puise.

M. Dujardin-Beaumetz donne à ses typhiques de 8 à 10 cuillerées à bouche d'eau sulfocarbonée, en versant chaque cuillerée dans un demi-verre de lait. Il obtient par ce moyen la désinfection des selles.

Perchlorure de fer.

M. Anderson a administré nuit et jour toutes les heures V gouttes de perchlorure de fer, suivant la formule :

Perchlorure de fer............... V gouttes
Glycérine....................... 2 gr.
Sirop simple.................... 4 gr.

délayé dans de l'eau aromatisée avec la teinture de cannelle. Au bout de peu de jours la diarrhée s'arrêterait et, si le traitement a été institué dès le second ou le troisième jour, la défervescence se produirait au bout de 5 jours de traitement; au bout de 10 jours seulement, si le traitement n'a été institué qu'à la fin de la première sémaine. Pour prévenir la sécheresse de la bouche et du pharynx, on peut administrer 10 minutes avant le perchlorure 0 gr. 30 centigrammes de magistère de bismuth.

Lysol.

M. Tison (Congrès de Rome) a employé le lysol à la dose de VIII gouttes dans une potion de 120 grammes, aromatisée avec II gouttes d'essence de menthe. Ce médicament modère la diarrhée et en supprime l'odeur fétide. Il n'a aucune action fâcheuse sur les reins. Il n'abrège pas la durée de la maladie, mais n'exclut pas l'emploi des antithermiques tels que la quinine, l'antipyrine.

Tricrésol.

Ce corps est un mélange d'orthocrésol, de paracrésol et de métacrésol; il aurait, suivant A. Hiller, privat-docent à Breslau, un pouvoir antiseptique cinq ou six fois supérieur à celui de l'acide phénique, étant d'ailleurs relativement peu toxique. Il a été administré à la dose de 1 gr. 50 à 2 grammes, sous forme de capsules gélatineuses contenant chacune 0 gr. 10 de tricrésol, dissous dans l'huile d'olive au moyen du savon de potasse. Cette solution, que M. Hiller appelle *entérocrésol*, se transforme au contact des liquides intestinaux en une émulsion, qui se complète sous l'influence de la bile et du suc pancréatique, et qui, n'étant absorbée qu'en petite quantité, peut agir sur toute l'étendue du tube digestif. M. H. Kolsch (de Neustadt sur Haardt) a constaté son efficacité contre les phénomènes imputables aux fermentations intestinales et à l'auto-intoxication dans la dothiénentérie.

Térébenthine.

Ce corps a été conseillé par Horatio Wood (de Philadelphie), comme antiseptique intestinal; il ferait disparaître la sécheresse de la langue et la tympanite pendant la période d'état; pendant la convalescence il triompherait des symptômes imputables à la trop lente cicatrisation de l'intestin. L'auteur en donne X gouttes toutes les deux heures le jour et toutes les trois heures la nuit dans de la glycérine.

D'autres médicaments antiseptiques peuvent être employés utilement, comme les composés salicylés, l'acide phénique et surtout la quinine. Mais nous allons les retrouver plus loin comme antithermiques.

Sels de bismuth

Sous-nitrate. — Divers médecins ont préconisé l'emploi de ce sel à hautes doses, régulièrement fractionnées, pendant toute la durée de la fièvre typhoïde.

Il offre certainement d'incontestables avantages en tant que poudre très fine; il se répand uniformément sur toute la surface de l'intestin, désinfecte les détritus des ulcérations, absorbe physiquement les gaz et modère considérablement la diarrhée.

Tout récemment M. Letulle l'a opposé aux hémorrhagies intestinales à des doses encore plus élevées que ses prédécesseurs; il ne s'agit plus de 10 à 20 grammes par jour, mais de 10 grammes toutes les deux heures, c'est-à-dire 80 à 120 grammes par jour pour un adulte, et encore 40 grammes pour un enfant de 12 ans. M. Letulle insiste pour que le sel de bismuth soit chimiquement pur; car on a signalé divers symptômes d'intoxication par les sels de bismuth à doses élevées, probablement lorsqu'ils sont mélangés d'antimoine. Cette haute dose est d'ailleurs diminuée progressivement chaque jour, 60, 30, 10 et 5 grammes.

On a dit que le sous-nitrate de bismuth, se transformant dans l'intestin en sulfure au contact de l'hydrogène sulfuré qui s'y trouve toujours, mettait en liberté une certaine quantité d'acide nitrique capable de produire une action légèrement caustique et cicatrisante. On peut tirer grand avantage de l'association du bismuth à d'autres antiseptiques plus puissants, comme les naphtols, et c'est une pratique à laquelle s'est arrêté M. Bouchard et que j'ai adoptée après lui.

Le *salicylate* et le *benzoate de bismuth* peuvent être aussi employés.

Voici un traitement où se trouvent associés la térébenthine et le bismuth. M. S. Fisk [de Denver (1)] vante le traitement suivant : d'abord 0 gr. 30 centigrammes de calomel, puis un purgatif salin, puis une tasse de lait toutes les trois heures et, vingt minutes après, le mélange suivant :

Essence de térébenthine..	IV gouttes
Huile de ricin...:	IV gouttes
Sous-nitrate de bismuth................	0 gr. 60
Mucilage de gomme....................	4 gr.

Cette mixture amenant la constipation, on donne en outre tous les deux jours une dose purgative d'huile de ricin.

Naphtols

Les travaux de M. Bouchard ont fait connaître les propriétés antiseptiques si remarquables des naphtols et de leurs composés. Leurs avantages généraux sont, pour les *naphtols* α et β, leur insolubilité presque absolue dans les liquides que contient le tube digestif, leur extrême divisibilité qui leur permet de s'étaler, même à faible dose, sur de grandes surfaces.

Parmi leurs composés deux surtout ont été utilisés : le *bétol* ou *salicylate de naphtol* et le *benzo-naphtol*. Ces deux derniers sont un peu solubles. En effet, lorsqu'on fait usage de bétol à dose quelque peu

(1) *Congrès de méd. et chir. améric.* à Washington, 1894.

élevée et pendant un certain temps, on constate l'apparition dans les urines d'acide salicylique (coloration violette par addition de perchlorure de fer). Quant au benzo-naphtol, il se dédouble dans l'intestin, où reste l'élément naphtol, tandis que l'acide benzoïque s'élimine en partie par les reins et se transforme partiellement par conjugaison avec le glycochole en acide hippurique, qui s'élimine aussi par les reins.

Si ces deux composés présentent le désavantage d'une moindre insolubilité et, pour ce qui est du bétol, d'un certain degré de toxicité, ils offrent un grand avantage, celui de n'avoir aucune saveur. On peut donc les administrer à des malades difficiles et à des enfants, tandis que les naphtols proprement dits, ayant une saveur très désagréable et produisant sur les muqueuses buccale, pharyngienne et œsophagienne une sensation cuisante et caustique presque insupportable, ne peuvent être administrés qu'enrobés dans des cachets; or ni les enfants ni les malades aussi prostrés que les typhiques à la période d'état ne savent avaler des cachets.

J. Maximowitch (de Pétersbourg), qui, dans le laboratoire de M. Bouchard, a poursuivi l'étude du naphtol α, le donne par prises de 0,50 à 1 gramme, répétées trois ou quatre fois par jour; mais, lorsque ces doses n'amènent pas une amélioration suffisante ou assez rapide, il n'hésite pas à porter la dose quotidienne jusqu'à 6 et même 8 grammes. L'usage du naphtol α doit être continué jusqu'à ce que la température reste normale au moins pendant trois ou quatre jours de suite.

Voici les formules employées par l'auteur :

```
Naphtol α ...............................  0,50 à 0,75
Salicylate de bismuth...................  0,30
Cannelle de Ceylan......................  0,20
```

Mêlez. Pour un cachet. Faire 20 cachets semblables. Prendre 4 à 6 cachets par jour.

Naphtol α	0,50
Salicylate de bismuth	0,30
Bromhydrate de quinine	0,20

Lorsqu'il y a tympanisme intestinal considérable avec douleurs abdominales intenses, il conseille les deux formules suivantes :

1° Naphtol α	0,50
Salicylate de bismuth	0,30
Poudre de rhubarbe	0,20
Extrait de belladone	0,01

Pour un cachet, 4 à 6 par jour.

2° Naphtol α	0,50
Codéine	0,01
Poudre de rhubarbe	0,10
Cannelle de Ceylan	0,20

Les naphtols et leurs composés doivent donc être considérés actuellement comme les agents médicamenteux les plus propres à réaliser l'antisepsie intestinale; et suivant l'âge des sujets, suivant la facilité avec laquelle ils acceptent les médicaments, suivant aussi la gravité du cas, on peut choisir l'un ou l'autre de ces corps, qui s'échelonnent ainsi d'après leur pouvoir antiseptique décroissant : naphtol α, naphtol β, salicylate de naphtol et benzo-naphtol.

Manière de réaliser l'antisepsie intestinale.

Dans l'administration de ces agents on ne doit pas perdre de vue les préceptes formulés si nettement par M. Bouchard dès le Congrès de Copenhague. Il est nécessaire de faire arriver l'agent antiseptique en petites doses régulièrement espacées et à l'état aussi divisé que possible, afin que cet agent soit constamment présent en tous les points du tube digestif depuis l'estomac jusqu'à l'anus et que ses molécules innombrables se répartissent aussi uniformément que possible sur toute cette longue surface ; par son mélange intime avec les liquides intestinaux et les microbes que ceux-ci charrient, il peut alors exercer incessamment et aussi activement que possible son action paralysante sur les agents infectieux. On répartira donc la dose totale des 24 heures en une douzaine ou même une vingtaine de fractions, qui seront administrées à intervalles de deux heures ou d'une heure.

Pour augmenter encore l'état de division de l'antiseptique, on peut le mélanger intimement avec un autre corps pulvérulent ou inerte et n'agissant que par ses propriétés physiques, ou doué lui-même de quelques propriétés utiles (antiseptiques, antidiarrhéiques ou laxatives, suivant les cas). C'est ainsi que l'on peut associer les naphtols et leurs composés avec le salol (salicylate de phénol), l'iodoforme, le charbon végétal pulvérisé, le sous-nitrate et le salicylate de bismuth, la magnésie calcinée, le carbonate ou le phosphate de chaux.

On peut, pour ces corps qui n'ont pas de saveur trop désagréable, les administrer en suspension dans un véhicule un peu visqueux, comme une potion gommeuse ou additionnée de glycérine, qui sera prise par cuillerées régulièrement espacées, après avoir été agitée chaque fois, puisque ces corps insolubles se déposent au fond des flacons.

Nous n'ignorons pas que bon nombre de médecins ont émis des doutes sur l'efficacité et même sur la possibilité de réaliser l'antisepsie intestinale ; ils ont fait valoir que le nombre des bactéries contenues dans l'intestin est si considérable qu'il est absolument impossible d'arriver à les détruire par les agents dont nous disposons, et ils ont donné pour preuve de leur affirmation l'existence sous le champ du microscope de bactéries presque aussi nombreuses dans les garde-robes d'un typhique soumis depuis plusieurs jours à l'antisepsie intestinale que dans celles d'un autre typhique qui n'a pas absorbé d'antiseptique.

Il est permis de contester la validité de cette objection.

D'abord il n'est pas exact que les garde-robes des typhiques soumis à l'antisepsie intestinale, *correctement faite*, contiennent autant de bactéries que d'autres garde-robes typhiques. Si l'on n'a égard qu'à leur nombre apparent dans le champ d'un microscope, la différence n'est peut-être pas très sensible, bien que cependant elle nous ait paru toujours manifeste dans les examens que nous avons faits sur des garde-robes réellement antiseptisées, c'est-à-dire complètement désodorisées et d'une couleur particulière qui atteste cette antisepsie.

Quand on donne simultanément à un malade du naphtol et du salicylate de bismuth, pendant les premiers temps les garde-robes expulsées sont noires et encore fétides, tant que la persistance des fermentations putrides dans l'intestin met en liberté de l'hydrogène sulfuré et permet la formation de sulfure noir de bismuth. Mais, au bout d'un certain nombre d'heures ou de jours, si les règles qui doivent toujours présider à l'antisepsie intestinale ont été exactement observées, c'est-à-dire si l'antiseptique a été administré à doses suffisantes et suffisamment rapprochées, on voit progressivement diminuer et disparaître l'odeur putride des garde-robes, en même temps que se modifient leur consistance et leur coloration : au lieu de selles noires, liquides et puantes, le malade expulse des selles vertes, d'un vert bouteille, absolument inodores ou n'exhalant que l'odeur caractéristique du naphtol et ayant la consistance d'une purée d'épinards.

A ce moment seulement, l'antisepsie est effectuée, et si des cultures sont faites avec de telles garde-robes, elles se développent sans doute, mais elles donnent des colonies beaucoup moins nombreuses et qui poussent beaucoup moins vite que celles qu'on obtient avec des garde-robes typhiques ordinaires.

D'ailleurs il est bien démontré maintenant que l'antisepsie ne se propose pas uniquement de détruire tous les agents infectieux, — ce qui serait le plus souvent impossible quand on veut désinfecter de vastes surfaces; elle vise plus souvent à diminuer seulement le nombre des agents infectieux et surtout à en modifier la vitalité, c'est-à-dire, à en ralentir la pullulation et à restreindre la propriété qu'ils ont de sécréter des poisons. Qu'importe que le nombre des bactéries n'ait pas diminué considérablement dans l'intestin du typhique, si ces bactéries sont réduites à l'état de cadavres ou paralysées dans leur fonction toxigénique?

Or il n'est pas douteux que la formation des poisons diminue beaucoup dans un intestin soumis à une antisepsie suffisante; deux autres preuves cliniques et expérimentales en peuvent être données Il suffit de réaliser l'antisepsie intestinale pour voir diminuer, puis disparaître, sans l'intervention d'autres moyens thérapeutiques, les symptômes les plus caractéristiques de l'intoxication typhique : la sécheresse de la langue, le ballonnement de l'abdomen, la stupeur, le délire.

Il suffit de réaliser l'antisepsie intestinale pour que les garde-robes perdent une bonne part de leur toxicité prise en bloc, et pour que les urines, qui reflètent si exactement la toxicité du contenu intestinal, deviennent aussi moins toxiques. Ce n'est pas seulement l'affirmation et les expériences de M. Bouchard sur le coefficient urotoxique que nous pouvons invoquer ; ce sont aussi celles du professeur Teissier, relatées dans la thèse de Marotte (Lyon, 1890).

A l'Association française pour l'avancement des sciences (Limoges 1890), M. Teissier a formulé ce traitement : matin et soir 0 gr. 40 de naphtol associé au salicylate de bismuth, 4 lavements froids et un lavement médicamenteux contenant 4 grammes d'extrait de quinquina et 0 fr. 60 à 1 gramme de sulfate de quinine dissous dans de l'infusion de valériane, 300 grammes de bordeaux, lait et bouillon. M. Teissier pense que le naphtol agit en stérilisant les bacilles d'Eberth ou en neutralisant leurs produits solubles.

MM. Roque et Weil, étudiant l'influence du traitement sur l'élimination des produits toxiques par les urines, ont bien montré que la balnéation froide active énormément l'expulsion par les urines des poisons formés dans l'organisme, en assurant leur élimination au fur et à mesure de leur formation. Mais les recherches de Teissier et Marotte montrent aussi nettement que le traitement par le naphtol restreint la formation des poisons. Nous sommes bien loin de dédaigner les avantages considérables que procure au typhique le bain froid par son action diurétique et éliminatrice des poisons ; aussi ne voulons-nous point nous priver de ces avantages. Mais, inversement, pourquoi les partisans exclusifs du bain froid croient-ils utile à leur cause de nier l'utilité si évidente de l'antisepsie intestinale? D'autant plus que l'antisepsie intestinale ne consiste pas uniquement à opposer aux microbes de l'intestin des substances antiseptiques, mais comprend aussi, nous l'avons déjà dit, les pratiques qui ont pour effet de balayer le plus souvent possible ces masses de microbes et les poisons qu'ils engendrent, c'est-à-dire les purgatifs et les lavements.

Or ce sont des moyens thérapeutiques que dédaignent les Brandistes intransigeants et dont nous ne consentirions aucunement à priver nos typhiques. Tous les trois jours, nous assurons le balayage de tout l'intestin grêle par l'emploi d'un sel neutre, qui est à la fois hydradogue et cholagogue (sulfate de soude, sulfate de magnésie). Matin et soir, nous assurons le lavage du gros intestin par un lavement d'eau additionnée d'un antiseptique; suivant l'âge du sujet nous employons l'eau phéniquée, l'eau naphtolée ou l'eau boriquée, la première chez les adultes seulement.

BACTÉRIOTHÉRAPIE. — SÉRUMTHÉRAPIE

Culture du bacille pyocyanique (RUMPF, KRAUS). — Culture des bacilles de putréfaction (CHELMONSKI). — Culture des bacilles typhiques (E. FRANKEL et MOUCHOT. — Sérumthérapie (CHANTEMESSE et WIDAL).

L'idée d'appliquer au traitement de la fièvre typhoïde les tentatives de bactériothérapie est venue à plusieurs expérimentateurs.

Tantôt on s'est proposé d'utiliser la concurrence vitale des espèces bactériennes, en mettant en conflit avec le bacille d'Eberth un autre microbe susceptible

de devenir pathogène chez l'homme, quoiqu'il ne le
soit en général que dans certaines espèces animales,
le B. pyocyanique, ou des bactéries saprophytiques
qui souvent triomphent des pathogènes parce qu'elles
sont moins exigeantes au point de vue nutritif, les
microbes de la putréfaction.

Tantôt on a cherché à créer l'immunité par les
cultures du bacille d'Eberth lui-même, atténuées et
stérilisées.

Bactériothérapie avec la culture des bacilles pyocyaniques.

Le professeur Th. Rumpf (de Hambourg) a injecté
dans la région fessière la culture stérilisée du bacille
pyocyanique en commençant par la dose d'un demi-
centimètre cube. Il est fréquent d'observer d'abord
une légère élévation thermique, puis un faible abaissement au-dessous de la température primitive.

Si une injection d'un centimètre cube est faite le second jour, un abaissement thermique plus manifeste
se produit, et l'état général s'améliore ; on voit disparaître la somnolence et le délire.

Si les injections ne sont pas continuées, la température s'élève de nouveau, mais l'évolution de la
maladie s'accomplit sous une forme moins grave.

Mais, quand M. Rumpf a continué le traitement en
injectant le quatrième jour du traitement, 2^{cc} ; le
sixième, 4^{cc} ; le huitième 6^{cc}, en six ou huit jours il a
vu la fièvre disparaître et la convalescence s'établir.

L'élévation thermique passagère qui suit chaque
injection s'accompagne d'un frisson.

L'auteur de la méthode a vu des fièvres typhoïdes
évoluer si vite avec ce traitement que l'on eût

douté du diagnostic sans les taches lenticulaires. Il reconnaît que, chez certains malades, la fièvre n'a pas été enrayée par la dose de 2°°. Plusieurs malades ont eu des rechutes, qui ont été combattues par le même traitement. Le traitement est d'autant plus efficace qu'il a été commencé plus tôt. Sur 30 cas traités, il y a eu 2 morts (hémorrhagie intestinale grave et pneumonie); c'est du 6,6 0/0.

M. Kraus (1), qui a repris cette thérapeutique plus récemment, n'a pas été si heureux. Il a préparé un liquide d'injection en chauffant pendant 20 minutes de 60° à 80° un bouillon de culture pyocyanique âgé de trois jours.

Il a traité avec ce liquide 12 cas de fièvre typhoïde, les malades ayant de 18 à 33 ans, sauf un alcoolique de 50 ans. Le traitement a été pratiqué depuis le commencement du deuxième septénaire jusqu'au milieu du troisième. C'étaient des cas de gravité moyenne ou graves, mais sans complications spéciales. Deux malades ont succombé. Dans les deux autopsies on a pu s'assurer que le traitement par le bacille pyocyanique ne peut ni tuer les bacilles typhiques, ni entraver l'évolution des lésions anatomiques. Dans les cas suivis de guérison, les symptômes cliniques n'ont pas été modifiés ; l'éruption, la tuméfaction de la rate, la diarrhée, ont été ce qu'elles sont d'ordinaire. Dans trois cas seulement la fièvre a paru heureusement influencée. Dans quelques cas l'état général semble avoir été amélioré. Mais M. Kraus conclut qu'il n'y a pas beaucoup plus à espérer de ce traitement que de celui de la tuberculose par la tuberculine (2).

(1) Soc. império-royale des médecins de Vienne.
(2) *Bull. méd.*, 20 juin 1894.

Bactériothérapie avec les bactéries
de la putréfaction.

Chelmonski a fait le traitement par les injections de bactéries de la putréfaction : un extrait aqueux obtenu par la macération de viande de bœuf dans son poids d'eau pendant 7 à 8 jours est soumis à l'ébullition, puis filtré.

Chelmonski injecte une quantité de cet extrait aqueux, qui correspond de 1 à 8 milligrammes d'extrait sec.

Il a d'abord expérimenté sur l'homme sain et constaté, 5 à 8 heures après l'injection, une réaction fébrile avec divers malaises, stade de chaleur et de sueurs, d'une durée de 24 à 36 heures. Chez les typhiques le résultat a été l'abaissement de la température après 1 à 6 jours, avec des transpirations abondantes; la rate est demeurée grosse après la défervescence.

Bactériothérapie avec les cultures
du bacille typhique.

E. Fraenkel (de Hambourg) et Mouchot ont employé les cultures de bacilles typhiques, stérilisées avec soin par 72 heures de séjour à l'autoclave.

Les injections ont été faites soit dans le tissu cellulaire de la région iliaque, soit dans les muscles fessiers, avec très peu de douleur et sans aucune réaction inflammatoire. 57 cas, dont aucun n'était bénin et dont 12 étaient graves, ont été soumis à ce traitement, le diagnostic ayant été sévèrement contrôlé.

Après avoir été mis en observation pendant un ou deux jours, le malade recevait une première injection d'1/2 cent. cube; aucun effet appréciable ne se manifestait. Le second jour, injection de 1 cent. cube; alors se produisaient en général un frisson plus ou moins marqué et une élévation thermique. Le troisième et le quatrième jour la température s'abaissait progressivement jusqu'à 1/2 degré ou 1 degré au-dessous de celle qu'avait le malade avant le début du traitement. Elle remontait si on suspendait le traitement. Mais, lorsqu'on faisait alors une injection de 2 cent. cubes, on observait de nouveau les mêmes modifications thermométriques, aboutissant cette fois à une rémission plus marquée. On continuait ainsi les injections tous les deux jours, en injectant chaque fois un centimètre cube de plus, pour ne les cesser que lorsque la température ne dépassait plus la normale.

Comme dans toute médication, on a noté que la résistance au traitement était d'autant plus longue que celui-ci avait été commencé plus tard.

Le résultat le plus net serait de transformer la fièvre continue en une fièvre rémittente avant d'amener la défervescence définitive. On a pu supprimer la période des grandes oscillations en amenant par une seule injection de 1 cent. cube une chute brusque au lieu de la défervescence en lysis. Les rémissions de la fièvre ont été accompagnées de sueurs profuses et d'une diurèse de 2 à 3 litres. La diarrhée cesse quand la défervescence est définitive, alors qu'on peut constater encore des taches lenticulaires et la tuméfaction splénique. La période fébrile étant abrégée, la perte des forces est moindre et la convalescence plus rapide. Ce traitement ne prévient ni les compli-

cations telles que hémorrhagies, péritonites, pneumonies, ni les rechutes.

Sérumthérapie.

En France, la bactériothérapie a été utilisée sous
la forme de sérothérapie, ou sérumthérapie, c'est-à-
dire, d'injections de *sérum d'animaux immunisés contre
la fièvre typhoïde*, par Chantemesse et Widal.

Ils ont commencé par démontrer (1) qu'une dose
de culture de bacilles typhiques, qui tue invariable-
ment des souris saines, ne tue plus que par exception les souris qui ont reçu préventivement le bouillon de culture stérilisé du bacille typhique, c'est-
à-dire les produits chimiques solubles élaborés par
le bacille; les souris qui ont ainsi résisté à cette
double injection, ont donc acquis l'immunité.

Ils ont montré ensuite que le sérum de l'homme
atteint de fièvre typhoïde est prophylactique et thérapeutique pour l'animal typhisé (2).

(1) *Soc. de biologie*, 3 mars 1888.

(2) R. Stern s'est demandé si le sérum du sang des sujets convalescents de fièvre typhoïde n'agirait pas sur le bacille d'Eberth
comme le sérum anti-diphtérique sur celui de Lœffler. Il a injecté simultanément des cultures typhiques et du sérum pris sur
des convalescents de fièvre typhoïde dans le péritoine de souris
et de cobayes. Lorsque le liquide était recueilli chez les malades
pendant les 26 jours qui suivent la disparition de la fièvre, les résultats ont été le plus souvent positifs; la neutralisation s'est
opérée encore trois fois sur cinq, lorsque le sérum était recueilli
pendant les dix années qui suivent la guérison; mais au bout de
dix ans, le pouvoir antitoxique du sérum a disparu. — Le même
Stern a reconnu que le sérum pris sur des individus ayant succombé à la fièvre typhoïde est bien plus antitoxique que celui
des convalescents et qu'on obtient parfois des résultats positifs
avec le sérum de gens qui n'ont jamais eu la fièvre typhoïde, à
la condition d'employer des doses considérables. (Zeitsch. f. Hyg.
u. Infections Kr. 1894. Vol. XVI. p. 458) analysé dans l'Union
médicale par Jules Rochard.

Enfin ils ont essayé sur l'homme typhique l'injection sous-cutanée de sérum de cobayes immunisés par le procédé précité. Mais, dans les deux cas auxquels ils l'ont appliquée (les malades étant aux 10ᵉ et 11ᵉ jours de la fièvre typhoïde), l'action a été nulle ou presque nulle. Ces expérimentateurs en concluent que la sérothérapie chez l'homme ne pourrait être efficace qu'à la condition d'être employée comme chez l'animal en expérience, aussitôt après la pénétration du virus, condition irréalisable dans la pratique, puisque nous ignorons toujours la date de celle-ci (1).

Si les résultats obtenus jusqu'ici par la sérumthérapie dans la fièvre typhoïde sont demeurés nuls, ce n'est pas une raison pour que les expérimentateurs se découragent; ils doivent trouver un puissant réconfort dans le spectacle des succès que donne dans le traitement de la diphtérie le sérum des animaux immunisés suivant la méthode de Behring, ainsi que vient de le prouver M. Roux.

(1) *Soc. des hôpitaux*, 27 janvier 1893.

CHAPITRE IV

ANTITHERMIE.

La lutte contre la fièvre, ou du moins contre l'élévation de la température qui n'est qu'un de ses symptômes, peut être entreprise par des moyens médicamenteux et par des moyens physiques (réfrigération).

Les antipyrétiques médicamenteux.

Tant qu'on a pu croire qu'il suffisait d'abaisser la
température pour mettre le typhique à l'abri d'accidents qu'on attribuait exclusivement à l'hyperthermie, on s'est évertué à chercher parmi les agents de
la matière médicale ceux qui pouvaient atteindre ce
but de la façon la plus énergique et la plus durable.

La liste est longue des substances essayées ainsi,
les unes ayant uniquement pour effet la dépression
thermique, les autres y ajoutant une action antiseptique.

J'énumérerai rapidement, en indiquant les avantages et les inconvénients qu'on leur a successivement reconnus, l'acide phénique, l'acide salicylique
et le salicylate de soude, la thalline, la résorcine,
la kairine, l'antipyrine, l'antifébrine, la phénacétine, la lacto-phénine.

Je réserve pour une étude à part la quinine, qui

seule à peu près réunit aujourd'hui la presque una-
nimité des suffrages.

Acide phénique.

L'acide phénique a été proposé comme antiseptique par Stephen Seinner (1873), Pécholier (1874),
Tempesti (1877), — comme antipyrétique par Desplats,
et même comme abortif de la fièvre typhoïde (Symo-
neaux (1). Desplats conseillait : soit par la voie buccale
3 grammes d'acide phénique dans 750 grammes d'eau,
aromatisée avec 1 gr. 50 d'essence de citron, cette
dose quotidienne étant répartie par fractions de
125 grammes toutes les trois heures, — soit l'emploi
de lavements contenant 0.50 à 1 gramme d'acide
phénique en solution au centième. Chaque lavement
antiseptique abaisse la température de 1 à 3 degrés,
en même temps que le corps se couvre de sueur;
puis un frisson se produit et la température remonte
pour atteindre au bout de 3 heures la même hauteur;
d'où l'obligation de réitérer l'administration d'acide
phénique. Or, la toxicité de ce corps est incontestable et surtout fort variable suivant les individus;
particulièrement toxique pour les sujets jeunes, il
doit être absolument écarté de la thérapeutique de la
première et même de la seconde enfance. D'une
saveur détestable, et mal toléré par l'estomac, il provoque facilement et quelquefois à de très faibles
doses le collapsus (cyanose, faiblesse extrême du
pouls, dyspnée, congestion pulmonaire) et même
des convulsions.

Glénard (2) en a fait ressortir déjà les inconvénients.

(1) Académie de médecine, 1880.
(2) *Lyon médical*, 1879.

On se contentera d'utiliser les lavements phéniqués pour l'antisepsie du gros intestin dans le cas de stagnation putride dans cette cavité, avec météorisme; s'il n'existe pas d'albuminurie, on donne alors chez l'adulte un lavement contenant 0 gr. 50 d'acide phénique dissous dans un litre d'eau matin et soir.

A. Robin a publié une étude chimique de l'action de l'acide phénique sur la nutrition des typhiques(1).

Il rappelle que, pour obtenir un effet antithermique durable au moyen de ce médicament, il en faut administrer des doses énormes par accumulation. Les complications observées chez les typhiques traités par l'acide phénique sont des symptômes nerveux (phénomènes ataxiques, convulsions, frissons, tremblements); — des accidents pulmonaires, qui se produisent aussi chez les animaux empoisonnés par le phénol; — des vomissements, nausées, coliques; des sueurs profuses non critiques, par conséquent inutiles ou dangereuses; — le pouls fréquent, petit et dépressible, avec ralentissement de la respiration, la cyanose, le collapsus et la mort subite; — enfin une cachexie qui commence six à sept jours après le début du traitement phéniqué et dont les traits principaux sont une débilité extrême, une pâleur cireuse de la peau, la décoloration des muqueuses, cachexie qui est attribuée par M. Ramonet aux énormes déperditions sudorales et surtout à la destruction globulaire.

A ces arguments tirés de l'observation clinique, M. Robin ajoute les suivants d'ordre chimique. L'élimination du phénol se fait par les urines sous la forme d'un composé, phénylsulfate de potasse; donc toute excrétion de phénol doit entraîner une élimination parallèle de soufre et de potasse, qui

(1) Leçons de clinique et de thérapeutique, 1887.

appauvrira d'autant l'organisme, puisque ces matériaux lui sont directement soustraits. Dans l'urine de
l'homme sain il existe toujours un peu de phénol, qui
vient en partie de l'alimentation végétale et en partie
des produits de décomposition putride des albuminoïdes; chez l'homme malade n'ingérant aucun aliment végétal on peut juger de l'intensité des putréfactions qui s'accomplissent dans l'organisme par la
quantité du phénol excrété. Or, le typhique produit
et élimine plus de phénol et autant d'acide sulfurique
et de potasse qu'un individu bien portant et convenablement alimenté. Mais, comme ces pertes en acide
sulfurique et en potasse sont insuffisamment compensées par l'alimentation sommaire du typhique,
l'organisme de celui-ci s'appauvrira d'autant plus en
éléments minéraux que la maladie sera plus longue,
et cet appauvrissement doit entrer en ligne de
compte dans la genèse des troubles de la nutrition
si fréquents dans la convalescence.

M. A. Robin s'est assuré par l'expérimentation que
l'oxydation de l'acide phénique est moins active dans
l'organisme des typhiques que chez l'homme sain; la
tendance naturelle du typhique à se déminéraliser
en soufre et en potasse est considérablement augmentée par l'emploi du phénol à l'intérieur, et on peut
évaluer l'excès de la perte à 0 gr. 55 d'acide sulfurique et à 0 gr. 227 de potasse par gramme de phénol
ingéré. Il résulte notamment des calculs faits par
M. A. Robin qu'en dehors des pertes inhérentes à la
maladie, le phénol va soustraire au fébricitant 23 0/0
de potasse, un des éléments constitutifs les plus
importants du système musculaire, des centres nerveux, du foie et du sang. M. A. Robin rapproche les
accidents produits par l'inanition minérale chez les

animaux de ceux qu'on observe dans la cachexie phéniquée expérimentale (notamment la faiblesse musculaire, le tremblement, les stéatoses viscérales). Il en conclut que l'acide phénique, étant un déminéralisateur qui agit dans le sens même des troubles nutritifs de la fièvre typhoïde, doit être rejeté du traitement de cette affection.

L'auteur applique théoriquement la même proscription à un certain nombre de composés organiques qui s'éliminent suivant le même mode que l'acide phénique. Nous y voyons figurer entre autres le thymol, le naphtol, la résorcine, la naphtaline, etc. Mais, pour certains de ces corps, le naphtol, par exemple, il nous semble que leur insolubilité, ne leur permettant guère de sortir de l'intestin par résorption, met l'organisme à l'abri des accidents que pourrait causer leur élimination.

Composés salicylés.

L'*acide salicylique* et le *salicylate de soude* ont été employés dès 1874 en Allemagne et en Amérique comme antipyrétiques dans la fièvre typhoïde.

Immermann pensait que, par le salicylate de soude, on peut réduire à 4 0/0 le nombre des rechutes qui atteint 20 0/0 chez les malades traités par Brand.

En France, c'est G. de Mussy, en 1876, qui l'a préconisé le premier, visant beaucoup moins l'hyperthermie que les incidents d'auto-infection. Il ne le donnait qu'à des doses faibles, 1 ou 2 grammes d'acide salicylique, 2 ou 3 grammes de salicylate de soude dilués dans un litre d'eau.

M. A. Robin a montré que l'acide salicylique, se

combinant dans l'organisme avec les substances azotées libres pour s'éliminer par les urines à l'état d'acide salicylurique, favorise l'élimination des extractifs et des autres déchets de la nutrition accumulés dans le sang.

M. Hallopeau, cinq ans plus tard, expérimentait surtout le salicylate de soude et remarquait qu'à la dose de 4 grammes ce médicament semblait provoquer la dyspnée, la congestion pulmonaire et favoriser les hémorrhagies; il produit la surdité et les tintements d'oreilles d'une manière moins prononcée que la quinine, mais quelquefois plus persistante.

Les observateurs allemands recherchaient surtout l'action antithermique et, pour l'obtenir, prescrivaient des doses plus élevées, 4 à 5 grammes à la fois, répétées souvent deux fois par vingt-quatre heures, et quelquefois plus. Ils ont vu que, cinq ou dix minutes après l'absorption, apparaissaient des sueurs abondantes, que le pouls se ralentissait, et que la température baissait de 1 à 3 degrés. Mais déjà ils notaient l'action irritante sur les voies digestives, plus accentuée avec l'acide salicylique : vomissements, érosions du pharynx et de l'estomac (Schultze, de Heidelberg), délire violent chez les alcooliques, action dissolvante sur la dentine (l'acide salicylique s'élimine non seulement par les urines et les sueurs, mais par la salive) et même sur le phosphate de chaux des os (Kœster, de Bonn).

En 1883, une importante discussion à l'Académie de médecine compléta nos connaissances sur les effets des préparations salicylées.

M. G. Sée leur reprocha avec Liebermeister une action dépressive sur le muscle cardiaque, la tendance à provoquer la dyspnée et le délire, des hémorrhagies, surtout intestinales.

M. Vulpian combattit ces accusations; il ne reconnut possibles ces divers accidents qu'à des doses supérieures à 6 grammes, qu'il ne dépassait jamais, en donnant d'ordinaire 4 grammes, et 2 à 3 grammes dans les cas de moyenne intensité. M. Vulpian croyait l'acide salicylique un antithermique plus puissant que la quinine, abaissant la température de 2 à 3 degrés, produisant, par suite de cet abaissement thermique, du mieux-être chez les malades, le réveil de la conscience, le sommeil, quelquefois même de l'appétit; il ne considérait pas comme une contre-indication à son emploi l'albuminurie (car elle peut même disparaître sous l'influence de cet agent), non plus que la faiblesse des mouvements cardiaques; il conseillait cependant de ne pas en continuer l'emploi en cas de délire bien accentué ou de dyspnée très prononcée par bronchite intense.

Vulpian, qui, en 1883, n'avait pas essayé les bains froids, disait qu'avec 2 gr. 50 d'acide salicylique on peut obtenir que la température du soir soit inférieure à celle du matin, ce qu'on ne peut obtenir avec le sulfate de quinine à la même dose. Bien qu'il fût de ceux qui n'attachent pas grande valeur aux statistiques en général, il relevait les chiffres suivants : sur 1108 typhiques traités à l'Hôtel-Dieu du 1er août 1882 au 31 janvier 1883, il y a eu 113 décès, c'est-à-dire une mortalité de 10, 10 0/0. Dans le service de Vulpian, pendant les mêmes mois, sur 168 typhiques, 11 sont morts : mortalité 6, 54 0/0. Il insistait sur l'absence d'eschares et des abcès de la convalescence. Il avait, en essayant l'acide salicylique, espéré trouver en lui un spécifique contre l'agent typhogène, et il se déclarait déçu ; mais il y avait trouvé un antithermique et un antipyrétique supérieur aux autres.

G. de Mussy, plus réservé, conseillait de ne pas s'éloigner des faibles doses, quand l'action cardiaque était languissante et le myocarde suspect de dégénérescence. Il est indispensable, en tout cas, d'administrer l'acide salicylique et le salicylate à l'état de dilution qui réduise au minimum leur action irritante sur les voies digestives.

M. A. Robin, qui ne recherche pas l'action antithermique, mais seulement l'action solubilisante et éliminatrice des déchets de la nutrition, conseille de l'administrer sous forme de limonade : on dissout à chaud l'acide salicylique dans 500 à 600 grammes d'eau ordinaire, on ajoute par petites portions et en agitant continuellement 100 grammes d'eau de cannelle, puis un peu de cognac, quelques morceaux de sucre, et enfin une quantité d'eau suffisante pour parfaire un litre de limonade. M. Robin considère comme contre-indications à l'emploi de ce médicament d'abord les complications gastriques (aigreurs, nausées, vomissements, douleurs épigastriques) ; une albuminurie notable, c'est-à-dire dépassant 1 gramme par litre d'urine ; enfin, l'alcoolisme, la faiblesse de l'action du cœur et les dépressions circulatoires qui ressortissent à la myocardite.

Résorcine.

La *résorcine*, oxyphénol expérimenté par Dujardin-Beaumetz et Desnos, Callias et Perradon, n'abaisse la température en produisant des sueurs abondantes

qu'aux doses élevées de 5 à 10 grammes, et encore
passagèrement.

Kairine.

La *kairine*, qui provient par hydratation de la kino-
line, a eu un moment de vogue.

Filehne a dit qu'avec 1 gr. 20 à 2 gr. 50, par doses
de 0,30 à 0,50, on peut ramener la température à la
normale.

R. Schultz conclut que, si l'abaissement thermique peut être maintenu par la répétition de doses
de 0,25 à 0, 50 données dès que la température
atteint 38°, la durée de son action n'est pas compa-
rable à celle de la quinine. On n'observe pas d'accidents toxiques à ces doses, mais des frissons, des
sueurs, la tendance au collapsus; elle paraît augmenter la durée totale de la fièvre et favoriser la production des récidives.

Peiper n'a obtenu l'action antipyrétique qu'avec
cyanose.

Thalline.

La *thalline*, à qui Ehrlich a accordé une action spécifique, que Gerhardt a placée immédiatement après
l'hydrothérapie comme efficacité, produit un rapide,
mais fugace abaissement thermique, suivi de brusque
réascension.

Ehrlich et Laquer ont vu la défervescence survenir au bout de quatre ou cinq jours chez 9 malades sur 19, l'administration de la thalline ayant
été commencée vers la fin du premier ou au plus tard
du deuxième septénaire; mais deux malades furent
complètement réfractaires. La dose était de 0 gr., 04 à

0 gr. 20 centigrammes toutes les heures. Le sulfate est deux fois plus actif que le tartrate.

F. Schmidt, se servant d'une solution aqueuse au centième et donnant aussi le médicament d'heure en heure le jour, toutes les deux ou trois heures la nuit, a eu sur 20 cas 2 décès et 5 rechutes. Les sueurs et les frissons ont été les seuls phénon ènes secondaires observés.

C'est surtout à la Société de médecine interne de Berlin (13 novembre 1886) qu'Ehrlich a exposé ses vues sur la thalline. C'est pour lui un médicament *lipotrope*, qui se fixe sur la graisse dans l'économie. Il distingue deux méthodes : la thallinisation à petites doses et la thallinisation progressive, celle-ci étant préférable ; la dose étant d'abord de 0 gr. 10 à 0 gr. 20 centigrammes, il l'augmentait chaque jour de 0,05 à 0,10. Il avait vu évoluer dans ces condititions le processus typhique sans fièvre, mais avec persistance de la tumeur splénique. La méthode ne diminuait pas la durée de la maladie, puisque, la moyenne du traitement par les bains froids étant de 37 jours, elle était de 47 jours par la thallinisation à petites doses pour tomber à 38 par la thallinisation progressive. L'auteur lui accordait comme avantages de diminuer la fréquence et la gravité de l'hémorrhagie intestinale, de ne pas nuire au tube digestif et de prévenir l'obnubilation intellectuelle ; il avouait qu'elle affaiblit le typhique et provoque des œdèmes hydrémiques.

Ehrlich, Guttmann ont insisté sur les frissons qu'elle donne.

Gerhardt s'est montré si enthousiasmé de la thalline qu'il déclarait qu'on allait pouvoir, grâce à elle, renoncer aux bains froids.

La thalline est d'un prix élevé. Elle n'a pas été adoptée en France.

Acétanilide.

L'*antifébrine* ou acétanilide a le grand inconvénient de détruire les globules rouges du sang (Lépine) et de produire la cyanose; elle abaisse la température, mais en provoquant le collapsus, avec les sueurs profuses et la diminution de l'urine. Mouisset, qui l'a défendue, disait qu'une dose de 0,50 donnée avant l'heure probable de l'exacerbation fébrile suffit à l'empêcher.

Phénacétine.

La *phénacétine* (acetphénétidine) se donne en une fois le soir de 0 gr. 25 à 0 gr. 70 chez l'adulte. Elle ne produirait que rarement la cyanose et n'aurait point d'action dépressive.

Lactophénine.

Tout dernièrement la *lactophénine*, qui est une phénacétine dans laquelle le radical acétique est remplacé par celui de l'acide lactique, poudre cristalline soluble dans l'eau, d'une saveur amère, mais non désagréable, a été employée par R. von Jaksch (de Prague) dans 18 cas de fièvre typhoïde. La dose de 0 gr. 50 à 1 gramme, en cachet, est répétée plusieurs fois par jour jusqu'à 6 grammes comme maximum.

Ce médicament n'a provoqué ni collapsus ni cyanose; il a produit un abaissement considérable et persistant de la température, et, comme son effet antithermique ne se dissipe que graduellement, il ne s'accompagne pas de transpiration abondante et n'est pas suivi de frissons. A son action antithermique s'ajouterait, suivant von Jaksch, une action sédative puissante, calmant le délire et faisant éprouver un certain bien-être et même de l'appétit.

Antipyrine (Analgésine, diméthyl-oxy-quinizine).

L'*antipyrine*, qui joue un rôle si important dans la thérapeutique contemporaine comme analgésique et comme antithermique, jouit d'une vogue plus grande que tous les précédents médicaments. On l'a administrée avec d'autant plus d'assurance qu'elle est certainement moins toxique qu'eux.

Les médecins qui l'ont employée ont préconisé plusieurs méthodes d'administration.

Clément (de Lyon) s'est proposé d'obtenir par une certaine dose d'antipyrine les mêmes effets que donne un bain froid de quinze minutes à 20°. Il faisait prendre toutes les trois heures la température, et, chaque fois que la température atteignait 38°, le malade absorbait pendant la période d'état 1 gramme à 1 gr. 50 d'antipyrine. On voit quelle quantité de médicament peut être ainsi consommée pendant la durée de la maladie (220 et même 350 grammes!).

Filehne a préféré au fractionnement des doses l'administration des doses massives, le malade prenant successivement 2 grammes, une heure plus tard 2 grammes, une heure plus tard 1 gramme.

Roussel (de Saint-Etienne) donne des doses progressivement croissantes, espérant prévenir le collapsus. Un adulte prend dès le premier jour 2 grammes en 4 doses de 0 gr. 50, à intervalles de 3 heures au moins, dans de l'eau pure non sucrée; le lendemain, il prend 3 grammes, en 3 fois, le matin, à midi et le soir ; le deuxième jour, 4 grammes en 4 doses, à intervalles de 4 heures ; les jours suivants on augmente chaque jour de 1 gramme jusqu'à 5 et même 8 grammes, à doses séparées par des intervalles de 2 heures et demie. Ce traitement produit ordinairement la constipation, qui est combattue par les lavements. La fièvre ne cède d'abord que passagèrement, pour reparaître après l'épuisement de l'action de chaque dose médicamenteuse, puis elle cède définitivement vers le huitième jour, et il suffit, pour l'empêcher de reparaître jusqu'à la fin de la maladie, de doses inférieures à la dose maxima. M. Roussel a traité ainsi 95 cas avec succès. Il serait possible alors de faire évoluer la dothiénentérie sans fièvre.

Mais, dans certains cas, l'élévation thermique n'est pas, nous le savons, le seul danger ni même le plus grand ; les troubles cardio-vasculaires, l'oligurie, la rétention des toxines et l'auto-intoxication sont bien plus à redouter. Or ce sont des accidents que l'antipyrine favorise, comme le montre la clinique et comme permet de l'expliquer l'action physiologique de ce médicament.

En effet l'abaissement thermique a pu dégénérer en collapsus et en état subcomateux à des doses même faibles (1 gramme en 2 doses). L'affaiblissement du cœur, ses irrégularités, la cyanose ont été souvent observés, les troubles digestifs (douleur épigastrique, anorexie, vomissement).

Plus que les autres inconvénients de l'antipyrine il faut craindre la diminution de la sécrétion urinaire ; elle ferme le rein.

A. Robin, Lépine et d'autres ont montré en outre que l'antipyrine diminue l'azote total et surtout l'urée.

Roque et Weil ont trouvé qu'elle empêche l'élimination des toxines.

Au point de vue du mode d'action, Bettelheim explique que l'antipyrine augmente la pression dans les vaisseaux internes, qui se contractent, tandis que ceux de la peau se dilatent, permettant ainsi au sang de venir s'y refroidir.

Comme antipyrétique Lépine(1) a défendu l'antipyrine contre Robin ; il la considère comme un nervin capable de régulariser l'action des centres thermogènes, il ne croit pas que la diminution qu'elle peut exercer sur les oxydations soit bien fâcheuse, et quant à la restriction de la diurèse, elle n'est pas, suivant lui, démontrée. Clément (de Lyon) la conteste.

Ergot de seigle.

Parmi les médicaments vaso-moteurs qui ont été préconisés contre la fièvre typhoïde, il est logique de classer l'*ergot de seigle*. Duboué (de Pau) a été son patron principal. Suivant lui cette substance agit d'une façon des plus favorables à la condition d'être de bonne qualité ; il exigeait que les grains d'ergot fussent vérifiés et pulvérisés avec la moitié de leur poids de sucre ; on répartissait la dose en cachets de 0 gr. 25 qui, à l'abri de l'humidité, se conservaient plusieurs mois ; sinon, mieux valait renouveler la préparation tous les cinq jours. La dose de 24 heures pour l'adulte était de 1 gr. 50 à 3 grammes ; pour l'enfant de 0 gr. 40 à 1 gramme, dose répartie en 4, 6 ou 8 prises. L'administration pouvait être continuée pendant 10 et 15 jours consécutifs. Duboué n'avait

(1) *Sem. méd.* 1887, p. 503.

constaté qu'exceptionnellement l'intolérance de l'estomac. La grossesse n'était pas une contre-indication absolue à ses yeux à l'emploi de l'ergot, mais commandait seulement la surveillance et l'usage de doses faibles au début. Il autorisait d'ailleurs les malades à prendre tous les aliments qu'ils désiraient, mêmes des aliments solides au début; après le huitième ou dixième jour il ne permettait plus que les liquides. Sa statistique de 1882 était bonne : sur 51 cas, dont 16 très graves, 20 graves, 15 moyens, il ne comptait que 3 morts : mortalité, 5,88 0/0. Mais l'optimisme de l'auteur n'a pas dissipé les craintes légitimes qu'inspire le spasme tétanique des vaisseaux que provoque physiologiquement l'ergot.

J'ai soigné moi-même à Cochin, en 1884, un certain nombre de typhiques par cette méthode dans le service de M. Dujardin-Beaumetz qui a inspiré la thèse de Grillière. Je puis dire que, dans des cas où existait de la cyanose du visage, des signes d'hypostase pulmonaire et un état comateux qu'il était logique d'attribuer également au ralentissement du sang dans les petites veines et les capillaires, j'ai assisté à plusieurs améliorations par l'emploi de l'ergot.

Lardier (de Rambervillers), Guichard (de Lignières-Sonneville) l'ont aussi vanté.

Quinine.

J'ai réservé pour la fin le seul médicament qui me paraisse jusqu'ici vraiment supérieur à tous les autres antithermiques, la *quinine*.

L'emploi de ce médicament dans la fièvre typhoïde a subi des fortunes diverses.

En 1840 il fut essayé par Broqua (de Mirande),

Pereira et Boucher de la Ville-Jossy, qui obtinrent des effets désastreux : 4 fois sur 12 cas, accès épileptiformes, mortels dans deux cas. Mais les doses employées étaient telles qu'on n'a pas lieu d'être surpris de ces désastres; c'étaient 4 et 5 grammes, dose véritablement toxique.

Abandonnée à la suite de ces accidents, la quinine fut reprise en Allemagne par Vogt en 1859, puis par Liebermeister.

De nos jours elle a été essayée par tous les médecins et conservée par le plus grand nombre d'entre eux, soit comme base du traitement, soit comme moyen auxiliaire. Mais les uns lui demandent uniquement l'abaissement de la température, d'autres la régulation des oxydations interstitielles, d'autres une action antiseptique. Quelques partisans de la méthode exclusive de Brand en proscrivent absolument l'emploi (Juhel-Rénoy).

Voyons d'abord les reproches qu'on a faits à la quinine. On a dit qu'elle produisait une action irritante locale sur le tube digestif (gastralgie, vomissements), qu'elle exerçait une action sidérante sur le système nerveux, et plus particulièrement sur les centres circulatoires ; on l'a accusée de produire non seulement la céphalalgie, les bourdonnements d'oreille et la surdité, mais le délire, les convulsions, la syncope ou le collapsus cardiaque (Murchison).

Parmi ces accusations il y en a qui sont exactes. Le retentissement sur l'appareil auditif est fréquent, mais non constant; il varie beaucoup suivant les sujets et peut être diminué ou évité par certains modes d'administration. En tout cas l'inconvénient est médiocre ; car les troubles fonctionnels de l'ouïe produits par la quinine se dissipent vite, dès que l'usage de ce médicament est suspendu, et ne laissent jamais de traces durables.

La céphalalgie quinique est beaucoup plus rare qu'on ne l'a dit, si on a soin de ne pas attribuer au médicament ce qui revient à la maladie même, comme la céphalalgie du premier septénaire, ou à telle de ses complications; il est, par contre, assez fréquent de voir une diminution ou une disparition de la céphalalgie chez des typhiques, après l'administration de la quinine.

L'excitation cérébrale se traduisant par le délire ne s'observe guère en dehors de prédispositions individuelles exceptionnelles. Bien plus souvent on voit le calme pendant la nuit et le sommeil faire place à l'agitation vespérale qui accompagne la recrudescence fébrile. Il est aisé de comprendre qu'en faisant disparaître ou en atténuant les sensations pénibles que causent au typhique la haute température et l'excitation circulatoire, la quinine, donnée à la fin du jour, fasse succéder à ce malaise un bien-être qui a pour effet principal la possibilité de reposer pendant les premières heures de la nuit. En parcourant mes nombreuses observations, je trouve bien souvent cette indication que le malade avait une nuit de sommeil quand il avait pris la quinine et que la nuit intercalaire était troublée par l'agitation et l'insomnie, constatation aisée dans la méthode que je préconise, l'administration intermittente, en général la quinine n'étant donnée que tous les deux jours. Ce bénéfice de la quinine, le calme et le sommeil, peut être obtenu même sans qu'il y ait eu un abaissement considérable de la température; on peut l'observer même avec un abaissement insignifiant ou nul dans une période de la maladie où la quinine, pas plus qu'aucun autre moyen, ne produit un effet antithermique durable, du huitième au douzième jour. Cette discordance est un des arguments à faire valoir en faveur d'une action directement antiseptique exercée par la quinine. C'est chez les enfants surtout, dont le système nerveux est si impressionnable à l'action des médicaments, que l'on observe au maximum cet effet favorable de la quinine comme calmant du système nerveux.

Quant à l'influence fâcheuse exercée sur le cœur ou du moins sur son innervation, elle n'est réelle que pour les doses élevées, supérieures à 2 grammes, ou pour les doses accumulées, parce qu'on a administré le médicament d'une manière continue, sans laisser à l'organisme le temps nécessaire à l'élimination.

Les accidents cardiaques imputables à la quinine ont été vus aussi dans des cas où le médicament était altéré par addition d'autres alcaloïdes du quinquina (cinchonine, cinchonidine, etc.) ou même par d'autres substances chimiques de vil prix et tout à fait étrangères au quinquina. — On a pu en observer aussi chez des malades porteurs de profondes lésions rénales entravant l'élimination ou d'une dégénérescence avancée de la fibre cardiaque. — Mais, ces cas mis à l'écart, je considère au contraire la quinine comme favorable à la régularisation de la circulation. Quand on observe dans son emploi les règles que j'exposerai plus loin, on constate le plus souvent que le pouls se ralentit et que, « loin d'indiquer un affaiblissement de l'action du cœur, ce ralentissement coïncide avec une énergie plus considérable du mouvement systolique, qui se traduit sur le tracé sphygmographique par une élévation beaucoup plus haute de la ligne d'ascension. Enfin à cette fréquence moindre, à cette contraction plus forte, s'ajoute une régularité plus grande des battements du cœur » (G. de Mussy).

D'après G. Sée (1), la quinine ferait constamment disparaître le dicrotisme, fait contesté par Vulpian ; si ce résultat n'est pas constant, il est du moins fréquent.

La quinine diminue de près d'un quart (24 0/0) l'excrétion de l'urée et de près d'un dixième (9 0/0) l'élimination de l'acide carbonique, d'après les expériences de Kerner ; elle enraye donc la combustion des albuminoïdes. A. Robin a repris l'étude de cette question de chimie organique et il a constaté que ce sont les petites doses qui restreignent les oxydations.

La quinine s'élimine par les urines ; on en trouve déjà la trace une heure après l'absorption ; l'élimination est à son maximum d'activité au bout de six heures et peut être terminée au bout de 12 heures, si la dose n'est pas très élevée. Mais, dans la fièvre typhoïde, l'émonctoire urinaire fonctionnant souvent moins bien qu'à l'état normal, surtout dans les deux premiers septénaires, il est plus prudent, quand on a donné une assez forte dose (1 gr. 50 à 2 gr. pour un adulte), de laisser s'écouler 48 heures avant d'administrer une nouvelle dose.

Venons à l'*effet antithermique* qui a été surtout recherché par les médecins et sur lequel l'accord n'a pas été fait, sans doute parce qu'on a négligé de s'entendre sur certaines conditions de l'expérimentation. Quand on veut étudier l'effet de telle ou telle médication sur la température au cours d'une maladie fébrile, il est évidemment indispensable de ne pas

(1) *Bull. de l'Acad. de méd.*, 1883.

perdre de vue la marche habituelle de la température dans cette maladie.

Or, pour la fièvre typhoïde, dans les cas les plus nombreux, dans ceux qu'on est convenu d'appeler réguliers, la température va sans cesse en croissant d'un demi-degré environ chaque jour jusqu'à la fin du premier septénaire ; dans le second, et plus particulièrement dans la première moitié du second, elle tend à se fixer en plateau, les rémissions matinales étant nulles ou très peu accusées; vers la fin du second septénaire, et dans le cours du troisième, la rémission matinale s'accentue de plus en plus.

Les expériences faites avec tous les moyens de réfrigération, hydrothérapie comme agents médicamenteux, montrent qu'on n'arrive jamais à transformer en une rémittente franche la fièvre continue du second septénaire et surtout de sa première moitié, c'est-à-dire du 8e au 12e jour; c'est la période qu'on pourrait appeler *irréductible;* c'est elle qui correspond au maximum de l'infection ; les centres thermogènes sont alors complètement déréglés ou du moins réglés pour une certaine marche. La quinine ne réussit pas mieux que tout autre médicament à procurer un abaissement notable de la temperature matinale dans cette période. Mais elle réussit mieux que tous les autres médicaments, et avec moins de dangers que la plupart d'entre eux, à maintenir le plateau au-dessous du niveau thermique auquel il atteindrait si la maladie était abandonnée à elle-même.

Je ne veux point établir de comparaison à ce point de vue entre la quinine et les bains froids, ne prétendant pas opposer un traitement systématique par la quinine au système de Brand, puisque je suis hostile à tout système. Je suis même prêt à reconnaître que, si on ne vise que l'abaissement de la moyenne des températures prises en 24 heures, la réfrigération méthodique par les bains suffisamment réitérés prime la quinine comme tous les autres médicaments. Mais je dois répéter ici ce que j'ai dit déjà, à savoir que l'abaissement de la température ne doit être qu'une des préoccupations du médecin, puisque le malade peut guérir malgré l'intensité de la fièvre, si cependant cette intensité n'est pas excessive, et puisqu'il peut mourir bien qu'on ait réussi à abaisser la température jusqu'à la normale.

La lutte contre l'hyperthermie est utile. On peut la réaliser efficacement par divers procédés de réfrigération physique, moins aisément peut-être par les bains froids, s'ils ne sont pas très fréquents et très froids, que par les bains tièdes progressivement refroidis. On peut encore combattre efficacement dans beaucoup de cas l'hyperthermie par l'emploi méthodique de la quinine. Mais on obtient le maximum de l'effet utile en associant la quinine aux bains, qu'on peut alors donner moins fréquents et à une température moins basse. Ce n'est pas un avantage à dédaigner que de n'être pas obligé d'imposer aux malades la réfrigération systématique dans toute sa rigueur, qui, très pénible pour tous, est une véritable torture pour beaucoup et un danger pour quelques-uns. Enfin on peut n'avoir pas à sa disposition les moyens de mettre en pratique la balnéation et on peut toujours alors tirer parti de la quinine.

Quelle est la meilleure des préparations de quinine?
On a employé le sulfate, le bromhydrate, le lactate, le chlorhydrate, enfin le chlorhydro-sulfate récemment découvert par Grimaux.

L'inconvénient du sulfate anciennement employé était son insolubilité dans l'eau sans addition d'acide; ce qui rendait son administration plus difficile ēn lavements et plus douloureuse en injections sous-cutanées.

Le bromhydrate et le lactate étaient déjà plus commodes.

Le chlorhydrate présentait l'avantage de contenir à poids égal une plus grande quantité de quinine que les autres sels et, par son acide chlorhydrique, de s'accommoder mieux aux conditions d'absorption physiologique dans l'estomac.

Enfin, le chlorhydro-sulfate soluble de Grimaux est venu répondre à tous les desiderata, puisqu'il est soluble dans 2 fois son poids d'eau; on peut ainsi faire absorber au besoin par injections sous-cutanées des quantités suffisantes de ce sel pour répondre aux nécessités de la thérapeutique de la fièvre typhoïde. C'est à lui que nous donnons, pour notre part, la préférence.

Modes d'administration de la quinine.

Pour produire un effet antithermique rapide, chez l'adulte, dans la dothiénentérie, la dose ne doit pas être inférieure à 1 gramme administré en un court espace de temps, et en outre, comme je l'ai dit plus haut, la dose doit varier suivant la période de l'infection. Cet effet antithermique rapide ne peut être obtenu dans le premier septénaire et le second qu'avec une dose de 1 gr. 50 à 2 grammes donnés en une heure et demie ou deux heures. Cette nécessité découle de ce qu'à cette période l'état infectieux typhique est à son maximum et que c'est surtout sur le germe typhique qu'agit la quinine.

L'effet antithermique de la quinine dans la fièvre

typhoïde tient bien probablement à une action spécifique, puisqu'on n'obtient un effet équivalent dans aucune maladie fébrile, si ce n'est la malaria, et puisque la quinine n'abaisse pas la température de l'homme sain, à moins qu'on n'emploie une dose nettement toxique. Ultérieurement, l'infection pourra être encore très intense, l'intoxication plus profonde même, mais elle sera plus complexe; les infections secondaires se seront associées à l'infection initiale, et la quinine n'a plus le même pouvoir, ni la même utilité sur les autres agents infectieux.

Cependant, si le malade fait une rechute franche et nette, c'est-à-dire une réinfection par pullulation nouvelle du bacille typhique, la quinine retrouvera son indication et son efficacité. On pourra reprendre les doses des deux premiers septénaires, mais ce sera rarement nécessaire, et on obtiendra avec des doses moindres un effet antithermique équivalent. Il est naturel d'en conclure que le terrain organique est moins favorable à la culture du bacille spécifique, parce qu'il a conservé encore un certain degré d'immunité et que la vitalité du bacille peut être plus aisément entravée par le médicament antiseptique,

Liebermeister prescrivait 2 grammes de sulfate de quinine en deux doses, prises entre trois et cinq heures du soir pour augmenter la rémission du matin. Il ne le donnait habituellement que tous les deux jours et recommandait de le suspendre même pendant plus longtemps si on observait quelque accident toxique.

M. G. Sée en 1883 donnait 1 gramme matin et soir.

M. Jaccoud, qui avait adopté le bromhydrate, ne l'employant d'ailleurs que contre l'hyperthermie très intense et très persistante, n'en donnait jamais plus de deux ou trois jours de suite, et laissait s'écouler quarante-huit heures avant d'administrer une nouvelle dose. Les doses adoptées par lui étaient de 1 gr. 50 à 2 grammes, et il variait l'heure de l'administration, suivant qu'il se proposait de prévenir l'exacerbation thermique vespérale — dans ce cas la dose était donnée de 9 h. 1/2 à 10 heures du matin — ou d'accentuer la rémission matinale — et il faisait prendre alors la quinine vers 10 heures du soir.

D'autres, comme Cayley, ont fractionné la dose par quantités plus faibles (0 gr. 50 toutes les dix minutes jusqu'à épuisement de la dose prescrite), ou 0 gr. 50 trois et quatre fois par 24 heures avec des intervalles de 6 heures.

A. Robin, partisan de faibles doses et qui ne vise point l'hyperthermie, donne 0 gr. 30 à 0 gr. 60 par jour en 2 doses, une le matin, une le soir.

G. de Mussy ne conseillait la quinine, comme Murchison, que dans les cas où les rémissions sont très accentuées et surtout quand un élément malarique se joint à la fièvre dothiénentérique. Il la donnait alors dès le début à la dose de 0 gr. 75 à 1 gramme chaque jour, associée au bismuth et parfois à une petite quantité d'opium pour la faire tolérer. Il la suspendait quelquefois dans la période d'état, mais n'attendait pas la fin de cette période pour en recommencer l'usage, afin d'éviter la redoutable surprise d'accès pernicieux venant compliquer la fièvre dothiénentérique, quand celle-ci est en décroissance, et il veillait attentivement sur les phénomènes paroxystiques pendant cette suspension de la quinine pour la redonner dès qu'il apercevait quelque symptôme suspect pouvant faire supposer l'intervention du poison malarique.

M. Joffroy, quand il suppléait à l'Hôtel-Dieu le professeur de clinique, a employé la quinine à doses fort élevées et d'une manière presque continue.

Pécholier (1) attribuait une action jugulatrice à la quinine administrée chaque jour dès le début à la dose de 1 gramme à 1 gr. 20. Il associait à ce médicament 3 bains tièdes (33°) de 15 à 20 minutes et, si le cœur est troublé, 0 gr. 20 de digitale par jour pendant le premier septénaire. L'auteur pensait pouvoir réduire à 14 ou 15 jours la durée de la maladie. Il citait une statistique de 65 cas soignés en 4 ans sans un décès. Ce résultat est sans doute trop favorable pour qu'on puisse y voir autre chose que l'heureux effet de séries exceptionnelles, et il faut s'associer aux réserves que formulait le rapporteur M. Dujardin-Beaumetz (2).

M. Bouchard a toujours associé la quinine à sa méthode complexe dont les autres facteurs sont des bains tièdes lentement refroidis, l'antisepsie générale par le calomel, et l'antisepsie intestinale. Il a vu dans la quinine surtout un moyen auxiliaire pour la régulation thermique. Il réserve ce médicament pour les circonstances où, malgré la balnéation, la température demeure trop élevée. L'indication de l'usage de la quinine est la température rectale de 40° le matin ou de 41° le soir. Les doses sont de 2 grammes pendant les deux premiers septénaires, de 1 gr. 50 pendant le troisième, de 1 gramme pendant le quatrième et le cinquième. Ces doses sont administrées d'une façon massive : 0 gr. 50 centigrammes de demi-heure en demi-heure. On obtient avec ces doses des

____

(1) *Acad. de méd.*, 1886.
(2) *Acad. de méd.*, 8 mars 1878.

abaissements thermiques de 1, 2 et 3 degrés, qui persistent pendant 24 à 36 heures. On peut donc ne revenir à l'emploi de la quinine qu'après un intervalle de trois jours.

Dans la médecine des enfants, la quinine maniée hardiment rend les plus grands services. Rilliet et Barthez l'avaient déjà employée avec succès. J'ai assisté à des effets vraiments saisissants à l'Hopital des Enfants Malades, quand j'étais chef de clinique adjoint de M. Grancher qui se sert sans crainte de hautes doses. M. Legroux, à Trousseau, associait aussi la quinine à l'antisepsie intestinale. Je reviendrai sur le mode d'administration convenable aux enfants à propos des formules générales et spéciales de traitement (page 202). Chez eux, les doses peuvent être élevées impunément, sans doute à cause de l'élimination si rapide chez eux et de l'activité de leur circulation.

Pour moi je suis porté comme M. Bouchard à considérer la quinine comme un antiseptique surtout dans la fièvre typhoïde; Chantemesse a d'ailleurs montré qu'elle a une action directe sur le microbe typhique. Je crois qu'on doit l'employer tour à tour, et suivant les circonstances, à petites ou à fortes doses, en observant les effets produits et en respectant les règles que j'ai précédemment indiquées pour en avoir les avantages en évitant ses inconvénients. Je ne crois pas que la quinine soit suffisante à elle seule pour guérir la fièvre typhoïde, quand elle est grave. Mais elle m'a toujours paru jouer un rôle des plus utiles et je n'oserais guère m'en passer. Quand j'exposerai plus loin les règles de traitement que j'ai adoptées, on verra que je l'associe toujours à l'antisepsie intestinale et à l'hydrothérapie; elle représente à mes yeux le principal facteur de l'antisepsie générale par le médicament.

J'emploie les doses de 1 gr. 50 à 2 grammes, chez l'adulte, pendant le premier septénaire, tous les deux jours; le jour intercalaire, quand les bains ou les lotions ne suffisent pas à empêcher l'élévation excessive de la température, je donne une dose moindre, 1 gramme. Dans le troisième septénaire, la forte dose est 1 gramme ou 1 gr. 50; la faible, 0 gr. 50. Je la donne dans l'après-midi par fractions de 0 gr. 50, comme M. Bouchard, à intervalles d'une demi-heure.

J'ai recours, quand il y a intolérance de l'estomac, aux injections sous-cutanées, si commodes avec le chlorhydro-sulfate; les doses suffisantes sont alors moitié moindres.

Badigeonnages de gaïacol.

M. Montagnon (de Saint-Etienne) et M. Lacroix ont utilisé récemment comme procédé antithermique le badigeonnage de la peau avec le gaïacol (0 gr. 50 sur la région inguinale, sans dépasser 2 gr. ou 2 gr. 50 par jour). Ils ont toujours constaté l'abaissement notable ou considérable de la température. (Congrès français de médecine interne de Lyon, 1894.)

MÉDICATION RÉFRIGÉRANTE

(Psychrothérapie).

Air froid. — Eau froide. — Eau tiède refroidie progressivement.

Historique de la médication réfrigérante.

L'importance de cette question me paraît nécessiter un historique résumé, qui, en reliant le présent au plus lointain passé, permettra de juger exactement les progrès réalisés. Je ne puis mieux faire que de suivre ici pas à pas le livre si remarquable de R. Tripier et L. Bouveret (1).

Galien et Celse étaient partisans de la réfrigération dans les fièvres. Les médecins arabes le furent de même. Si le moyen âge, les XVIᵉ et XVIIᵉ siècles furent hostiles à l'emploi du froid dans les maladies fébriles, le début du XVIIIᵉ siècle est signalé par les succès de divers empiriques anglais (le chanoine Hancok), espagnols (Henriquez), Italiens (Jacob Todano, des moines napolitains et un capucin de Malte) qui traitaient par l'eau froide intus et extra les fièvres les plus ardentes.

Mais, en 1730, un professeur de médecine à Naples, CYRILLO, systématisa la méthode : précurseur de la diète hydrique, conseillée de nos jours par M. Luton, comme le font remarquer Tripier et Bouveret, il interdit au fébricitant tout aliment jusqu'au septième jour et ne permet absolument que l'usage de l'eau froide, qui doit entraîner par les sécrétions les matières morbifiques.

Les frères God. et J.-Siegm. HAHN (de Breslau), vers le milieu du XVIIIᵉ siècle, font encore un exposé plus complet de la médication réfrigérante appliquée aux maladies aiguës.

En Angleterre parut, en 1786, l'observation de Wright qui, revenant d'Amérique et pris d'une fièvre grave pendant la traversée, se guérit par les affusions d'eau de mer et guérit de même un autre passager. Ce médecin a fait d'autres publica-

___

(1) *La fièvre typhoïde traitée par les bains froids.* Paris, Lyon, 1886.

(2) *London. med. Journal.*

publications sur les affusions froides et sa pratique fût imitée pour le typhus et les fièvres éruptives par bon nombre de médecins écossais, dont le plus célèbre est Currie.

Le livre où CURRIE a exposé ses *Recherches sur les effets de l'eau froide et chaude dans le traitement des fièvres et d'autres maladies* parut à Liverpool en 1797. On considère que c'est lui qui a dégagé la médication réfrigérante des obscurités de l'empirisme et lui a donné un caractère vraiment scientifique. Il a le premier noté au thermomètre les modifications de la température fébrile. Son procédé est l'affusion répétée tous les jours, et même plusieurs fois par jour, sur le dos, avec 20 à 30 litres d'eau de mer très froide (3° R), le malade étant ensuite rapidement essuyé et reporté dans son lit.

Currie pensait que l'eau froide doit être employée aussitôt que possible, dès que sont passés les premiers frissons annonçant l'invasion. Il l'avait presque constamment vu réussir instantanément le premier jour de la maladie, souvent le second jour, quelquefois le troisième, rarement le quatrième. Passé ce moment, elle pouvait encore cependant abréger le cours de la fièvre. Dans les cas d'adynamie profonde il substituait la lotion à l'affusion ; il préférait à l'eau douce l'eau salée comme plus propre à provoquer la réaction. — Sans se préoccuper des théories humorales, il s'inquiétait seulement d'abaisser la chaleur fébrile et de relever les forces du fébricitant, double indication que l'affusion froide lui semblait remplir mieux que toute autre médication.

Le livre de Currie eut un très grand succès et la méthode des affusions conquit beaucoup d'adeptes parmi les médecins écossais, anglais, et même étrangers.

Au commencement du xix⁰ siècle, le traitement par l'eau froide se répandit en Italie, mais on substitua le bain froid à l'affusion. C'est GIANNINI (de Milan) qui, en 1805, dans un traité *Sur la nature des fièvres et la meilleure méthode pour les soigner*, formula la pratique des immersions. Il s'est inspiré de Currie et lui a rendu justice, disant que « l'humanité doit savoir gré au médecin écossais d'avoir mis en évidence une pratique aussi avantageuse et d'avoir courageusement entrepris la lutte contre les préjugés ». Il est moins scientifique que son prédécesseur dans l'appréciation de l'intensité de la fièvre, puisqu'il renonce à l'observation thermométrique et qu'il préfère se fier, pour saisir l'indication de l'eau froide, à l'examen du pouls, de la respiration et à la palpation de la peau. Bouveret et Tripier montrent par la citation suivante que sa pratique est très voisine de celle de Brand et de Jurgensen : «Je me servais, dit-il, de baignoires dont on a coutume de se servir; je les faisais journellement remplir d'eau froide au degré où elle se trouvait naturellement en sortant du puits, en hiver comme en été. Le malade était transporté par deux infirmiers adroits et intelligents, dépouillé nu, plongé dans l'eau, où il restait assis le temps nécessaire. Lorsqu'il en sortait, on le remettait dans son lit, après l'avoir négligemment essuyé, car un reste d'humidité ne lui était pas inutile. On versait de l'eau sur la tête pendant toute la durée du bain. » — Giannini proportionnait la durée et la fréquence de l'immersion à l'intensité de la fièvre; aussi baignait-il le malade même pendant la nuit, au besoin. Il voulait, comme les Brandistes, que l'immersion froide fût employée à l'exclusion de tout médicament. Il avait vu que chez les femmes l'apparition des règles ne doit pas faire interrompre les bains froids.

Il s'efforçait de réfuter l'objection, encore faite aujourd'hui, d'après laquelle l'immersion froide refoule le sang de la périphérie au centre et provoque ainsi des congestions et des hémorrhagies. Sa réfutation ne semble pas victorieuse. « Si dans cette circonstance il y a une vive constriction des vaisseaux à la périphérie, la même constriction a lieu au centre. Chez des personnes auxquelles j'ai fait plonger la jambe et une partie de la cuisse dans l'eau froide, j'ai observé, au moment de l'immersion, que le pouls du poignet diminuait de fréquence promptement et d'une manière sensible, les battements du cœur diminuant également de fréquence. » On peut lui répondre que la radiale n'est pas un vaisseau central, que les battements du cœur peuvent diminuer bien que la tension augmente dans les vaisseaux des viscères et des parenchymes, et qu'il est impossible de comprendre physiologiquement un spasme général des vaisseaux cutanés sans un reflux de sang dans les circulations locales des viscères les plus richement vascularisés, comme les centres nerveux, la rate, le foie et la muqueuse intestinale. Il n'avait pas tort de dire que certaines hémorrhagies dans les fièvres peuvent être arrêtées par le bain froid ; ce sont surtout des hémorrhagies passives par altération du sang ou des vaisseaux, par atonie des vaso-constricteurs ; de même que les stases veineuses, les congestions passives peuvent être combattues avantageusement par l'eau froide ; celle-ci agit alors par stimulation des centres vaso-moteurs, par stimulation de la diurèse. Mais il nous paraît difficile de nier que certaines hyperémies fluxionnaires, congestions actives, par choc en retour, puissent être la conséquence du spasme subit et intense des vaisseaux cutanés : congestions qui peuvent favoriser des ruptures vasculaires et notamment l'hémorrhagie intestinale. Je ne trouve pas que les partisans contemporains de la méthode des grands bains froids multipliés aient encore complètement réussi à innocenter la méthode de favoriser l'hémorrhagie intestinale précoce. — Je m'empresse d'ajouter que cette raison ne m'a jamais paru suffisante pour la faire repousser, quand les avantages semblent devoir en être plus grands que les inconvénients.

Giannini a eu encore le mérite de formuler la meilleure manière de nourrir les fébricitants « avec des corroborants très légers, nourrissants, choisis dans la classe des plus naturels, des plus homogènes, et pris pendant les apyrexies que procurent les immersions froides ». Enfin c'est seulement de Giannini qu'on peut dire avec certitude qu'il a traité la fièvre typhoïde par l'eau froide ; lui, il mentionne nettement et spécialement, parmi les fièvres qui sont heureusement traitées par l'eau froide, la fièvre nerveuse, qui est notre fièvre typhoïde. Ses prédécesseurs, Cyrillo, Currie, les Hahn avaient traité surtout le typhus et les fièvres éruptives.

En France, dans le commencement du siècle, à part quelques praticiens isolés et sans grande notoriété, on ne peut guère citer de partisans de l'eau froide.

PORTAL utilisait avec succès, dans les fièvres ardentes, bilieuses et putrides, le *bain tiède prolongé*, analogue à celui que Riess préconise aujourd'hui ; il y maintenait pendant 4, 5 et 6 heures de suite des malades en état de délire furieux, qui s'y calmaient et guérissaient sans autres remèdes.

RÉCAMIER, dans sa pratique que nous connaissons

par la thèse de son élève Pavet de Courteilles (Paris 1812), appliquait l'eau froide aux formes les plus graves de la fièvre typhoïde : il avait compris que dans celles-ci les troubles nerveux sont habituelle-ment la conséquence des élévations excessives de la température, que celle-ci est le grand danger dans les fièvres et que la réfrigération est le meilleur moyen de la prévenir. Il mit en usage presque tous les procédés de réfrigération : applications locales et permanentes, lotions, lavements froids, surtout l'af-fusion et l'immersion. Il ne se contentait pas d'avoir fait disparaître les symptômes les plus inquiétants par les premières immersions, il faisait reprendre les bains à chaque exacerbation fébrile, pensant que, tant que la fièvre n'avait pas disparu, le retour d'un paroxysme pouvait ramener les accidents graves du début.

En Allemagne, où le livre de Currie avait été tra-duit dès le commencement du XIXe siècle, pendant les vingt premières années on se passionna pour ou contre la méthode des bains froids, et de nombreuses publications se firent jour dont la plus notable est un mémoire de FRŒLICH, qui obtint le prix de 50 du-cats dans un concours fondé par Hufeland sur la question du traitement des fièvres par l'eau froide (1821). Frœlich conseille le bain et l'affusion, le bain surtout, très court (une à quatre minutes), suspendu quand éclate le frisson, l'eau étant d'autant plus froide que la température fébrile est plus élevée, glacée quand le malade a plus de 41°. Malgré la faveur avec laquelle fut accueillie à cette époque la méthode réfri-gérante, elle tomba au bout de quelque temps en dé-suétude.

C'est seulement vers 1840 en France que l'écho

des pratiques hydrothérapiques du paysan silésien Priesnitz arriva par les publications de quelques médecins. Schedel rapporte que l'empirique de Grœfenberg employait souvent le bain froid, l'enveloppement dans le drap mouillé, l'affusion froide quand il avait par hasard à combattre des fièvres éruptives et continues, survenues chez les malades dont il soignait les maladies chroniques.

Scoutteten (1843), dans un ouvrage sur l'eau envisagée au point de vue hygiénique et médical, rapporte avec détail des observations de fièvre typhoïde traitées et guéries par l'eau froide : en boissons, en demi-bain à 14° de 15 à 20 minutes, en bain de siège à 14° de 20 à 25 minutes, sous forme d'enveloppement partiel et fréquemment renouvelé du tronc et de l'abdomen, d'enveloppement général dans le drap mouillé, de lavements froids.

Une place à part doit être faite à Jacquez (de Lure, Haute-Saône), qui en 1847 communiquait à la Société de médecine de Besançon des recherches statistiques sur le traitement de la fièvre typhoïde par les réfrigérants. Il formule la nécessité de recourir « dans les fièvres aux moyens naturels propres à débarrasser le corps de cet excès de calorique qui, en se reproduisant sans cesse, tend à irriter, enflammer les organes et à mettre le désordre dans leurs fonctions. » Son procédé consiste à appliquer sur la tête, le ventre et la base de la poitrine des compresses imbibées d'eau de puits. Ces applications sont renouvelées, suivant l'intensité de la fièvre, à des intervalles de cinq à dix minutes, d'une demi-heure ou d'une heure. Elles doivent être continuées « tant qu'on voit persister ou reparaître le moindre reste de chaleur fébrile. La seule contre-indication est le colla'psus. Pendant la grossesse les lotions froides générales sont substituées aux grandes compresses abdominales. Jacquez ne considère pas comme des contre-indications la toux, les bronchites ni même les pneumonies, ces complications étant plutôt améliorées par l'eau froide. Il n'admet comme tisane que l'eau pure et fraîche en abondance. On peut lui reprocher d'avoir méconnu la nécessité d'alimenter les fébricitants; il les condamnait à cette diète hydrique absolue pendant plusieurs septénaires. Sa statistique était belle d'ailleurs : 19 morts sur 313 malades soignés en plus de 15 ans ; mortalité 6 0/0.

Il reste encore à mentionner en France LEROY (de Béthune) qui employa la réfrigération par application froide permanente sur le ventre (1852). Mais il ne voyait dans la réfrigération que le complément des émissions sanguines, qu'il pratiquait pendant le premier septénaire. Valleix, en 1853, l'imita à la Pitié, en substituant les lotions froides avec l'éponge aux applications permanentes du froid, et n'obtint que des résultats peu favorables.

Jusqu'à Brand, en résumé, il existe dans l'histoire de la médecine un assez grand nombre de tentatives remarquables faites pour traiter par l'eau froide en applications externes, et notamment en bains, les fièvres contagieuses graves et même toutes les fièvres. Mais aucun médecin n'avait formulé avant lui un traitement exclusivement hydrothérapique et psychrothérapique de la fièvre typhoïde, basé sur l'observation vraiment scientifique d'un nombre suffisant de faits pour opérer une révolution dans la pratique médicale. Comme dans notre art une invention n'est définitivement viable que si elle est arrivée à complète maturité, c'est avec justice que le nom de

Brand doit demeurer attaché au traitement de la fièvre typhoïde et du typhus par l'eau froide exclusivement.

Ici doit prendre place l'analyse des travaux de Brand, avec l'exposé succinct des fondements de sa doctrine. Plus loin, on trouvera dans un chapitre à part la description de ses procédés.

En 1861, BRAND publiait à Stettin un livre intitulé : *De l'hydrothérapie du typhus*. L'auteur retrace d'abord l'historique des tentatives faites avant lui; il rend surtout hommage à Currie comme au créateur de la méthode. Puis il résume l'étiologie de la fièvre typhoïde, et, puisqu'elle est causée par une infection du sang, il voit dans cette notion un encouragement à employer la médication réfrigérante.

Il ne soutient plus, comme Currie et quelques-uns de ses précurseurs, que l'eau froide peut juguler le typhus; il explique que l'hydrothérapie a surtout pour effet, si on l'applique dès le début de la maladie, de prévenir le développement des complications auxquelles est due surtout sa gravité.

Comparant ensuite le tableau de la fièvre typhoïde traitée par les moyens ordinaires à celui de la maladie quand tous les symptômes sont atténués ou modifiés par l'eau froide, il conclut à la supériorité de ce traitement.

La réfrigération a pour résultat le plus saillant d'abaisser le niveau moyen de la courbe thermométrique; Brand insiste sur l'aggravation qu'apporte dans l'état général du malade chaque exacerbation de la fièvre et sur l'efficacité avec laquelle chacune de ces élévations thermiques est enrayée par l'immersion dans l'eau froide. Quand on institue dès le commencement de la maladie le traitement hydrothérapique, on transforme les cas graves en cas de moyenne gravité ou en cas légers, et la durée de la maladie est d'autant moindre que le traitement par les bains froids a été plus vite commencé et plus strictement exécuté.

Brand relève dans la fièvre typhoïde cinq indications thérapeutiques fondamentales : 1° protéger le système nerveux; 2° limiter au sang l'influence du poison typhique; 3° favoriser l'élimination de ce poison; 4° soutenir les forces du malade; 5° prévenir les complications locales.

Or, il trouve dans l'hydrothérapie les moyens de remplir ces indications mieux que par tout autre traitement.

On peut stimuler le système nerveux par l'affusion froide, les frictions humides, l'immersion froide et courte; diminuer la fièvre par le demi-bain tiède avec affusion froide; exercer une action dérivative par les frictions, les lotions et les compresses froides. On tonifie le malade par l'ensemble de ces moyens, puisqu'en diminuant sa fièvre on ralentit sa dénutrition et on stimule ses fonctions digestives. Enfin, on prévient les complications locales en appliquant localement le froid sur le thorax, l'abdomen et la tête.

Il faut reconnaître que l'accusation qui a été portée contre la méthode d'être identique pour tous les cas, si bien, a-t-on dit, qu'un garçon de bain serait capable de l'appliquer comme le médecin, n'est pas justifiée. Brand a toujours insisté sur la nécessité de varier les procédés hydrothérapiques suivant les cas, en les adaptant aux indications à remplir. Dans ce premier ouvrage, les procédés qu'il préconisait étaient l'affusion froide, les frictions dans le drap mouillé, les lotions, les compresses froides, surtout le demi-bain tiède avec affusion froide (dénommé longtemps bain de Brand).

Mais il n'admet l'intervention d'aucun médicament. La fièvre typhoïde ne doit être traitée que par l'eau froide, et toutes les fièvres typhoïdes légères ou graves doivent être traitées par l'eau froide. Il convient de citer textuellement la défense qu'il présente en faveur de cette règle absolue. « Je suis fort éloigné de soutenir que toute fièvre typhoïde ait besoin d'être réellement traitée. La tendance de cette maladie à guérir, quand elle est sans complications, est trop évidente pour être mise en doute. Pourtant, comme on ne peut jamais prévoir ce que deviendra chaque cas, que trop souvent une forme légère en apparence devient subitement grave, et qu'il est plus facile de prévenir que d'écarter les complications fatales, je crois qu'il ne faut jamais abandonner une fièvre typhoïde à elle-même. J'impose *dès le début*, à toute fièvre typhoïde, le traitement complet et rigoureux. Je suis d'autant plus fondé à montrer une telle exigence que l'hydrothérapie est un traitement simple et sans danger. »

Un tel raisonnement est à coup sûr logique ; il serait inattaquable, s'il était certain que le traitement hydrothérapique *rigoureux* — pour employer l'expression même de l'auteur — fût toujours sans danger, affirmation à laquelle il m'est impossible de souscrire, et s'il n'était pas barbare d'imposer uniformément à tous les malades un traitement qui, dans sa rigueur, est vraiment cruel, alors que la plupart de ces malades pourraient guérir avec beaucoup moins de souffrances.

La nécessité de cette cruauté serait encore justifiée

si le médecin avait la certitude que ce traitement cruel, commencé dès le début, guérira toujours le malade; mais cette certitude n'existe pas, car, en laissant même de côté les perforations intestinales et quelques autres accidents, dont on peut dire qu'aucune méthode thérapeutique ne saurait les empêcher, il y a des exemples de typhiques, qui, traités dès le début, et le plus rigoureusement, par la méthode de Brand, ont succombé.

Il faut admirer aussi dans le livre de Brand les vues si nettes qu'il expose sur l'importance de l'hygiène pour le typhique : air, lumière, soins minutieux et constants, eau fraîche et pure comme boisson, alimentation aussi substantielle que le permet l'état des voies digestives.

Voici le sujet et le titre des publications ultérieures de Brand.

En 1863, il a publié les résultats obtenus par l'application de sa méthode à Saint-Pétersbourg, Stettin et Luxembourg.

En 1888, il discute les critiques qui lui ont été faites, notamment par Jurgensen.

En 1872, il développe la théorie de l'hyperthermie qui justifie l'adoption de l'hydrothérapie dans la fièvre typhoïde (1).

En 1876, il insiste, dans un parallèle entre le traitement par l'acide salicylique et l'hydrothérapie, sur l'inutilité des médicaments antipyrétiques que plusieurs médecins allemands avaient essayé d'associer aux bains froids et sur les dangers qu'il y aurait à diminuer le nombre des bains, surtout à les supprimer pendant la nuit (2).

(1) *Wien. Medic. Woch.*, n° 6.
(2) *Deutsch. milit. Zeitsch.*

En 1877, Brand fait paraître à Tubingue une deuxième édition de son livre. C'est sur plus de 8,000 cas de fièvre typhoïde traités par les bains froids en Allemagne et en France qu'il s'appuie alors pour affirmer la supériorité de sa méthode. Il rappelle que, d'après les recherches de ses compatriotes Liebermeister, Gerhardt, Ziemssen et Jurgensen, l'excès de la température fébrile constitue le principal et presque l'unique danger de la fièvre typhoïde : c'est d'elle que découlent la dégénérescence de la plupart des viscères, notamment la paralysie du cœur et du cerveau, le développement ou l'aggravation des complications locales, les accidents qui caractérisent les formes dégénérées du processus typhique, gangrènes, nécroses, hémorrhagies multiples. Si on réussit à prévenir cette hyperthermie, on réduit le tableau clinique aux seuls symptômes fondamentaux, qui sont la fièvre modérée, un catarrhe peu accentué des bronches, l'augmentation de volume de la rate, les taches rosées et quelques autres éruptions. Mais on prévient ou on supprime les troubles nerveux : délire, somnolence et stupeur ; les graves complications respiratoires : atélectasie, hypostase, pneumonie, gangrène, et les plus inquiétantes perturbations des voies digestives : fuliginosités, anorexie, dysphagie, diarrhée profuse, météorisme, ulcérations qui peuvent conduire aux hémorrhagies intestinales et à la perforation.

Plus loin, pour mieux mettre en lumière le rôle de la fièvre dans la dothiénentérie, Brand compare l'action du germe infectieux sur le sang à la fermentation de l'orge au contact de la levure et il conclut qu'en réfrigérant systématiquement le typhique on réussit à entraver la fermentation du sang, comme

on peut arrêter la fermentation alcoolique en refroidissant le malt et la levure. Le but unique, en résumé, que Brand assigne à sa méthode, est « la soustraction par l'eau froide de la chaleur fébrile pendant
tout le cours de la maladie, jour et nuit, du commencement à la fin, dans le but de maintenir constamment la température à un degré modéré et par
là d'assurer le fonctionnement des organes dans des
conditions normales. »

Les travaux de ces dernières années ont permis
d'aller plus loin que Brand dans l'appréciation des
causes intimes des troubles fonctionnels et des
altérations anatomiques : les recherches de physiologie pathologique sur l'action pathogénique des
multiples poisons sécrétés par les microbes ne permettent guère de réduire à l'hyperthermie seule le
danger dont l'intoxication typhique menace l'organisme, ni par conséquent d'expliquer seulement par
la réfrigération les bienfaits de l'hydrothérapie
froide ; aussi voyons-nous les défenseurs actuels du
bain froid insister plus que Brand sur la stimulation
du système nerveux et plus particulièrement sur la
diurèse que provoque l'immersion dans l'eau froide.
Il nous semble que cette explication plus large est
plus satisfaisante.

Dans cette deuxième édition de son livre Brand
indique les modifications importantes que l'expérience lui a fait apporter à sa technique. Il a abandonné les multiples procédés qu'il préconisait en
1861 et, reconnaissant la supériorité du grand bain
froid que Jurgensen a établie, il l'adopte exclusivement. Il se rallie à l'opinion de Ziemssen sur
les avantages de la température rectale, qui renseigne plus vite et plus exactement sur la tempéra-

ture centrale du malade, et fixe à 39° (au lieu de 39°5, comme il le faisait dans sa première manière) le degré de température qui indique l'opportunité du bain. La température est explorée toutes les trois heures jour et nuit, et l'infirmier met le malade au bain chaque fois qu'il constate 39°. Mais la température de l'eau et la durée du bain doivent varier suivant l'intensité de la fièvre et l'abaissement thermique obtenu après chaque bain. On trouvera plus loin la formule plus précise de cette technique.

Brand, après avoir repoussé l'accusation de favoriser par la réfrigération les complications thoraciques, qu'il pense avoir rendues au contraire moins fréquentes et moins graves, termine en affirmant que sa méthode réduit des deux tiers ou des trois quarts la mortalité de la fièvre typhoïde.

Nous dirons plus loin quelles sont les modifications nombreuses qui ont été proposées en Allemagne et en France aux procédés hydrothérapiques de Brand. Mais nous devons placer ici le résumé des études de LIEBERMEISTER (de Bâle) sur la fièvre et la médication réfrigérante; car elles sont venues compléter l'œuvre clinique de Brand, en permettre le contrôle et la critique, et constituer le fondement doctrinal des conclusions empiriques de celui-ci.

Voici la conception de Liebermeister sur la nature de la fièvre. Les hautes températures fébriles, quelle qu'en soit la cause, produisent des altérations du sang et des viscères et tuent le fébricitant à la manière des poisons, en produisant des dégénérescences le plus souvent graisseuses du foie, des reins, du cœur et des centres nerveux, qui aboutissent surtout à la paralysie du cœur et du cerveau. L'indication existe donc d'abaisser la température du corps du fébricitant, et cette indication, beaucoup de médecins depuis Hippocrate ont cherché à la remplir en trempant le malade dans l'eau froide. Ils y ont souvent réussi ; pourquoi cependant les médications réfrigérantes n'ont-elles joui que d'une vogue intermittente jusqu'à l'époque contemporaine? C'est que jamais jusqu'ici les médecins n'ont clairement compris quelle est l'essence de la fièvre, quel est d'autre part le mode d'action de la médication réfrigérante et quelles conditions elle doit remplir pour être toujours efficace.

L'élévation de la température ne suffit pas à caractériser la fièvre ; celle-ci suppose encore une production exagérée de calorique par l'organisme, puisqu'il se fait une déperdition plus grande de chaleur à la surface du corps et que cependant la température centrale continue à être plus élevée qu'à l'état normal. D'ailleurs cette production de calorique en excès est démontrée expérimentalement par une augmentation excessive de la quantité d'acide carbonique éliminée par le poumon pendant la fièvre. Mais l'élévation de la température et la production excessive de calorique ne sont pas encore l'essence même de la fièvre : car un homme sain peut arriver par un exercice violent à augmenter la production de son calorique et même à élever un peu sa température centrale ; seulement celle-ci ne tarde pas à retomber au chiffre physiologique de 37°,5, parce qu'il existe une fonction de *régulation thermique*, par suite de laquelle la production et la déperdition de chaleur sont proportionnées pour ramener toujours chez l'homme sain la température centrale à 37°,5. La vraie caractéristique de la fièvre est une perturbation de la fonction de régulation thermique ; l'orgänisme du fébricitant est réglé, non plus comme à l'état de santé, pour ramener constamment la température à 37°,5, mais pour la maintenir à une température plus élevée, par exemple 39° ou 40°. De même que l'organisme sain résiste aux influences extérieures par tous les moyens dont il dispose (modifications de la circulation, de l'évaporation respiratoire, etc.) pour maintenir sa température de 37°5, — de même l'organisme fébricitant résiste, et par les mêmes moyens, pour se maintenir à la température élevée pour laquelle il s'est trouvé accidentellement réglé par la cause morbifique, vraisemblablement par l'action des poisons microbiens ou cellulaires sur les cellules du centre nerveux thermo-régulateur.

D'autre part, que se passe-t il quand on soumet un homme sain à la réfrigération, au bain froid par exemple? La température centrale, loin de s'abaisser immédiatement, s'élève un peu : car le spasme des vaisseaux de la peau provoqué par le contact de l'eau froide diminue le rayonnement du calorique à la surface du corps, et l'organisme par réaction tend à produire plus de calorique pour maintenir sa température centrale. Si cependant la réfrigération se prolonge, ou est plus intense, les moyens dont dispose l'organisme pour maintenir sa température deviennent insuffisants, la déperdition du calorique n'est plus compensée par une production équivalente; à ce moment éclate le frisson, signe caractéristique de la rupture de la compensation et de la défaite du centre thermo-régulateur.

Quand le fébricitant est mis dans un bain froid, les mêmes phénomènes se passent. Si l'application du froid est trop courte ou l'eau trop peu froide, l'organisme du fébricitant qui défend, nous l'avons dit, sa température excessive par les mêmes procédés que l'homme sain, peut augmenter encore cette température momentanément ; toutefois, au moment où cesse la réfrigération, il se produit un abaissement de la température centrale presque toujours plus marqué que l'élévation provoquée par l'immersion. Mais, quand le bain est suffisamment froid ou prolongé, on arrive à vaincre même pendant le bain la résistance du centre thermo-régulateur et à obtenir un abaissement de température plus grand et plus durable. Le frisson en pareil cas donne, pour ainsi dire, par son intensité et sa durée, l'indication que cet effet est obtenu. Tant que les médecins se sont contentés de lotions, d'affusions ou d'immersions trop courtes, trop peu froides ou trop rares, ils n'ont pu se flatter d'obtenir d'une façon durable la réfrigération du malade. Car il ne suffit pas d'avoir momentanément abaissé la température, même d'une façon considérable ; trois heures, deux heures plus tard l'organisme, stimulé par les poisons générateurs de la fièvre, aura fabriqué un nouvel excès de calorique et ramené le même degré excessif de température centrale avec ses dangers qu'on avait crus conjurés. Si on veut les écarter d'une façon permanente, il faut sans cesse recommencer cette lutte contre la régulation thermique, aussi longtemps que la cause dont elle dépend restera dans l'organisme. C'est ce qu'avaient pressenti Currie, Giannini et Récamier, en disant qu'il faut combattre toutes les exacerbations fébriles ; c'est ce que n'ont pas assez compris leurs imitateurs immédiats, c'est ce qu'ont démontré les contemporains, Brand, Jurgensen, Bartels et Liebermeister.

Liebermeister a différé de Brand en ce que, tout en

proclamant la supériorité du grand bain froid sur les autres procédés de réfrigération, il n'a pas cru que le bain froid pût toujours suffire. Il a reconnu qu'il peut être dans certains cas inapplicable et que, dans d'autres, il ne réussit à abaisser que trop peu la température; aussi a-t-il admis l'utilité de médicaments capables d'abaisser la température à titre auxiliaire.

Son choix s'était fixé sur la quinine, la digitale et la vératrine.

Il donnait, nous l'avons dit, la quinine à doses massives, 1 gr. 50 à 2 gr. 50 en une demi-heure ou une heure au plus, dans l'après-midi ou la soirée, de façon que le maximum de l'effet, produit cinq à six heures après l'ingestion du médicament, coïncidât avec l'heure où chez le typhique la fièvre s'abaisse d'elle-même, et afin d'accroître ainsi l'intensité de cette rémission.

Il donnait la digitale en poudre ou en pilules, 0 gr. 50 à 0 gr. 75 centigrammes en trente-six heures.

Il avait confiance en la vératrine, 5 milligrammes en pilule toutes les heures jusqu'à production de vomissements ou d'un abaissement de température suffisant, sans craindre un collapsus que l'alcool et le vin permettraient de combattre.

En France l'écho de la méthode de Brand n'est arrivé qu'en 1870. Quelques médecins militaires français, voyant leurs collègues des ambulances allemandes appliquer avec succès les bains froids, les imitèrent. M. Liebermann commença dès cette époque des essais qu'il ne publia qu'en 1874.

Mais le véritable initiateur de notre pays à la pratique de la réfrigération méthodique des typhiques est sans contestation FR. GÉNARD (de Lyon). Le premier mémoire, dans lequel il expose les résultats remarquables dont il avait été témoin pendant sa captivité en Allemagne et ceux qu'il avait obtenus depuis dans les hôpitaux de Lyon, est de 1873. L'année suivante il publiait de nouvelles observations recueillies dans la pratique de la ville et même de la campagne, en justifiant par la doctrine de l'hyperthermie l'utilité théorique des bains froids (1). Puis vint, en 1881, un travail intitulé *Acide phénique ou Bains froids*, en réponse à MM. Desplats (de Lille) et Claudot (de Lyon), qui préconisaient l'acide phénique dans la fièvre typhoïde. Glénard oppose la mortalité de 7 0/0 obtenue par les bains froids à l'hôpital à celle de 19, 5 0/0 indiquée par M. Desplats. En 1883, un mémoire d'ensemble contient une note présentée à l'Académie par l'auteur au nom des médecins de Lyon, et dont il sera fait mention plus loin, l'historique de la médication par les bains froids à Lyon depuis 1874, et un parallèle entre la mortalité dans l'armée allemande et dans l'armée française par fièvre typhoïde, d'où il découlait que le nombre des décès, restant stationnaire dans l'armée française, avait beaucoup diminué chez nos voisins par suite de la mise en vigueur de plus en plus générale de la méthode de Brand dans les hôpitaux militaires allemands.

Grâce à la croisade de Glénard, les médecins lyonnais avaient été peu à peu conquis presque tous à la méthode des bains froids, puisqu'à cette date 22 d'entre eux sur 24 signaient le manifeste à l'Académie, dans lequel était exprimée la « conviction que cette méthode, régulièrement appliquée dès le début

---

(1) *Lyon médical.*

dé la maladie, abaisse considérablement le taux de la mortalité ».

A Paris, la question a été agitée à diverses reprises dans de longues discussions à la Société médicale des Hôpitaux et à l'Académie de médecine. Il ne sera pas sans intérêt d'en résumer les phases principales.

A la Société des hôpitaux, en 1874, 1876, 1877, la méthode ne trouva guère que des détracteurs : on accusa les bains froids de pouvoir provoquer la syncope, les congestions, les hémorrhagies, les inflammations pulmonaires ; on objecta que l'élévation de la température n'est qu'un des symptômes et ne constitue pas le seul facteur de gravité, que la réfrigération ne répond donc qu'à une des indications. Mais il faut bien reconnaître que ces objections ne pouvaient être à cette époque que théoriques, puisque personne ou à peu près à Paris n'avait assez longtemps expérimenté la méthode dans les conditions précises où son auteur demandait qu'elle le fût. Cependant MM. *Liebermann*, *Féréol*, M. *Raynaud* citèrent un certain nombre de faits dans lesquels les bains froids avaient donné des résultats remarquables.

En 1883, la question de la réfrigération dans la fièvre typhoïde était de nouveau à l'ordre du jour. M. DUMONTPALLIER avait proposé l'emploi d'un appareil qui permettrait de faire circuler de l'eau froide d'une façon continue autour de telle ou telle partie du corps à volonté (crâne, thorax, abdomen), et de refroidir de la sorte aussi lentement qu'on le voudrait les parties sous-jacentes. Suivant l'auteur, la réfrigération lente a des effets bien préférables à ceux de la réfrigération brusque par le bain froid. La réfrigération lente abaisse la température du corps, diminue le nombre des respirations et des battements cardiaques ; la réfrigération brusque accélère le pouls, la respiration, et élève immédiatement la température. La réfrigération lente non seulement ne provoque pas de congestion viscérale, mais peut guérir une congestion rénale avec albuminurie, une congestion pulmonaire avec râles. Elle décongestionne l'encéphale et l'intestin, elle diminue toutes les combustions de l'organisme, ainsi que le prouve l'abaissement de l'excrétion d'urée.

Dans la discussion qui suivit la communication de M. Dumontpallier, M. *Dujardin-Beaumetz* dit que le refroidissement de la peau fait affluer le sang dans tous les organes innervés par le grand splanchnique. Quand on plonge dans l'eau froide un animal auquel on a enlevé la calotte cranienne, on voit le sang injecter violemment les méninges ; si, dans la méthode de Chapman, l'application de glace sur la colonne vertébrale diminue la congestion de certains organes abdominaux, c'est en agissant par voie réflexe sur certains centres vaso-moteurs médullaires.

M. *Constantin Paul* reprocha à la méthode de Brand de nécessiter un personnel trop nombreux, de fatiguer le malade par la privation de sommeil que nécessite la multiplicité des bains nuit et jour.

MM. Beaumetz, Bucquoy, se déclarèrent partisans des bains tièdes.

Seul M. *Du Cazal*, médecin militaire, tout en récusant la méthode de Brand en tant que médication systématique dont la valeur n'est établie que sur des statistiques qui ne sont jamais comparables, déclara qu'il employait le bain froid contre la bronchite typhique, qui est d'origine paralytique ; que le bain froid ne pouvait pas donner la pneumonie, qu'il était indiqué dans les phénomènes ataxiques et dans l'hyperthermie à 40° sans rémission matinale. M. du Cazal employait le bain de 18 à 20° jusqu'au violent frisson ; l'avantage du bain froid est précisément l'ébranlement brusque qu'il produit sur le système nerveux et qui détermine une réaction favorable.

M. *Féréol* rappela qu'en 1876 il avait défendu la cause des bains froids; il l'avait désertée depuis pour les lotions et les lavements phéniqués, qui lui ont donné une mortalité de 19 0/0 (ce que M. Jaccoud appelle la mortalité naturelle de la fièvre typhoïde); il va recommencer à appliquer avec rigueur les bains froids. Quant à la pneumonie, il est obligé de reconnaître qu'il a perdu deux malades par cette complication sur six qu'il a soumis aux bains froids.

C'est à l'Académie de médecine qu'en 1882 et 1883 la discussion sur le traitement de la fièvre typhoïde permet le mieux de juger l'éloignement du corps médical parisien pour la méthode des bains froids. Il fut beaucoup question des médicaments antiseptiques et antithermiques, mais on ne parla des bains froids que pour les critiquer.

M. *Germain Sée* reprocha à Brand de compter dans sa statistique les malades baignés dès le deuxième ou troisième jour, quand le diagnostic ne peut encore être fait. L'amélioration des statistiques ne tient pas seulement à l'emploi des bains froids. Liebermeister, qui a noté à Bâle, de 1844 à 1864, une mortalité de 26 0/0, a bien constaté que depuis 1865 elle était tombée à 9,5 0/0; mais il a employé,

outre les bains froids, la quinine et l'acide salicylique.

Le premier effet du bain froid est de faire refluer
le sang au centre, d'empêcher, par conséquent, son
refroidissement; le second, d'exciter le centre calori-
gène qui augmente la température, non seulement
pendant, mais après le bain de 15 minutes à 20°.
On n'obtiendrait le refroidissement qu'en prolon-
geant le bain une demi-heure, ou en abaissant l'eau
à 10 ou 12°; le malade se réchaufferait-il ensuite?
M. Germain Sée reproche encore aux bains froids
d'augmenter les oxydations, l'excrétion d'acide
carbonique et d'urée, et par suite la consomption :
pour réparer ses pertes, il faudrait au typhique
3,500 grammes de beafsteack par jour. Il croit aussi
que les bains froids peuvent déterminer la pneumonie
franche (il en a vu débuter le jour même et le lendemain du bain), les hémorrhagies intestinales, le
collapsus cardiaque et la syncope, si le cœur est en
voie de dégénérescence. Aux inconvénients du bain
froid il opposa les avantages de la quinine, rappelant que Liebermeister lui-même avait dit qu'il
préférerait renoncer aux bains qu'à la quinine.

M. *Jaccoud* vanta les lotions froides multipliées, la
révulsion réitérée par les ventouses, l'acide salicylique, l'alcool et l'extrait de quinquina.

M. *Dujardin-Beaumetz* défendit l'*expectation armée*,
c'est-à-dire la thérapeutique des indications qu'on
peut remplir avec éclectisme : les armes peuvent
être, suivant les circonstances, les bains tièdes ou
froids, l'alcool, la quinine à doses modérées, le
tout manié avec tact et prudence ; l'expectation, c'est
toujours l'hygiène, les lotions vinaigrées et la désinfection des garde-robes.

M. *Peter* se déclara ennemi de toutes les médications systématiques. Il insista sur les différences inhérentes au malade : la fièvre typhoïde peut-elle être traitée de même chez le banquier après une catastrophe financière, qui fera surtout des désordres nerveux, et chez le paysan placide, qui aura une forme congestive, chez la femme du monde et la femme du peuple dont la misère physiologique favorise les eschares, chez l'enfant et le vieillard, dans les pays palustres où l'intermittence est la règle? Il rappelle que l'hyperthermie résulte de la localisation du poison sur les centres thermogènes, comme dans certains traumatismes de la moelle, et qu'elle n'explique pas les lésions musculaires qui ont été vues à un degré extrême dans des dothiénentéries presque apyrétiques (Valin).

Peter employait les lotions froides d'eau vinaigrée et les bains froids à 18° (cinq minutes), comme une suprême ressource en présence de l'intensité des symptômes nerveux, adynamiques ou ataxiques : agitation inquiétante, insomnie constante, délire, stupeur et peau âcre, sèche, chaude. Pour lui, l'hyperthermie n'est pas inquiétante si elle ne s'accompagne pas de troubles nerveux ou digestifs importants. L'hydrothérapie froide n'agit pas en refroidissant, mais en relevant les forces de l'organisme. Mais une médication ne peut être aussi active qu'à la condition d'ébranler fortement le système nerveux et d'être dangereuse : il lui attribue des congestions, hémorrhagies, hypothermies et collapsus, syncopes.

Mais le gros incident de la discussion fut la communication de M. Glénard à laquelle nous avons fait allusion plus haut, et qui se terminait par une déclaration des médecins lyonnais en faveur de la méthode des bains froids. Nous avons dit que 22 médecins des hôpitaux de Lyon sur 24 avaient signé ce manifeste. Les deux dissidents firent connaître individuellement les motifs de leur réserve, qu'il est équitable de reproduire.

M. *B. Teissier* (de Lyon) dans une lettre lue par Vulpian, dit que seul il a refusé de signer le manifeste en faveur de la méthode de Brand, parce qu'il est hostile à tout traitement systématique : il emploie le bain froid contre l'hyperthermie et l'ataxie, mais celui-ci peut produire des pleurésies, pneumonies, péricardites, l'entérorrhagie. Sur 78 typhiques traités par purgatifs légers, quinine à faibles doses, lotions fraîches et lavements froids, 6 décès = 7,69 % de mortalité ; sur 10 traités par le Brand, à cause de leur gravité, 2 décès.

M. *Bondet* (de Lyon) compare les chiffres suivants : de 1874 à 1883, sur 2,609 dothiénentériques des hôpitaux civils où le Brand a été plus ou moins rigoureusement appliqué, 396 décès = mortalité 15 % . Dans les hôpitaux militaires où le Brand n'a été employé qu'exceptionnellement, sur 3,471 cas, 465 décès = 13 % . M. Bondet insiste sur l'inutilité du Brand dans les formes bénignes, sur les difficultés d'application dans les familles pauvres, à la campagne ; il lui attribue la possibilité d'entérorrhagies, syncopes, pneumonies, congestions ou apoplexies pulmonaires, douleurs rhumatismales consécutives, peut-être angines graves et péritonites. — Les indications du bain froid seraient l'ataxie, l'hyperthermie constante, l'état comateux habituel, les sueurs profuses, le catarrhe bronchique généralisé. Un dicrotisme exagéré du pouls, certaines mydriases précoces et persistantes, l'amoindrissement des réfléxes, un tympanisme intestinal prononcé sont des signes importants pour guider le praticien dans le choix et l'administration des bains froids. — Les contre-indications sont la tendance à la syncope dans l'état polysarcique; la congestion active du côté des organes de la respiration, un abaissement trop brusque et prolongé de la température.

En Allemagne nous voyons reparaître la question du traitement systématique par les bains froids en 1885. A la Société de médecine de Berlin (30 septembre, 14 octobre, 21 octobre) *Senator* faisait des restrictions relatives à l'abandon des autres thérapeutiques au profit de la méthode des bains froids systématique. Il faisait remarquer que, si depuis 20 ans la mortalité par fièvre typhoïde a diminué, ce n'est pas seulement à cause de la généralisation de cette méthode. L'usage du thermomètre s'est généralisé, et, en permettant le diagnostic plus précoce, a rendu aussi plus nombreuses les chances de guérison; le régime des malades, les conditions hygiéniques se sont améliorées. Les statistiques faites dans des conditions identiques, c'est-à-dire en un même lieu, en même temps et sur des malades de même ordre, peuvent seules prouver la supériorité d'une méthode.

Glaser (de Hambourg), opposant 800 malades traités par des bains froids à 800 malades du même hôpital traités par d'autres méthodes, a de part et d'autre une mortalité de 7 0/0.

La statistique de huit hôpitaux berlinois pour dix ans, 1874-1884, donne :

	Charité	Hopital Friedrick shain	Baraques à Morbis	H. Bethanien
Mortalité moyenne.........	16.4 %	19.8 %	15.2 %	13.7 %
— minima..........	11.5	10.4	9.5	7.4
— maxima..........	21.3	28.3	21.1	17.4

	H. Hedwige	H. Elisabeth	H. Augusta	H. Lazare
Mortalité moyenne.........	15.9 %	12.8 %	12.1 %	14.1 %
— mimima..........	7.7	7.3	7.1	3.6
— maxima..........	21.5	22.7	19.2	32.7

Il en découle une mortalité plus grande à Berlin que dans les autres villes. En éliminant les trois premiers hôpitaux, dont les malades appartiennent à la population la plus misérable, et qui pour cette raison ne peuvent être comparés aux autres, dans les cinq autres hôpitaux les résultats sont peu différents. Or dans aucun de ces hôpitaux le traitement par les bains froids n'a été pratiqué rigoureusement. C'est à Bethanien qu'il l'a été le plus, et cependant on n'a pas baigné pendant la nuit. Dans les autres les bains froids ont été employés modérément et concurremment avec les antipyrétiques.

A Augusta où se trouvait Senator aucun traitement méthodique n'a été institué, et cependant les résultats n'ont pas été pires : sur 512 malades, 63 ont succombé, 16 par hémorrhagies intestinales, 5 péritonites par perforation, 5 pneumonies, 2 érysipèles de la tête dont 1 avec méningite, 1 parotidite suppurée, 4 œdèmes glottiques, 5 phtisies, 5 pleuropneumonies, 5 gangrènes du bras par injection d'éther.

Senator montre que l'élévation de la température n'est pas à elle seule aussi importante que le croit Liebermeister. Wolkmann et Geuzner ont observé que, dans les fièvres aseptiques qui s'accompagnent de températures élevées, les malades sont peu incommodés; chez eux l'excrétion d'urée n'augmente pas, celle des chlorures ne diminue pas. Litten a cité des faits analogues.

D'ailleurs le bain froid n'agit que très accessoirement sur la température; il est beaucoup moins antipyrétique que l'antipyrine, la thalline, etc. Le bain froid est un puissant excitant du système nerveux; les malades reprennent connaissance dès qu'on les a mis dans l'eau et avant que leur température se soit abaissée. C'est sur la circulation et la respiration que l'eau froide agit d'abord; ce n'est qu'en troisième lieu et par leur réitération qu'ils impressionnent la température. Les autres grands avantages du bain sont d'obliger les malades à changer de position et d'assurer la propreté des téguments.

L'indication du bain froid doit être tirée de l'état général et non pas seulement de la température; il convient à ce que les anciens nommaient la « febris nervosa stupida »; le bain tiède, dont l'action est calmante, convient à la « febris nervosa versatilis ».

Il n'est nullement prouvé que les bains froids augmentent les hémorrhagies intestinales et les rechutes.

Senator combat le collapsus par les injections sous-cutanées d'huile camphrée (3 parties) et éthérée (1 partie); il emploie les lavements de vin rouge et dans les cas désespérés les injections de strychnine. Contre les hémorrhagies intestinales il emploie le sous-nitrate de bismuth à haute dose. Il oppose au hoquet le chloral et les injections de morphine; au météorisme le lavage de l'estomac.

En résumé, Senator ne croit pas les bains froids inefficaces, et ne veut nullement les rejeter ; mais il ne croit pas que la médication des symptômes donne des résultats plus mauvais.

Dans une discussion qui suivit, *Goldtammer* insista sur la difficulté qu'il y a à comparer les malades des divers hôpitaux; il faut distinguer les cas graves et les cas légers, tenir compte de la façon dont les soins hygiéniques ont été donnés, de la condition sociale des malades, distinguer les célibataires des gens mariés, ceux-ci n'entrant à l'hôpital qu'après avoir épuisé leurs ressources, de la grossesse, de la puerpéralité et de la lactation, de l'époque à laquelle est commencé le traitement, de l'âge (après 40 ans le pronostic est aggravé), de l'alcoolisme. Goldtammer rappelle que, dans l'armée allemande, la mortalité est tombée de 20 à 8 % depuis l'introduction des bains froids, tandis que, dans l'armée autrichienne, elle est de 26 %, dans l'armée italienne de 28 à 37 %, dans l'armée française de 36, 5 %. Ce médecin résume les avantages des bains froids : rareté des eschares, de la rétention d'urine, de l'amaigrissement marastique, excitation du système nerveux, de la respiration (qui, en empêchant l'hypostase, prévient la pneumonie), la persistance d'un certain degré d'appétence, la rapidité plus grande de la convalescence. Goldtammer emploie le bain à 24°, mais s'efforce d'individualiser le traitement autant que possible; la balnéothérapie demande beaucoup de tact et d'expérience.

En 1886, la question est agitée de nouveau. M. *Gutts-*

stadt (Soc. de méd. interne de Berlin, 11 janvier 1886) met en lumière l'influence des progrès de l'hygiène sur les résultats du traitement de la fièvre typhoïde ; il montre que la mortalité par cette maladie a diminué dans la plupart des villes parallèlement à l'établissement d'une canalisation pour les eaux d'égout et l'apport d'eau de source, la suppression des abattoirs privés, etc. — A ce propos de la diminution de la mortalité par fièvre typhoïde dans l'armée prussienne, M. *Villaret* fait observer que la statistique de celle-ci ne compte pas les officiers, tandis que ceux-ci sont comptés dans les chiffres des armées française, autrichienne, italienne, et il s'agit précisément d'un groupe de personnes plus âgées.

M. *Leyden* émet quelques restrictions au sujet des illusions qu'on s'était faites au moment de l'introduction de la méthode de Brand. Celui-ci disait qu'aucun typhique baigné dès le début ne devait plus succomber ; Liebermeister observa à Bâle une mortalité de 1 à 2 0/0. Ces résultats sont-ils accidentels ou résultent-ils d'erreurs de statistique ? Ayant lui-même appliqué le traitement par les bains froids, Leyden a abandonné tout à fait la méthode schématique. Il dit que l'emploi de cette méthode a beaucoup diminué dans les cliniques allemandes. Il n'y a que l'armée où elle est encore en vigueur et recommandée. On peut supposer, il est vrai, que cette méthode s'applique mieux aux individus jeunes et vigoureux et qu'elle n'exerce pas une bonne influence sur les personnes affaiblies. Si Fiedler (de Dresde) attribue la diminution de la mortalité typhique à ce que la maladie est devenue moins nocive, Senator y voit l'effet de l'amélioration de tous les soins en général, alimentation, hygiène, et non pas seulement la conséquence des méthodes antithermiques, et Leyden partage cet avis. Il constate que la plupart des médecins modifient le traitement suivant la période de la maladie, l'intensité de l'affection, et surtout la constitution du patient.

Gerhardt pense que les bains froids ont diminué la mortalité. Si Brand a exagéré les résultats de sa méthode, c'est que quiconque veut introduire une méthode nouvelle, doit la préconiser hautement, de tout son cœur, avec un zèle pour ainsi dire apostolique.

Frœntzel, qui appliquait les bains tempérés avant Brand, ce que faisait aussi Traube, a eu de mauvais résultats en appliquant la méthode exacte de Brand. Les cas les plus graves ne sont pas ceux qui s'accompagnent d'une température très élevée, mais le plus souvent ceux où la température est basse.

En France, nous pouvons relever la citation suivante, à peu près à la même époque, comme caractérisant l'opinion des esprits les moins hostiles au progrès et aux hardiesses thérapeutiques.

Suivant *Lépine* (1) le bain froid est surtout tonique, mais il n'arrête pas le processus typhique, n'empêche pas la production des complications ; il peut être, pour des causes diverses, inapplicable ; enfin il est des typhiques *réfractaires* à l'action bienfaisante de toute hydrothérapie. « Aussi prétendre, comme on l'a fait autrefois, que le bain froid employé dès le début guérit à coup sûr la fièvre typhoïde, c'est là une exagération aujourd'hui insoutenable. » Cette médication peut être insupportable à certains patients. Le bain tiède ou progressivement refroidi est antipyrétique, mais non tonique.

(1) *Sem. médicale*, 1887, p. 503.

Le 27 janvier 1888, la question était de nouveau portée à la Société des hôpitaux par M. *Juhel-Rénoy;* il disait avoir traité pendant la précédente année dans divers hôpitaux 42 typhiques (21 de chaque sexe) par le Brand dans toute sa rigueur : 14 cas très graves, 9 sévères, 10 moyens, 9 légers et un enfant de la ville. Il en a perdu 3 : mortalité de 6,98 %, voisine de celle de Brand 7,4 % et de Tripier-Bouveret 8,5 %. Une femme de 23 ans, entrée à l'hôpital le huitième jour, est morte le onzième avec de vastes ulcérations intestinales, un homme de 48 ans et un jeune absinthique (tous deux de perforation intestinale); il a baigné avec succès des femmes gravides (l'une a avorté, mais le travail était commencé avant le traitement); la péritonite et la perforation sont pour lui les seules contre-indications; il n'a jamais rencontré de résistance de la part des malades; la convalescence est abrégée, ce qui est une économie pour l'assistance publique.

M. *Dujardin-Beaumetz* lui rétorque que la méthode de Brand a été repoussée presque partout, malgré l'école allemande et celle de Lyon. Les bains froids augmentent les combustions organiques ; leur seul avantage est de soustraire de la chaleur, ce qui n'est qu'un des dangers et non le pire. Les statistiques de Bouchard et Pécholier sont aussi bonnes avec les bains tièdes. La méthode doit être employée dès le début ; or nous ne voyons guère les malades que vers le septième ou huitième jour. Le traitement est fort douloureux. Le bain froid, en augmentant la tension artérielle, expose le cœur dégénéré à la rupture. Les bains tièdes sont aussi toniques et sédatifs.

M. *Féréol* se déclare disposé à reprendre les expériences. M. *Hayem* dit qu'en l'absence du traitement spécifique on doit se contenter de moyens empiriques ou du traitement suivant les indications. La méthode de Brand est empirique, mais répond à deux indications habituelles, l'hyperthermie et l'adynamie. Cependant elle ne donne pas de meilleurs résultats que l'alcool, la quinine, les bains tièdes, les lotions froides et le drap mouillé.

Juhel-Rénoy affirme que le Brand a de nombreux partisans non seulement en Allemagne et à Lyon, mais en Suisse.

Le 9 mars, M. *Glénard* vint lire un travail où il indiquait les appropriations du bain froid à certains cas particuliers.

Aux enfants, bains 8 à 10 minutes à 20° ; aux plus petits, le drap mouillé renouvelé deux ou trois fois de suite.

Après cinquante ans, bains à 30°, refroidis graduellement jusqu'à 20°.

Ni la menstruation, ni la grossesse, ni l'état puerpéral ne sont des contre-indications, pas plus que les névroses convulsives, le rhumatisme ni la goutte.

L'obésité, qui assombrit toujours le pronostic, requiert le traitement dans toute sa rigueur.

Seule, la bronchite intense demande le bain chaud refroidi, comme la tuberculose. Dans les affections du cœur, on tâte la réaction du malade. Dans les formes anormales des surmenés, et sans hyperthermie, on donnera les bains froids de courte durée, suivis d'affusion et de frictions énergiques.

Le 23 mars, *M. Richard* cite une statistique de M. Viger (de Niort) : 2 décès sur 36 typhiques (mortalité 5, 5 %) ; mais, outre les bains froids, celui-ci avait employé la naphtaline et l'iodoforme. Richard, sur 76 typhiques, en a traité 38 sans les bains,

4 morts : mortalité 10 % ; et 38 avec les bains froids, 2 morts : mortalité 5, 25 % ; mais ceux-ci, dans la seconde moitié de l'épidémie où la mortalité est habituellement moindre.

L'amendement des symptômes nerveux est imputable à la diurèse, qui élimine plus vite les matières nocives et qu'accroît l'ingestion d'un verre d'eau froide dans le bain ; ni la bronchite, ni l'albuminurie ne sont des contre-indications. Si les hémorrhagies intestinales congestives du début se trouvent bien du bain froid, on ne peut être aussi affirmatif pour les tardives, ulcératrices. M. Richard a donné les bains de 15 minutes, de 18 à 20°, toutes les trois heures, si la température axillaire dépassait 38°,5 ; toutes les deux heures dans les cas graves ; de 11 heures du soir à 6 heures du matin, on suspendait le bain.

M. Richard a préféré réunir les typhoïdiques pour les baigner plus facilement. M. *Féréol* pense que la dissémination des malades dans plusieurs salles répartirait plus équitablement les fatigues du personnel.

Juhel-Rénoy préfère aussi le groupement. Il dit que les statistiques des partisans de Brand, réunies, donnent 20.000 cas avec une mortalité de 4 %.

M. *du Cazal* est partisan aussi du groupement ; il a eu les mêmes résultats que M. Richard dans l'épidémie de Clermont-Ferrand. Il croit que l'hémorrhagie intestinale n'est pas une contre-indication ; au contraire, le bain froid en est la meilleure médication ; il pense de même pour la pneumonie. *Juhel-Rénoy* croit aussi que les pneumonies sont trois ou quatre fois moins fréquentes par la méthode de Brand.

M. *Barth* pense tout autrement pour la pneumonie,

qui est un des périls de la méthode. Il a perdu ainsi un parent, chez lequel elle avait été appliquée avec un luxe de précautions impossible à réaliser dans un service hospitalier.

A partir de cette époque, un groupe peu nombreux, mais résolu, de défenseurs de la méthode de Brand s'est constitué dans la Société des Hôpitaux. Outre M. Juhel-Rénoy, nous voyons M. *Josias*, M. *Chauffard*, partisans du Brand systématique et sans contre-indication.

M. Chauffard même déclare que, dans certaines circonstances, la méthode de Brand n'est pas assez réfrigérante; il faut la *corser* : c'est 10 bains par 24 heures au lieu de 8, et d'une durée de 20 minutes au lieu de 15, qui peuvent seuls sauver les malades.

M. *Rendu*, plus réservé, se contente de dire que son impression personnelle est plutôt favorable à la méthode des bains froids, et qu'il croit cette opinion partagée par la majorité de ses collègues.

M. *Merklen*, chargé, comme rapporteur d'une commission nommée par la Société, de rechercher quelle a été la mortalité par fièvre typhoïde dans les hôpitaux de Paris en 1888 et 1889 suivant les traitements, apporte la statistique suivante (4 juillet 1890). 21 chefs de service ont fourni leur statistique à la commission. Le total représente 916 cas avec 114 décès, soit une mortalité de 12, 44 % ; — un peu inférieure à la statistique générale de tous les hôpitaux pour 1889 (2. 764 cas, 380 décès : mortalité 13, 50/0).

En groupant séparément les malades traités par les bains froids systématiquement et ceux qui l'ont été par des médications diverses, on obtient :

Traitement systématique par les bains froids

1888....	19 cas	0 décès	mortalité	0 %
1889....	263 »	28 »	» 10,64
Total...	282 cas	28 décès	mortalité	9,92 %

Traitement symptomatique

1888....	334 cas	52 décès	mortalité	15,56 %
1889....	529 »	70 »	» 13,23
Total...	863 cas	122 décès	mortalité	14,13 %

Mais si, dans le groupe des malades soumis au traitement symptomatique, on met à part ceux qui ont été traités par les antipyrétiques, les lotions froides et les toniques, dont la mortalité a été de 11, 97 %, et ceux qui ont été traités par la quinine et les bains tièdes, la mortalité de ceux-ci n'a été que de 7, 33 %.

Le 31 octobre 1890, M. *Juhel-Rénoy* apporte l'ensemble de sa statistique personnelle : 161 cas, 14 décès : mortalité 8, 69 %, et insiste sur l'analogie complète avec celle de MM. Bouveret et Tripier, à Lyon : 233 cas, 20 morts, mortalité 8, 5 %.

Continuant son enquête, dix–huit mois plus tard (17 juin 1892), il rapporte que, sur 80 médecins des hôpitaux de Paris auxquels il a demandé leurs statistiques, 40 lui ont répondu, et que ces 40 se répartissent ainsi :

13 hostiles à la méthode des bains froids : 175 cas, 25 décès : mortalité 14, 2 %.

9 partisans avec restriction, c'est-à-dire n'appliquant pas la méthode pure : 39 cas, 1 décès : mortalité 2, 56 % (ces derniers chiffres sont sans valeur, vu le trop petit nombre des cas).

2 partisans des bains tièdes progressivement refroidis avec antisepsie et quinine, méthode spéciale

de M. Bouchard dont la statistique est : 554 cas, 54 décès : mortalité 9, 74 %.

4 partisans du bain froid en théorie, mais n'étant appelés que rarement à traiter des typhiques par leur situation dans des hôpitaux spéciaux.

12 Brandistes : 492 cas, 40 décès : mortalité 8, 13 %.

Depuis lors la question a été plusieurs fois discutée au sein de la Société des Hôpitaux. Mais aucun argument nouveau n'a été apporté dans ces discussions pour ou contre la méthode des bains froids systématiques.

PROCÉDÉS DIVERS DE LA MÉTHODE RÉFRIGÉRANTE

Action de l'air froid. — Affusions. — Lotions. — Enveloppement. — Bains froids. — Bains mixtes. — Bains tièdes progressivement refroidis.

Réfrigération par l'air froid.

Sokoloff a expérimenté les *inhalations d'air froid*, en se basant sur ce qu'à l'hôpital militaire russe Krousnoselsky, les typhiques sous la tente, pendant les mois d'août et de septembre où la température nocturne descend à 6° et même 0°C, voient leur fièvre atténuée. Déjà Hahn, Rosenthal, P. Niemeyer, etc., avaient recommandé de ne pas couvrir les typhiques. Sokoloff a expérimenté sur 23 cas, dont 5 de la forme abortive, 18 de la forme moyenne, ou très grave; il a eu 3 décès). Avec l'inhalateur à air froid de Niemeyer il a pratiqué 510 inhalations (en moyenne 22 par malade, au minimum 6, au maximum 42). Une à trois séances par jour, durée 5 à 30 minutes; température — 2° R. à — 10°. L'abaissement de la température fébrile est moindre qu'avec le bain d'eau ou le bain d'air froid ; il a varié de 0°,2 à 1°,3. On n'obtient presque rien pendant les deux premières semaines. Une séance de cinq ou dix minutes est aussi efficace qu'une de vingt, parce que la fonction respiratoire diminue d'énergie au bout de ce temps ; la température de l'air n'a pas non plus une grande importance entre — 2° et 6°. L'excitation et la dépression nerveuses accentuées entravent l'effet antipyrétique. La respiration et le pouls diminuent de fréquence et augmentent d'ampleur ; les bronchites typhiques sont atténuées et abrégées. On peut conclure avec Manassein que ces résultats démontrent combien sont exagérées les craintes journellement exprimées au sujet du refroidissement des malades. Sprimon a proposé de remplacer l'appareil de Niemeyer par un masque de Waldenburg, prenant l'air au dehors au moyen d'un tube ajusté à la fenêtre (1).

Réfrigération par l'eau froide.

L'action de l'eau froide sur l'organisme peut être *antipyrétique, stimulante* ou *dérivative;* elle peut être les trois à la fois; elle peut être, plus ou moins, l'un des trois, suivant qu'on emploie tel ou tel procédé de réfrigération.

L'action antipyrétique s'exerce à la fois par soustraction de la chaleur fébrile, et probablement aussi par une diminution progressive de la calorification, qui résulte de la répétition du refroidissement à intervalles suffisamment rapprochés.

La stimulation est produite par l'impression du

____

(1) *Lond. Med. Rec.*, 1886, 29.

froid sur les téguments, dont les nerfs vont par voie réflexe modifier l'état des centres nerveux et des circulations viscérales.

L'action dérivative est le résultat des modifications que subit la circulation de la peau sous l'influence du froid : il y a d'abord un spasme des artérioles, puis une dilatation secondaire ; les alternatives de spasme et de dilatation rendent plus active la circulation dans la peau, qui rougit en se fluxionnant ; cette activité circulatoire dans la peau contribue à prévenir et à dissiper les stases sanguines dans les viscères.

Les partisans du *bain froid* estiment que, de tous les procédés hydrothérapiques, c'est lui seul qui possède et à un haut degré les trois actions antipyrétique, stimulante et dérivative.

En l'appliquant convenablement, c'est-à-dire en modifiant suivant les cas la température, la durée et la fréquence de l'immersion, on peut remplir la plupart des indications. (Bouveret et Tripier.)

Cela est possible ; mais, pour des raisons diverses, il peut être impraticable ou très difficile d'organiser ou de faire accepter les bains froids, quoi qu'en disent leurs partisans intransigeants. Devra-t-on pour cela se priver des bénéfices de la réfrigération ? Non, sans doute ; aussi convient-il de connaitre tous les moyens qui peuvent être employés et parmi lesquels on pourra choisir dans chaque circonstance le plus convenable et le plus pratique.

Ces moyens sont :

L'affusion froide ;

La lotion ;

Le lavement froid ;

L'enveloppement froid général ou partiel ;

L'application locale du froid (vessie de glace, appareils réfrigérants).

Le bain tiède.

Le bain tiède progressivement refroidi.

Affusion froide.

Le malade, complètement nu, est assis dans une baignoire ou une cuve vide. On lui verse en nappe, à l'aide d'un vase à large orifice, seau ou arrosoir, d'une hauteur de 50 centimètres à 1 mètre, sur la tête et les épaules, de l'eau à une température de 10 à 15°, pendant une durée de 2 à 5 minutes. On frictionne les membres et le thorax pendant que l'eau ruisselle sur le corps.

Plus l'eau est froide et.l'affusion courte, plus l'action stimulante est accentuée.

Une eau moins froide, une affusion plus prolongée donnent une action plutôt antipyrétique.

L'affusion finie, on essuie rapidement le malade avec un drap sec, on l'enveloppe dans une couverture, on le reporte dans son lit.

La moyenne de l'abaissement de température ne dépasserait pas 0°,57, d'après les recherches de Liebermeister ; mais son action perturbatrice, c'est-à-dire stimulante des centres nerveux, est considérable et elle peut rendre les plus signalés services contre l'ataxie et le coma.

Lotions.

Le malade peut être laissé au lit ou placé sur un lit voisin ; une toile cirée est glissée sous lui ; une grosse éponge, trempée, soit dans l'eau froide pure, soit dans l'eau additionnée de vinaigre, soit dans le

vinaigre aromatique pur (Jaccoud) et à peine exprimée, est passée rapidement sur tout le corps, excepté
sur le ventre, pendant 1 à 3 minutes, et même 5 à
10 minutes; la durée de la lotion accentue l'effet
antithermique. Ensuite le malade, essuyé à peine et
enveloppé dans une couverture, est replacé dans son
lit.

M. *Jaccoud*, principal partisan des lotions, en fait
pratiquer 2 à 10 par jour; il a constaté après chacune
d'elles un abaissement de 0°,6 à 1° de la température
prise dans l'aisselle; mais la température rectale
n'est abaissée que d'une façon insignifiante ou nulle.
L'avantage principal est de procurer un soulagement momentané au malade, en diminuant la sensation pénible que lui donne la chaleur sèche de sa
peau. Les malades y prennent généralement goût et
les réclament. Les lotions exercent une certaine stimulation sur le système nerveux et provoquent un peu
de diurèse; elles ont pour elles la facilité de leur application, et, comme les avantages légers qu'elles
donnent peuvent être souvent réitérés, elles constituent, en somme, un des bons moyens auxiliaires
de la médication réfrigérante en toute circonstance.

Lavement froid.

Indispensable dans toute fièvre typhoïde, une ou
deux fois par jour, pour assurer l'évacuation régulière du gros intestin et même de l'intestin grêle,
dont il éveille par voisinage le péristaltisme, le lavement froid a été employé comme procédé de réfrigération et même comme méthode de traitement de
la fièvre typhoïde en 1875 par *Folz* (de Lyon), qui
faisait donner, suivant l'intensité de la fièvre, un

lavement toutes les deux ou quatre heures, et, dans les cas graves, des lavements coup sur coup. La quantité d'eau doit être d'un litre au moins pour un adulte, à la température de 10, 15 ou 20°. On l'administre avec un irrigateur Eguisier ou un siphon.

L'abaissement thermique général, constaté par la thermométrie buccale ou axillaire, ne dépasse pas de 0°,1 à 0°,5 (Brand).

Le lavement rend surtout le service d'augmenter a diurèse, quand cela est nécessaire; il y a donc avantage à le réitérer dans les cas où la fonction rénale est insuffisante. Il est encore utile dans les cas de tympanite par parésie intestinale. Par contre, il doit être donné plus rarement et avec prudence dans les cas où il y a lieu de soupçonner de la péritonite ou une ulcération profonde, à cause des contractions intestinales qu'il détermine et qui seraient dangereuses dans ces cas.

Enveloppement froid.

Drap mouillé. — On trempe dans l'eau à 10° ou 15° et on exprime modérément un drap plié en deux ou en quatre; on l'étend sur une couverture de laine qui doit le dépasser surtout du côté des pieds. Le malade nu est placé au milieu du drap, dont on l'enveloppe, en exceptant la tête et les pieds, mais en interposant le drap mouillé entre les cuisses ainsi qu'entre les bras et le tronc, pour augmenter la surface de refroidissement; la couverture de laine est roulée par-dessus le drap et autour des pieds. On laisse ainsi le patient huit à dix minutes; puis on renouvelle aussitôt l'enveloppement, soit en le transportant sur un autre lit où a été préparé un autre drap mouillé, également doublé d'une couverture de laine, ou bien, sans déplacer le malade, on glisse sous lui le nouveau drap mouillé à la place de celui qui s'est réchauffé.

On peut renouveler huit à dix fois de suite ces enveloppements.

Le drap mouillé est stimulant, moins rapidement et moins énergiquement pourtant que l'affusion ; son action antithermique est moindre que celle du bain froid, mais il offre le grand avantage d'obtenir la continuité de la réfrigération (Bouveret et Tripier) ; il est surtout puissamment diurétique (Rendu) et vraiment sédatif des accidents nerveux ataxiques (jactitation, délire actif, convulsions).

Il faut reconnaitre qu'il n'est pas d'une application plus facile que le bain froid, hormis le cas où on n'a ni baignoire ni quantité d'eau suffisante ; il exige plusieurs aides, beaucoup de temps et beaucoup de linge, et fatigue autant le malade que le bain : car il nécessite autant de déplacements.

Il est précieux chez les enfants (Liebermeister) qui sont plus faciles à manier, s'en effrayent moins que du bain et qui, se refroidissant plus vite que l'adulte, sont exposés quelquefois au collapsus par le grand bain froid.

On peut obtenir un abaissement de 1° à 1°,5 par un enveloppement dans le drap mouillé prolongé pendant une heure.

Les Brandistes l'associent aux bains froids en l'appliquant dans l'intervalle de ceux-ci, quand, même refroidis à 18 et 15° et prolongés pendant plus d'une demi-heure, ils ne donnent que des abaissements insignifiants ou trop peu durables de la température.

Application froide locale.

On emploie les *compresses imbibées d'eau froide* et renouvelées toutes les cinq ou dix minutes, soit sur l'abdomen, soit sur le thorax, soit autour de la tête. Leur action est très utile, à la condition qu'elles soient régulièrement renouvelées sans trêve ; elles n'agissent guère comme antithermique général, mais elles ont, je crois, une action révulsive locale qui n'est pas sans utilité : placées sur l'abdomen, elles préviennent et combattent le météorisme et la rétention d'urine ; autour du thorax, elles sont utiles contre la stase pulmonaire et certaines autres complications thoraciques, où l'élément fluxionnaire joue un rôle (bronchites et broncho-pneumonies).

L'application d'une *vessie de glace* sur le thorax et l'abdomen, qui a été proposée par Tiegel comme antithermique général dans la fièvre typhoïde, me paraît surtout être utilisable contre certains accidents locaux : sur l'abdomen, en cas d'hémorrhagie intestinale, de péritonite ou de météorisme excessif ; sur l'épigastre dans les vomissements incoercibles ; sur le crâne, dans le délire qui ne cède pas au bain ou au drap mouillé ; sur la région précordiale, dans la péricardite et certaines tachycardies.

Leube, en 1870, avait fait coucher sur un *matelas de caoutchouc contenant un mélange réfrigérant* composé de sel et de glace pilée, des typhiques ayant une répugnance insurmontable pour les bains, et avait obtenu des abaissements de 1 à 2° dans le rectum.

On a inventé d'ingénieux *appareils à circulation d'eau froide*.

Celui de M. *Clément* est une ceinture de caoutchouc dans laquelle, à l'aide d'un système de tubes munis de robinets, on établit un courant d'eau froide plus ou moins rapide. Cette ceinture, qui enveloppe seulement le tronc du malade, peut être appliquée une demi-heure, une heure ou davantage, plus ou moins fréquemment suivant l'intensité de la fièvre; l'appareil a l'inconvénient d'être coûteux, on ne se le procure qu'au bout d'un certain temps; il est peu antithermique et ne paraît pas beaucoup moins pénible à beaucoup de malades que le bain froid.

L'appareil de M. *Dumontpallier* est plus compliqué, mais permet d'obtenir une réfrigération lente progressive et de doser le refroidissement obtenu. Une double enveloppe de toile en forme de ceinture, ou plutôt de sac, peut recevoir le corps tout entier, sauf la tête et les pieds. Les deux parois de l'enveloppe sont réunies par des piqûres rangées en séries parallèles, de telle façon qu'un tube de caoutchouc, long de 40 mètres et d'un diamètre intérieur d'un centimètre et demi, parcourt, en se contournant un grand nombre de fois, tous les espaces laissés libres entre les piqûres. Des tubes munis de robinet permettent de régler la circulation d'eau froide dans l'appareil; des thermomètres placés à l'entrée et à la sortie du courant d'eau en donnent la température. Cet appareil est passible des mêmes objections que le précédent au point de vue de la thérapeutique pratique; il a surtout permis d'étudier physiologiquement la fièvre et la réfrigération.

Bains froids.

Les bains ne sont considérés comme *froids* qu'au-dessous de 25° par les partisans de la méthode réfrigérante; ils sont dits *frais* de 25 à 30°, et ils sont *tièdes* de 30 à 35°.

Il est évident que cette classification est assez arbitraire et que, comme le disait M. Tenneson à la Société des hôpitaux en 1882, si avec la définition vulgaire un bain tiède est celui qui procure une sensation agréable, un bain à 28° peut bien être qualifié de froid par un patient dont le corps est à 40°. Quoi qu'il en soit, pour ne pas compliquer davantage une question qui n'est déjà pas des plus simples. conservons les dénominations usitées.

On compte quatre principales manières d'administrer les bains froids :

La première méthode de Brand,

Celle de Jurgensen,

Celle de Liebermeister,

La seconde méthode de Brand.

1° *Première méthode de Brand.*

Brand, dans ses premiers essais, nous l'avons dit en exposant l'historique de la question, avait utilisé tous les procédés hydrothérapiques. Toutefois il employait surtout le *demi-bain frais avec affusion froide*, qui fut longtemps connu en Allemagne sous le nom de *bain de Brand*. Dans une baignoire on préparait de l'eau à 23° Réaumur, ce qui fait un peu plus de 28° centigrades (28°, 75), en quantité telle que le malade n'eût guère d'eau que jusqu'à la ceinture. Après avoir mouillé tout le corps du malade avec de l'eau froide pour empêcher le saisissement, on le plaçait dans la baignoire, et on lui faisait aussitôt une affusion sur la partie supérieure du corps avec un demi-seau d'eau à 15° ou 17°. Pendant cette affusion trois personnes doivent frictionner vivement avec les mains le tronc et surtout les extrémités. De 2 en 2 minutes on renouvelait cette affusion pendant 10 minutes, et pour terminer on ajoutait dans la baignoire une certaine quantité d'eau à 12° pour refroidir le bain, avant d'en retirer le malade qui, à peine essuyé, était replacé dans son lit, les jambes seulement entourées d'une couverture de laine, le reste du corps couvert en été d'un simple drap, en hiver d'un drap et d'une couverture.

Trois ou quatre heures après, on donnait au malade une affusion froide dans une baignoire vide pendant 5 minutes.

Entre les bains et les affusions, on administrait des boissons froides, on faisait quelques lotions et on appliquait sur le thorax et l'abdomen de grandes compresses imbibées d'eau froide et renouvelées au moins tous les quarts d'heure.

Le demi-bain avec affusion n'était commencé que quand le diagnostic était ferme.

Dans la période intermédiaire entre le début de la fièvre et la confirmation du diagnostic, Brand faisait pratiquer l'enveloppement dans le drap mouillé deux fois par jour et les compresses en permanence.

Tel était son traitement pour la fièvre typhoïde à évolution régulière (*typhus normal*).

Dans les fièvres compliquées (qu'il appelle *dégénérées*) il conseillait les procédés suivants.

En cas d'adynamie profonde, il faisait commencer par des lotions et des compresses froides ; dès que la faiblesse était un peu moindre, on mettait le malade encore inconscient dans un bain à 28°, pendant lequel on lui versait sur la tête de l'eau de plus en plus froide.

En cas de coma persistant, on faisait des affusions

froides prolongées sur la tête, sans retirer le malade
du lit, et des frictions humides sur les membres inférieurs, puis on l'enveloppait dans une couverture
de laine ou une pièce de flanelle mouillée d'eau
chaude.

Le traitement se continuait par le demi-bain tiède
avec affusions froides.

Ces procédés paraissent encore les plus convenables à MM. Bouveret et Tripier « pour les fièvres
déjà très avancées dans leur évolution, en cas de
dépression profonde des centres nerveux et avec
grand affaiblissement du cœur ».

2° *Méthode de Jurgensen.*

En 1866, Jurgensen proposait, pour simplifier la
médication réfrigérante, de supprimer les lotions et
les compresses et de substituer au demi-bain tiède
avec affusion le grand bain froid, déja employé, pa-
raît-il, à Kiel par Bartels.

Jurgensen formula la nécessité de prendre la température rectale toutes les 2 heures ou toutes les
4 heures, suivant la gravité du cas, et de donner un
bain froid toutes les fois que cette température atteint
ou dépasse 40°. Le malade pouvait ainsi prendre
dans les cas graves jusqu'à 12 bains par 24 heures.
La température de l'eau était d'environ 10°, telle
qu'elle sort des puits ou des robinets ; la durée du
bain variait de 5 à 15 minutes. Jurgensen associait
la quinine au bain froid.

Bouveret et Tripier critiquent cette méthode, parce
que les bains sont trop fréquemment répétés et trop
froids, et qu'il leur semble imprudent de laisser la
température s'élever jusqu'à 40° avant de commencer
à la combattre.

3° *Méthode de Liebermeister.*

Liebermeister, en 1868, à Bâle, préconise une méthode réfrigérante dans laquelle le malade, dès que sa température atteint 39° C, est placé dans un bain à 22°, qu'on refroidit graduellement jusqu'à 16°. On l'y laisse tant qu'il s'y trouve agréablement, c'est-à-dire en général de 10 à 20 minutes.

Le nombre des bains donnés chaque jour varie suivant la marche de la température du malade; il peut-être de 12 et même davantage. En moyenne, un typhique en prenait 60, il en a pris quelquefois 200.

La réfrigération immédiate obtenue par ces bains est à peine d'un degré; mais Liebermeister recherchait moins la soustraction physique du calorique que la rémission de la fièvre, obtenue secondairement par effet physiologique.

4° *Deuxième méthode de Brand.*

Cette méthode est celle à laquelle sont aujourd'hui ralliés à peu près tous les partisans de la réfrigération systématique; nous allons l'exposer d'après le livre le plus récent qui ait été écrit en France sur la question par l'un des apôtres les plus résolus de la méthode, notre si regretté collègue Juhel-Rénoy. Pourquoi faut-il que l'application de cette méthode, en laquelle il avait une absolue confiance, n'ait pu l'empêcher de succomber lui-même dans la pleine vigueur de son rare talent?

Les quelques modifications de détails que Juhel-Rénoy a pu apporter à la stricte pratique de Brand seront indiquées chemin faisant.

Voici quelle doit être, d'après Juhel-Rénoy, la technique du traitement d'une fièvre typhoïde simple par le bain froid.

Baignoire. — On choisit une baignoire assez grande pour n'être qu'à moitié pleine d'eau quand le malade assis est immergé jusqu'au cou, parce qu'il faut pouvoir pendant le bain pratiquer les affusions sur la tête sans amener le débordement. Il ne faut pas employer le fond de bain, dont les plis peuvent à la longue excorier le tégument et favoriser quelque infection par une fissure épidermique.

La baignoire est placée près du lit, derrière un paravent destiné à mettre le malade à l'abri des courants d'air et à lui dissimuler les préparatifs du bain, capables de l'impressionner, s'il est pusillanime.

Dans un hôpital chaque typhique doit avoir sa baignoire autant que possible. En tout cas jamais on ne baignera deux typhiques successivement dans la même eau.

Eau. — L'eau sera aussi limpide que possible, eau de source et non de rivière. Si on suspecte sa pureté, on la fera d'abord bouillir ou on y ajoutera un antiseptique (acide borique, borate de soude, naphtol) pour prévenir l'infection exogène par les staphylocoques pyogènes, souvent contenus dans l'eau (Chauffard). Si le malade présente quelque pustule d'acné ouverte ou autre excoriation épidermique, on ajoutera 40 à 50 grammes de naphtol. Elle sera changée au moins une fois chaque jour, et plusieurs fois si les déjections l'ont souillée.

Température. — La température devrait être de 8° à 15° (bains très froids) pour Jurgensen, Bartels, Heubner), — de 15 à 20° (moyenne 18°) pour Brand. Cette température de 18° est aussi celle que préfère

Juhel-Rénoy ; il admet cependant que, chez un grand nombre de malades, le premier bain soit donné à 22° ; mais la température des suivants serait chaque fois abaissée de 1°, de manière à n'être qu'à 18° au bout de 24 heures. Il insiste d'ailleurs sur cette idée que, pour fixer la fraîcheur du bain, il faut se guider d'après l'état du système nerveux et du pouls et surtout d'après la résistance du malade à la réfrigération ; autrement dit, ce n'est pas la température du malade avant le premier bain qui doit les régler tous dans la suite, mais c'est la température constatée après un bain qui doit faire modifier celle du bain suivant : quand la réfrigération obtenue par un bain ne sera pas de 1° environ, la température du bain suivant devra être abaissée pour être ramenée aux environs de 15°.

Durée. — La durée du bain sera également fixée d'après la résistance fébrile. L'effet utile du bain ne commence à se produire que quand éclate un grand frisson, en général entre 9 et 12 minutes. Il sera souvent bon de laisser ce frisson se prolonger quelques minutes, parce que plus le frisson est long, plus le refroidissement est prononcé (Glénard).

La durée moyenne du bain à 18° est de 10 à 15 minutes au commencement de la maladie, et Juhel-Rénoy donne la formule suivante comme applicable à un nombre considérable de cas : « Chaque 3 heures, si le malade a 39° rectal, le baigner durant un quart d'heure dans l'eau à 18°. »

Thermométrie. — Le rôle si important que joue la thermométrie dans le traitement justifie les préceptes suivants de notre judicieux collègue :

Nous devons mettre entre les mains des gardes-malades un bon thermomètre, c'est-à-dire, vérifié de temps en temps par comparaison avec le nôtre :

thermomètre à maxima pour que la lecture puisse en être faite autrement qu'en se penchant sur le malade. Il faut prendre la température *rectale*, qui est obtenue en 4 ou 5 minutes. Fiedler et Hartenstein ont montré que, après le bain, la température rectale est plus élevée que l'axillaire; c'est le contraire 30 minutes après le bain et pendant trois quarts d'heure.

Les températures doivent être relevées toutes les trois heures, — toutes les deux heures dans les cas graves.

La température après le bain ne doit être prise que dix minutes au plus tôt après la sortie, mais pas plus de trente minutes après.

Pour éviter l'irritation de l'anus, que pourrait causer l'introduction si fréquente du thermomètre, il faut que la cuvette de celui-ci soit petite, ronde, absolument mousse, qu'il séjourne constamment dans une solution antiseptique (vaseline au bichlorure), dont on le retire seulement au moment de s'en servir, pour l'essuyer avec un tampon d'ouate aseptique, enduire la cuvette de vaseline stérilisée, et l'introduire avec lenteur et douceur, jusqu'à ce que la cuvette ait disparu derrière le sphincter. La personne qui l'introduit doit le maintenir pendant trois minutes pour éviter qu'il soit brisé par un mouvement du malade.

La température est lue, inscrite aussitôt sur la courbe, le thermomètre essuyé, et, après qu'on a fait redescendre la colonne mercurielle, replacé dans la solution antiseptique.

Le médecin doit contrôler de temps en temps les températures prises par l'entourage, en les prenant lui-même à l'improviste.

Pour les médecins qui exercent dans des milieux illettrés, la rougeur de la joue, indiquée par Brand, peut être donnée à l'entourage comme le signal de la nécessité d'un bain. Juhel-Rénoy dit qu'en pareil cas le médecin peut encore, sans le secours des indications thermométriques, obtenir une cure hydrothérapique régulière en prescrivant, au début et pendant 4 à 5 jours, 8 bains par 24 heures; puis, vers le sixième jour, supprimant un ou deux bains du matin; à une période plus avancée, si la fièvre est intense, maintenir et même accentuer le traitement méthodique.

Les températures avant et après les bains seront inscrites sur des feuilles différentes, si les infirmiers sont peu exercés ou peu intelligents; dans les milieux éclairés et à l'hôpital il est préférable d'inscrire les deux tracés superposés sur la même feuille. On inscrira aussi la courbe de la quantité totale des urines de 24 heures recueillie dans un bocal gradué, et les variations de l'urée, si possible.

Précautions à prendre.

Préparation du malade.

AVANT LE BAIN. — Le malade, qui, pendant toute la période fébrile, ne doit être vêtu que d'une chemise, est dépouillé de celle-ci.

Si c'est un homme, les cheveux ont été tondus; si c'est une femme, les cheveux nattés et roulés en chignon sont relevés sur le sommet de la tête.

Pour éviter l'impression si pénible de l'immersion brusque, on asperge avant le premier bain la figure et la poitrine d'eau plus froide que celle du bain.

Transport dans le bain. — Le malade peut s'y rendre lui-même, appuyé sur son infirmier; s'il est trop faible, ou récalcitrant, mais pas trop pesant, on le porte; sinon, on l'assoit dans un fauteuil et on le roule jusqu'à la baignoire ; on l'aide à y entrer, ou bien on l'y dépose aussi doucement que possible.

Le médecin, *qui doit toujours présider à ce premier bain*, s'efforce de rassurer alors le patient, dont le visage trahit l'anxiété, si même il ne crie pas, l'exhorter à la patience en lui expliquant la nécessité du bain s'il veut guérir, puis lui fait boire un verre d'eau, de limonade, de grog ou de lait froid.

PENDANT LE BAIN. — On fait une *affusion*, après avoir roulé une compresse au-dessus du front pour empêcher l'eau de ruisseler dans les yeux. On peut dans les cas simples employer pour faire l'affusion l'eau du bain, recueillie avec un arrosoir ou tout autre récipient à petite ouverture, et versée d'une faible hauteur, lentement, mais d'une façon continue sur toute la région de la nuque. Dans les cas sévères, l'eau doit être à 10°. Juhel-Rénoy, comme Brand, prescrit toutes les cinq minutes une affusion de 2 minutes, au début, au milieu et à la fin du bain.

Tripier et Bouveret préfèrent l'affusion continue.

Il est *très utile* (Juhel-Rénoy, Brand et Vogt) que pendant toute la durée du bain un infirmier frotte vivement avec une grosse éponge tout le corps, sauf l'abdomen, pour activer la circulation périphérique et atténuer l'impression du froid.

Une ou deux minutes après le premier grand frisson dans les cas simples, le malade prend de nouveau quelques gorgées de vin ou de cognac ; puis il sort ou on le retire du bain pour le placer sur un lit, où on a étendu un drap sec et un peu chaud, dans lequel on l'enveloppe après l'avoir essuyé rapidement sans toucher l'abdomen.

APRÈS LE BAIN. — Les membres inférieurs dans une couverture de laine et une boule d'eau chaude aux pieds, le malade doit continuer à frissonner de quelques minutes à une demi-heure, dans le décubitus latéral, qui prévient la stase pulmonaire et facilite l'exploration thermométrique. Celle-ci est faite un quart d'heure après le bain ; à ce moment le malade, ne percevant plus le froid, goûte un mieux-être, boit volontiers ; on lui passe sa chemise et souvent il s'endort.

Dans la pratique de Brand, le malade doit conserver entre les bains, au devant du thorax, sur les côtés et sur l'abdomen, de grandes compresses froides, c'est-à-dire une serviette trempée dans l'eau à 10° et renouvelée toutes les cinq ou dix minutes, à moins qu'il ne dorme paisiblement. Ces compresses, critiquées par Jurgensen, sont considérées par Juhel-Rénoy comme d'une utilité indéniable, mais non indispensables, et d'une pratique difficile à l'hôpital avec un personnel restreint et déjà si occupé.

Les bains doivent être continués jusqu'à la guérison certaine, si on ne veut pas exposer le malade à « perdre en quelques heures le bénéfice du traitement suivi ».

Modifications à la formule balnéaire suivant les cas.

Le schéma ci-après du traitement hydrothérapique est modifié suivant les cas, et Juhel-Rénoy divise à ce point de vue les fièvres typhoïdes en légères, moyennes, sévères et très graves ; chacun de ces groupes réclame une balnéation appropriée.

Ainsi, dans une fièvre *légère*, la formule est bain et affusion à 18° toutes les trois heures, tant que le malade est à 39° ; au bout de 15 à 30 bains répartis en 5 à 6 jours, l'apyrexie se déclare, et le malade guérit en 8 à 10 jours sans alcool.

Tracé indiquant les abaissements thermiques produits par les bains froids suivant le moment de la journée et suivant l'époque plus ou moins avancée de la fièvre.

FORME LÉGÈRE

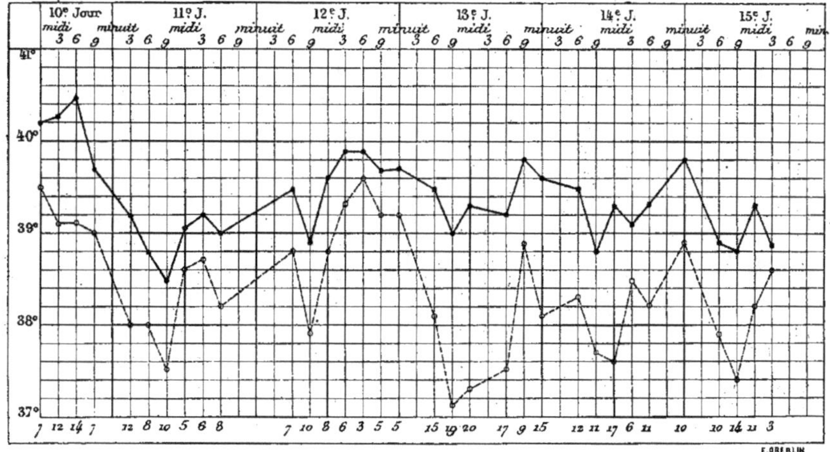

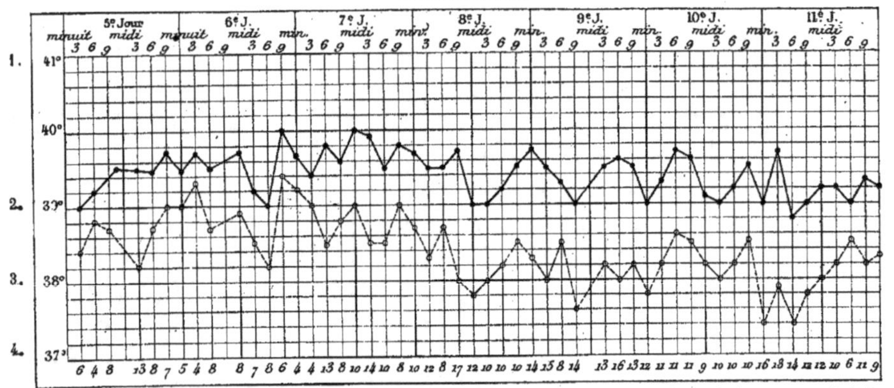

La courbe supérieure est formée des températures maxima, c'est-à-dire relevées toutes les trois heures avant le bain. La courbe inférieure représente les températures minima, c'est-à-dire relevées dix à quinze minutes après chaque bain, au bas de chaque ligne verticale indiquant l'heure du bain.

1. Heures des bains. — 2. Températures avant le bain. — 3. Températures 10 à 15 minutes après chaque bain. — 4. Abaissements thermiques exprimés en dixièmes de degrés.

Dans les fièvres *moyennes*, la formule est la même ; il y a lieu de donner de petites quantités d'alcool, et la guérison s'opère avec 40 à 60 bains.

Dans les cas *sévères*, c'est-à-dire ceux où l'hyperpyrexie est continue, malgré la réfrigération ordinaire, où le cœur est faible et le pouls accéléré, où l'urination est insuffisante, les poumons encombrés et l'adynamie croissante, pour « corser la réfrigération », suivant l'expression de Chauffard, on donne les bains à températures successivement décroissantes, de 26° à 18° en diminuant de 2° chacun d'eux, et la durée n'étant que de 8 à 10 minutes. Puis on abaisse les suivants à 15° avec affusion froide de 8 à 10°, massage et frictions énergiques sous l'eau pendant toute la durée du bain. Les compresses réfrigérantes thoraciques et abdominales sont indispensables.

L'alcool est donné à hautes doses : 100 à 120 gr. On donne hâtivement les purées, les œufs, le laitage.

A la moindre aggravation, même bain toutes les deux heures ; vessie de glace sur la région précordiale, si le cœur faiblit.

Dans les *formes malignes* ou *compliquées*, premier bain à 6° au-dessous de la température du malade, en les ramenant progressivement à 27° ou 28° par des affusions froides continues à 8 ou 10° ; massages sous l'eau. Mais, si la cyanose apparaît, on retire le malade du bain et on le frictionne. Les bains sont donnés toutes les deux heures ; dans les intervalles, les compresses réfrigérantes sont permanentes et renouvelées souvent. On ne se base plus dans ces formes sur la température pour donner le bain, mais sur l'état général, l'intensité du délire, la faiblesse du pouls.

La technique recommandée dans toutes les *formes adynamiques* est le demi-bain à 26 ou 28°, avec affusion de Currie à 8 ou 10° pendant 4 ou 5 minutes, et massage pendant tout ce temps.

Vins capiteux et riches en alcool (champagne, malaga, porto, bourgogne); lait, bouillon et œufs.

Injections sous-cutanées, matin et soir, de 0 gr. 05 à 0 gr. 15 de sulfate de spartéine, de 1 gr. 50 à 2 grammes de caféine, de 2 à 3 seringues de Pravaz d'éther et d'huile camphrée.

Dans l'intervalle des bains, on localise plus particulièrement l'action du froid sur telle ou telle région, suivant l'existence de telle complication viscérale : glace sur le cœur (parésie cardiaque), sur la poitrine (pneumonie, hypostase), sur la tête (délire et convulsions).

Cette médication intensive n'est que temporaire; si les accidents menaçants se dissipent, on revient à la formule ordinaire.

Juhel-Rénoy reconnaît que des fièvres, quoique normales au début et traitées régulièrement par le Brand, peuvent, *par exception*, devenir très graves; il ajoute que ce sont des cas où le traitement a été commencé tardivement, où la réfrigération n'a pas été assez active, où le patient était surmené ou alcoolique. A ces cas il conseille d'opposer également le traitement le plus actif, les réfrigérations intensives et courtes.

Les avantages du traitement hydrothérapique hâtivement institué sont, suivant Juhel-Rénoy, la disparition ou l'absence du facies typhique, la langue humide, l'absence de toux, de faiblesse cardiaque, de diarrhée profuse et de météorisme; la symptomatologie est réduite à la fièvre, que le bain modère d'ailleurs.

Mais le plus grand bénéfice du bain froid paraît être la diurèse considérable, plusieurs litres par 24 heures, malgré des températures de 40° et plus, diurèse qui entraîne les déchets toxiques. Roque et Weill ont montré que « dans la période d'état d'une fièvre typhoïde traitée par les bains froids, le coefficient urotoxique devient cinq à six fois plus considérable qu'à l'état normal. Cette hypertoxicité décroît à mesure que les symptômes généraux s'amendent et que la température diminue, si bien que, l'apyrexie et la convalescence survenant, l'élimination des toxines est terminée, et le coefficient redevient normal ».

L'eau froide exerce encore une action stimulante et tonique, et une action sédative sur les accidents ataxiques.

Bains tièdes à température constante.

Employés par *Dance* (1831) vers la fin de la maladie et pour favoriser la convalescence en rétablissant les fonctions de la peau, ils sont défendus par *Hervieux* (1848) qui, dans un article des *Archives de Médecine*, tend à les ériger en méthode générale, « comme on l'a fait pour les évacuations sanguines, les purgatifs, les toniques. En effet, un agent thérapeutique qui a le pouvoir de calmer la chaleur irritante dont la peau devient le siège, de rendre à cette membrane ses qualités normales et la régularité de ses fonctions, d'apaiser l'ardeur de la soif, de faire subir au pouls des modifications toujours avantageuses, peut déjà être considéré comme agent modérateur de la fièvre. Si l'on se rappelle, en outre, son heureuse influence sur l'état de la langue, sur l'état du ventre et sur la céphalalgie; si, enfin, on a présents à l'esprit les résultats relatifs à la durée et à la terminaison de la maladie que nous venons d'indiquer, on ne sera probablement pas éloigné de croire qu'un remède qui réunit tant d'indications, prudemment administré, mériterait bien d'être placé sur le même rang que « tant de médications qui sont considérées chacune en particulier par son auteur comme devant constituer la base du traitement ».

Rayer employait les bains tièdes dans la fièvre typhoïde rarement au delà du deuxième septénaire, et même dans le premier septénaire seulement pour les cas bénins. Le bain était quotidien dans les cas graves et durait d'une heure à une heure et demie ; il était donné tous les deux jours seulement en général.

En 1867, *Obernier*, à Bonn, donnait un bain de 36° à 30°, en moyenne 33°; c'est-à-dire que, dès que la température rectale atteignait 39°, le bain était donné à environ 6° au-dessous de celle-ci. Le bain était de 30 minutes, et la température du typhisant s'abaissait de 1°,9, en moyenne de 1°,3; après un bain d'une heure, elle avait baissé une fois de 2°,7. Quelquefois on avait constaté une *élévation* de 0°,3 dans un bain.

M. Dujardin-Beaumetz, en 1874, donnait tous les jours ou tous les deux jours un bain de 25 à 30 minutes de 32° à 35°.

Afanasieff, en 1882, donnait deux bains de 3 heures chaque jour de 31 à 35° et obtenait des abaissements thermiques de 2° à 2°,5.

Riess, à Berlin en 1886, imaginait le *bain tiède continu pendant un ou plusieurs jours de suite*. L'eau était à 31°, quelquefois plus fraîche quand la température ne s'abaissait pas assez vite. Le malade était suspendu dans le bain par un drap arrangé en forme de hamac. Ce traitement était commencé du troisième au douzième jour.

Après un premier bain de 24 heures, si la température rectale est tombée au-dessous de 37°,4, le malade est replacé dans son lit, mais remis au bain quand sa température rectale est remontée à 38°,6.

Le malade est resté de 7 à 38 jours, en moyenne 18 jours, dans le bain pendant la fièvre.

La mortalité par cette méthode fut 6, 2 °/₀ sur 48 malades traités.

Bains mixtes.

Bains tièdes à température décroissante.

Von Ziemssem, dès 1866, mettait en pratique à Erlangen la méthode des BAINS MIXTES, c'est-à-dire *chauds ou tièdes progressivement convertis en bains frais ou froids.*

La température initiale du bain est de 5° ou 6° inférieure à celle du rectum du malade.

Celui-ci, étant placé dans l'eau, est frictionné légèrement par la main d'un des aides.

On ajoute progressivement de l'eau froide, de manière que le bain soit à 20° au bout de 10 à 15 minutes.

Le malade est laissé dans le bain de 20 à 30 minutes, puis transporté dans un lit chaud et bien couvert.

La température, prise une heure après le bain, est souvent abaissée de 1°,4.

Quand la température rectale du malade est remontée à 39°5, on donne un nouveau bain.

Le nombre des bains quotidiens est de 4 ou 5 pendant les premiers jours, de 2 ou 3 les jours suivants.

Les heures choisies pour les bains sont, dans les quinze premiers jours : 6 heures et 10 heures du matin, 1 heure et 6 heures du soir. Dans les cas graves, deux autres sont donnés, l'un à 9 heures du soir, l'autre à 1 heure du matin, si l'agitation augmente vers minuit.

Dans le troisième ou le quatrième septénaire, suivant la gravité des cas, on peut supprimer successivement les bains de la nuit ou du matin ; enfin ceux de l'après-midi.

Les heures que l'auteur a choisies pour donner les bains sont celles de la défervescence normale de la fièvre, afin d'accroître plus facilement la réfrigération.

Les avantages que von Ziemssen revendiquait pour sa méthode étaient de changer les conditions de la fièvre et d'abréger sa durée, de soustraire une plus grande quantité de calorique, de permettre au malade de mieux supporter le refroidissement, d'impressionner moins l'entourage que l'emploi de l'eau froide.

Collie (1872), à Londres, donnait des bains à 32° qu'on abaissait à 15° en 20 minutes.

Bradbury appliquait à la même date la méthode de Ziemssen en commençant à 7° au-dessous de la température du malade.

Edes, à Boston, en 1875, employait des bains à 37°,7 abaissés graduellement à 26° ou 21°.

Ord, en 1880, donne toutes les 4 ou 5 heures un bain à 35°, abaissé en 20 minutes à 24°. Il dit avoir obtenu des abaissements thermiques de 2°,8 et 2°,9 et même, dans le troisième septénaire, de 3°,3 et de 4°,4.

R. Shider (à Fribourg-en-Brisgau) avec les bains progressivement refroidis de 25° à 30° chez les hommes, de 27° à 20° chez les femmes, n'a eu qu'une mortalité de 9,67 0/0 sur 341 cas, de 1882 à 1887.

Bains tièdes très lentement refroidis, tout en restant tièdes,

Une place à part doit être réservée dans cette étude à une méthode de balnéothérapie inaugurée par M. Bouchard.

La raison qui a décidé mon maître à la substituer aux méthodes réfrigérantes antérieures est l'analyse de plusieurs critiques fortement motivées, qui ont été dirigées de tout temps contre elles.

Dans le bain froid il y a d'abord pour le patient une impression initiale vraiment douloureuse, qui se renouvelle à chaque bain et qui est précédée de l'angoisse causée par le souvenir des souffrances éprouvées lors des bains précédents; il en résulte pour les malades impressionnables une succession de secousses morales et nerveuses, véritables traumatismes nerveux, dont l'influence peut être plus nuisible qu'utile.

D'ailleurs le spasme réflexe des vaisseaux cutanés produit par l'impression de l'eau froide sur la peau, faisant refluer dans la profondeur du corps une plus grande masse de sang, empêche, au moins pendant un certain temps, le sang de venir se refroidir dans les capillaires cutanés; il semble donc que l'oligémie cutanée due à l'eau froide ne favorise pas la soustraction physique du calorique à l'organisme.

Enfin des observateurs, comme Liebermeister, Kœnig, Caulet, ont constaté que le bain froid, au moins au commencement, augmentait la production de chaleur dans l'organisme.

Frappé de la justesse de ces critiques, M. Bouchard s'est proposé d'y donner satisfaction, en *combinant les avantages des bains froids et ceux des bains tièdes.*

Épargner au malade les sensations douloureuses
de l'entrée dans le bain froid et à l'entourage le spectacle pénible que cause cette douleur, éviter l'augmentation de la production du calorique interne que
cause au début l'impression du froid, abaisser la
température centrale sans provoquer la secousse
nerveuse du frisson, prévenir l'oligémie réflexe de
la peau et en provoquer au contraire l'irrigation
abondante par le sang hyperthermique, pour que
celui-ci vienne se refroidir en grande masse dans
les capillaires périphériques au contact d'une eau
moins chaude, — tels sont les avantages qu'a le droit
de revendiquer la méthode balnéothérapique des
*bains tièdes systématiquement refroidis tout en res-
tant tièdes,* que M. Bouchard met en pratique
depuis 1884.

M. Winslow-Warner *Skinner,* un de ses élèves, en
a donné une description aussi exacte que le commen-
taire qui la suit (1).

Préliminaires.

On détermine d'abord exactement la température
rectale du malade avec un thermomètre à maxima
bien vérifié.

Puis un aide prend le typhoïsant vêtu seulement
de sa chemise et le place dans une baignoire rem-
plie d'eau à l'avance.

Si le trajet du lit à la baignoire excède quelques
mètres, comme dans certaines salles d'hôpital, on
enveloppe le patient d'une couverture pour le préserver du froid pendant le transport et, pour le dé-

(1) Sur une nouvelle méthode balnéothérapique réfrigérante,
spécialement employée dans le traitement de la fièvre typhoïde.
Thèse de Paris 1885.

placer sans secousse, on l'étend à demi assis sur une chaise longue roulante et légère.

Il doit y avoir assez d'eau dans la baignoire pour couvrir les épaules du malade assis dans le bain. Il faut pouvoir introduire à volonté l'eau destinée à refroidir le bain, tout en faisant écouler l'excès d'eau; cela est facile dans les baignoires fixes communiquant par un orifice à clapet avec une conduite de déversement. Quand on n'a qu'une baignoire mobile, il faut enlever avec un vase une quantité d'eau tiède égale au volume d'eau froide qu'on ajoute. C'est une manœuvre qui rend l'application des bains tièdes progressivement refroidis peu aisée à pratiquer dans certaines circonstances de la pratique urbaine.

La *température du bain* doit être, au moment où y entre le malade, inférieure de 2° C. à la température rectale de celui-ci. *Au bout de dix minutes on abaisse de* 1° la température du bain, par addition d'eau froide et soustraction parallèle d'une certaine quantité d'eau tiède, *et ainsi de suite toutes les dix minutes jusqu'à ce que le bain ait été abaissé à 30°.* On laisse à ce moment le malade encore dix minutes dans le bain. On n'est pas obligé, comme pendant les bains froids, de frictionner le malade ni de lui faire des affusions froides sur la tête.

Le bain terminé, on en retire le malade, on lui enlève sa chemise mouillée, on lui essuie rapidement le corps avec une alèse sèche et chaude, pas trop rude, et on lui passe une chemise sèche et chaude.

Enveloppé dans une couverture, le typhique est reporté dans son lit, bien couvert, avec une boule d'eau chaude aux pieds, s'il a tendance à ne pas se réchauffer.

La *durée du bain* est proportionnelle à l'élévation

thermique du malade, puisqu'il faut d'autant plus de temps pour abaisser l'eau à 30° que la température rectale était plus élevée au début.

Un malade ayant 41° prend un bain de 1 h. 40
    »   40°   »   1 h. 30
    »   39°   »   1 h. 20
    »   38°   »   1 h. 10

Le *nombre quotidien* des bains est de 8, chiffre réduit à 6 ou 4 dans les cas légers ou dans les derniers jours du traitement.

Les bains doivent être donnés la nuit comme le jour; mais *on laisse reposer le malade de minuit à six heures.*

Le nombre total des bains pris pendant toute la durée d'une fièvre typhoïde peut être considérable : un malade ayant fait une fièvre de 31 jours, a pris 144 bains; pendant une rechute, 79 bains; pendant la période d'apyrexie entre la première attaque et la rechute, 18 bains : total, 241 bains. Un autre, ayant pris 134 bains pendant une fièvre typhoïde de 19 jours, est resté l'équivalent d'une semaine dans l'eau.

INCONVÉNIENTS. Le long séjour dans l'eau produit, surtout chez les travailleurs manuels dont la couche cornée est épaisse et dure, la macération de l'épiderme des mains et des pieds; dans l'interstice des épaisissements épidermiques se forment des fissures, points de départ de lymphangite et d'un *gonflement douloureux des ganglions axillaires,* d'abcès sous-épidermiques et sous-dermiques, de panaris profonds.

Cette complication n'est pas exclusivement propre aux bains tièdes, on peut la voir avec les bains froids très multipliés, surtout si l'eau contient des microbes pyogènes, elle y est cependant moins fréquente.

On peut la prévenir souvent pour les mains, en plaçant sur la baignoire une planche sur laquelle le typhique les pose pendant la durée du bain, et en rendant l'eau antiseptique par addition d'acide borique ou de borate de soude. M. Bouchard avait essayé le naphtol, mais les malades éprouvaient dans l'eau naphtolée une sensation de froid d'abord, puis de cuisson très pénible.

Enfin l'état de l'épiderme doit être surveillé chaque jour, et toute phlyctène, toute collection purulente sous-épidermique ou sous-cutanée doit être *incisée sans délai* et pansée antiseptiquement.

La multiplicité et la longue durée des bains provoquent de la part de certains malades des protestations très vives; chaque fois qu'on les y conduit, ils se mettent en colère ou pleurent; pendant le bain ils s'agitent et se tourmentent, et la surexcitation de leur système nerveux s'oppose aux bons effets de la balnéation réfrigérante. Leur température est abaissée à peine après le bain, et même il arrive qu'elle augmente. C'est surtout chez les [femmes, les hommes très névropathes que ce paradoxe est constaté. Il prouve combien le système nerveux a d'influence sur la thermogenèse; c'est un des arguments fournis par M. Bouchard en faveur de la pathogénie nerveuse de la fièvre (Congrès de Rome). Quand on constate chez un malade cette dérogation à la loi d'abaissement thermique sous l'influence du bain refroidi graduellement, il faut cesser de le baigner.

Sont considérées par M. Bouchard comme *contre-indications à l'emploi des bains :*

1° Les attaques syncopales survenant pendant ou immédiatement après le bain ;

2° L'hémorrhagie intestinale ;

3° La perforation de l'intestin et la péritonite, soit par perforation, soit par simple propagation au voisinage des plaques de Peyer.

Les complications pulmonaires ne sont une contre-indication que si par leur extrême intensité elles menacent le malade de suffocation pendant le bain, ou si elles s'accompagnent de complications cardiaques de nature à provoquer la syncope.

Effets des bains administrés suivant la méthode de M. Bouchard.

1° *Effets sur la température.* — L'introduction d'un fébricitant dans un milieu dont la température est inférieure à la sienne ne produit pas toujours l'abaissement de celle-ci. Il peut au contraire provoquer son augmentation. Obernier (de Berlin) avait déjà signalé ce fait, qui n'est paradoxal qu'au point de vue de la physique, — car la physiologie l'explique aisément ; — il avait vu une élévation de 0°,3. M. Skinner cite une élévation de 1°,3 comme le maximum qu'il ait observé chez une jeune femme, que j'ai soignée dans le service de M. Bouchard, quand j'étais son interne, et dont l'observation se trouve consignée à un autre point de vue dans ma thèse de doctorat (1). Soignée pour dilatation de l'estomac, chlorose et phlegmatia alba dolens, elle contracta dans le service une dothiénentérie. Les bains fréquents et prolongés l'irritaient au point de provoquer cette réaction des centres thermogènes. Les autres élévations thermiques de même ordre signalées par M. Skinner (3 femmes et 2 hommes) ont varié de 0,2 à 0,7. M. Bouchard, dans ses leçons à la Faculté sur la fièvre en 1893, a repris cette question et l'a développée avec ampleur.

L'abaissement maximum produit par le bain de Bouchard a été de 3°,5. Un homme de 30 ans, au trente-

(1) Dilatation de l'estomac et fièvre typhoïde. Thèse de Paris 1886.

septième jour d'une dothiénentérie, est tombé de 39°8 à 36°,3, sans qu'aucun médicament antithermique eût été préalablement administré. On observe fréquemment des abaissements de 1° à 2°, même dans la période de la plus grande activité fébrile, aux douzième, treizième et quatorzième jours de la fièvre typhoïde.

L'abaissement thermique produit varie d'ailleurs suivant la température (rectale) du malade, l'heure du jour, le septénaire dans les cas simples et dans les cas suivis de rechutes. L'analyse de 38 cas pris dans le service de M. Bouchard a permis à Skinner d'apprécier ces variations qui sont très étendues.

On peut les résumer en disant que *l'abaissement moyen* dans les cas simples est — suivant le septénaire : de 0°,4 dans le premier septénaire, 0°,6 dans le second, 0°,5 dans le troisième, 0°,6 dans le quatrième, 0°,7 dans le cinquième, 0°,7 dans le sixième.

Suivant la température du malade : de 0°,5 au-dessus de 41°, de 0°,7 au-dessus de 40°, de 0°,8 au-dessus de 39°, de 0°,5 au-dessus de 38°, de 0°,4 au-dessus de 37°, de 0°,3 au-dessus de 36°.

La moyenne générale de l'abaissement obtenu par un bain, sans tenir compte ni de la température rectale du malade, ni du septénaire, ni de l'heure du jour, est de 0°,53.

Dans les rechutes, la moyenne des abaissements est plus élevée ; elle est dans les mêmes conditions de 0°,96.

2° *Effets sur le système nerveux.* — La température de ces bains, qui serait trop élevée pour l'homme sain, est agréable pour le typhique. Il lui semble rarement un peu chaud, mais jamais froid. C'est seulement quand la température de l'eau n'est plus qu'à 31 ou 30° que le malade éprouve une sensation

Courbe thermique dans un cas de fièvre typhoïde traité par la méthode du Pr Bouchard

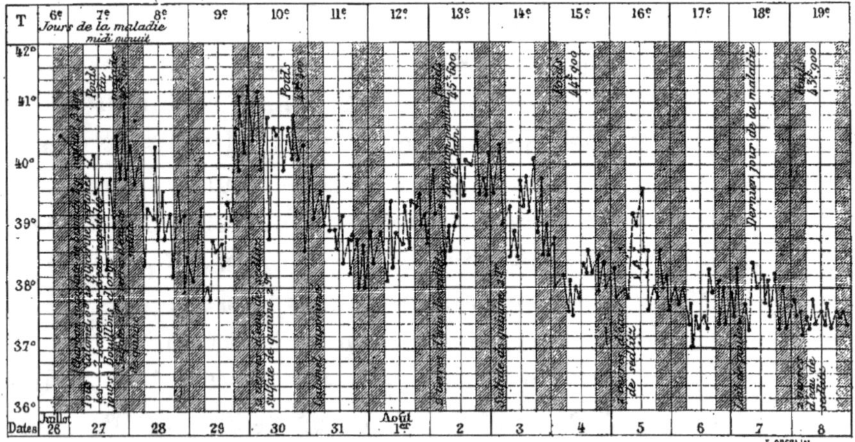

Les traits foncés indiquent l'abaissement de la température pendant le bain.
Les traits pointillés indiquent la marche de la température dans l'intervalle des bains.

de fraîcheur, suivie quelquefois d'un léger tremblement. La lenteur avec laquelle se produit l'abaissement évite en général la sensation du refroidisse-
sement et la rend presque imperceptible. A Lariboisière, dans la salle commune où étaient installées les
baignoires et où, pour la simplification du service, les
typhiques étaient baignés en série, j'ai pu bien des
fois constater la vérité de la description suivante :
« Les malades causent entre eux dans le bain et
souvent entretiennent une conversation assez animée.
Ils parlent avec intérêt de leur maladie, de leur température, discutant même le nombre de dixièmes de
degré qu'on aurait dû marquer sur leur feuille d'observation ; à les voir, on ne dirait pas que les baignoires contiennent autant de typhoïsants. »

Le malade, aussitôt remis dans son lit, s'endort ; ce
fait est presque constant. La disparition de l'insomnie
et de la céphalalgie est un des premiers effets des
bains.

Les autres symptômes nerveux graves sont
influencés de la manière la plus favorable. Le délire
persiste rarement au delà du cinquième jour du traitement et, lorsqu'il faisait défaut pendant les premiers jours, on ne le voit presque jamais apparaître
pendant le cours du traitement.

Les phénomènes ataxiques, la carphologie, sont
notablement diminués.

Dans un cas où existaient des secousses musculaires tétaniformes, je les ai vues disparaître après le
quatrième bain.

Les bains agissent aussi favorablement sur la prostration et l'aspect typhique, quand ils existaient au
début du traitement. Après quinze ou vingt bains, le
typhique peut changer seul de position dans son lit.

Le décubitus dorsal est rare chez les malades traités par les bains; on les voit presque toujours couchés sur le côté. L'expression du visage reste ou redevient intelligente, le malade répond nettement aux questions.

Les accidents nerveux pendant le bain sont extrêmement rares. Sur 103 observations représentant 4160 bains, Skinner n'a noté que deux fois une attaque convulsive à la sortie du bain chez un malade épileptique depuis l'enfance, une fois une attaque syncopale épileptiforme à la fin du bain, et une fois, chez un individu ayant déjà fait une tentative de suicide, un délire nocturne dans l'intervalle des bains, délire furieux et impulsif au cours duquel le malheureux se précipita par une fenêtre d'un premier étage.

3° *Effets sur l'appareil circulatoire.* — Le nombre des révolutions cardiaques est toujours diminué, plus chez les hommes que chez les femmes; cette diminution est chez ces premiers de 15 battements par minute en moyenne et de 42 au maximum; chez les femmes, de 10 en moyenne et de 22 au maximum.

Les modifications du pouls sont variables; en général, après le bain il est plus fort, mais vers la fin du bain, si le malade a une impression de froid désagréable et tremble un peu, son pouls devient plus petit et plus serré.

Les hémorrhagies ne sont pas plus fréquentes que chez les typhiques traités par n'importe quelle méthode.

4° *Effets sur l'appareil respiratoire.* — Skinner a constamment vu diminuer le nombre des respirations chez les femmes; chez les hommes il a vu, le plus souvent, la respiration s'accélérer, mais d'une façon insignifiante (de trois respirations

par minute) pendant les premières cinq minutes
après le bain. Personnellement, voici ce que j'ai
constaté habituellement : chez un malade qui a, du
fait de sa fièvre, la respiration accélérée, mais sans
complications pulmonaires importantes (sans bronchite étendue, ni congestion, ni pneumonie), s'il n'a
aucune appréhension pour le bain tiède, le nombre
des respirations, accéléré pendant les premières minutes du bain, diminue ensuite quand le malade
éprouve le bien-être du bain; les inspirations sont
plus profondes et d'un rhythme normal; il en est
ainsi tant que dure le bien-être.

Lorsqu'arrive la première sensation de fraîcheur
un peu désagréable de la fin du bain, les mouvements commencent à redevenir plus rapides, moins
amples, moins réguliers. Quand le malade a été replacé dans son lit, bien réchauffé et calme, sa respiration se ralentit de nouveau, et pendant le sommeil,
qui ne tarde pas beaucoup à se produire, la respiration est toujours plus lente, plus profonde, plus régulière qu'elle ne l'était avant le bain.

D'habitude, la bronchite légère et la congestion
passive peu accusée sont diminuées par le bain; je
n'ai pas vu que les complications respiratoires soient
ni plus fréquentes ni plus graves chez les malades
traités par le bain tiède refroidi avec les précautions
indiquées que par toute autre méthode balnéaire, et
ce que nous savons aujourd'hui du mécanisme pathogénique des bronchites, congestions et pneumonies
au cours de la dothiénentérie, n'est pas de nature à
faire admettre qu'aucune méthode de balnéation
puisse les produire.

5° *Effets sur l'appareil digestif.* — Les modifications
produites sur l'état des premières voies digestives

ne sont pas moins favorables avec les bains de Bouchard qu'avec les autres méthodes balnéaires. Au bout de peu de bains, par suite de l'hypersécrétion salivaire, la sécheresse de la langue et de la bouche disparaît, ainsi que les fuliginosités des dents ou des lèvres, s'il en existait. La langue, au lieu d'être noirâtre, rôtie, fissurée, devient humide, lisse, blanchâtre, puis rose.

Le retour de l'appétit, la diminution de la soif, sont très nets. Les malades, qui, au lit, ne demandaient rien à manger, réclament de la nourriture avec insistance pendant qu'ils sont dans le bain. La diarrhée n'est pas augmentée, l'ictère n'est pas plus fréquent.

6° *Effets sur la peau.* — L'épiderme devient moins racorni, plus souple, la peau moins sèche et moins âpre (un peu de moiteur se montre après le bain); la circulation étant activée, les joues et les lèvres présentent communément une coloration rose, surtout chez les femmes et les enfants. La vitalité des téguments étant accrue par cette activité circulatoire, et les germes générateurs d'infections cutanées étant sans cesse entraînés par le lavage, il en résulte que les eschares, soit sacrées, soit trochantériennes, sont tout à fait exceptionnelles, que l'érythème, l'ecthyma, les furoncles, sont plus rares que chez les typhiques non baignés.

7° *Effets sur la durée de la fièvre typhoïde.* — La durée d'une fièvre typhoïde pouvant toujours varier entre des limites très étendues, il est bien difficile d'affirmer dans un cas donné que telle ou telle thérapeutique a pu l'abréger. Toutefois, on peut tirer quelques déductions très vraisemblables de la comparaison entre la durée des cas dans le même service de M. Bouchard pendant une période de quatre années où il n'avait pas institué le traitement balnéaire et celle qui a été constatée depuis. Pendant les années 1880, 1882 et 1883, sur 274 malades traités, il y a eu 233 guérisons dont la moyenne de durée a été 23 jours. Pour plus de la moitié, 55 %, la durée a été 21 jours au moins; pour près des trois quarts des malades guéris, 73 %, la durée a été 25 jours au moins.

Pendant la période où les malades ont été traités par les bains, les autres éléments du traitement (hygiène, antisepsie générale et intestinale, alimentation) demeurant les mêmes, la moyenne de 85 cas a été 22 jours; mais, sur 44 cas où les malades ont pris plus de 4 bains par jour, 70, 4 % des malades ont guéri avant le 21ᵉ jour.

On peut en conclure que les bains tièdes progressivement refroidis abrègent la durée de la fièvre typhoïde.

8° *Influence sur les rechutes.* — Sur 236 malades non traités par les bains, 50 rechutes (21, 1 %) dont 3 mortelles.

Sur 100 malades traités par les bains, 13 rechutes d'une durée moyenne de 10 jours. Sur ces 13 rechutes, 8 baignées durent en moyenne 10 jours; 5 sans bains, 11 jours.

Sur 69 malades non traités par les bains : 13 rechutes (18, 8 %) d'une durée moyenne de 13 jours.

3 malades furent atteints de rechute, bien que les bains eussent été continués pendant l'apyrexie. Les bains ne préviennent donc pas les rechutes, mais ils diminuent leur fréquence, leur durée et leur gravité.

9° *Influence sur la mortalité.* — La statistique du service de M. Bouchard ; fournie par Skinner, en 1884, était la suivante :

	Décès	Mortalité
274 malades traités sans bains (1880 à 1883).	41	14.97 %
180 malades traités par les bains (1880 à 1883).	18	10
Sur 47 cas avec moins de 4 bains par jour.	6	14.1
Sur 123 cas avec 4 à 8 bains..............	12	9.7

M. Bouchard a donné en 1889 sa statistique des années suivantes (*Thérapeutique des maladies infectieuses*).

Années	Entrées	Morts	Mortalité
1884..................	104	9	8.65
1885.	103	15	14.56
1886..................	74	9	12.16
1887..................	107	12	11.21
1888..................	33	2	6.06
Total..............	421	47	11.16

Pour apprécier le rôle que jouent les bains dans le traitement de M. Bouchard, il faut se rappeler que sa MÉTHODE COMPLEXE, visant à combattre l'infection, l'intoxication, la fièvre et l'inanition, oppose à ces dangers l'*antisepsie générale*, l'*antisepsie intestinale*, l'*antithermie* et un *certain mode d'alimentation*.

Il cherche à réaliser l'antisepsie générale en donnant 0 gr. 40 centigr. de calomel par jour, en 20 prises de 2 centigrammes (une toutes les heures), pendant quatre jours consécutifs.

Il obtient l'antisepsie intestinale : *a*. en administrant dès le début un purgatif (15 gr. de sulfate de magnésie), qui est renouvelé méthodiquement tous les trois jours. — *b*. En déblayant matin et soir régulièrement le gros intestin au moyen d'un lavement d'eau phéniquée (0 gr. 50 pour 500) ou d'eau naphtolée (0 gr. 20 pour 1000). — *c*. En faisant ingérer des antiseptiques insolubles par doses régulièrement espacées : c'était autrefois un mélange de poudre de charbon 100 grammes; iodoforme 1 gramme; naphtoline 5 grammes; — ce fut ensuite 4 grammes de naphtol-β et 2 grammes de salicylate de bismuth.

Il combat l'élévation thermique : 1° par la méthode balnéaire ci-dessus décrite; 2° par la quinine, quand, malgré la balnéation, la température rectale dépasse 40° le matin et 41° le soir.

Il évite l'inanitiation par un régime qui comprend le bouillon cuit avec de l'orge (1 litre 1/2 à 2 litres par jour), la glycérine, les peptones, la limonade au citron additionnée d'un peu de vin.

Quelle part faut-il accorder à la balnéation dans les heureux résultats obtenus par cette thérapeutique complexe? — On doit penser qu'elle est importante. Car la mortalité par fièvre typhoïde dans le service de l'hôpital Lariboisière, quand M. Bouchard en a pris possession, était de 25 %. Quand il a su neutraliser les poisons intestinaux par le charbon seul, la mortalité est tombée à 15 %. — Quand il a réussi à obtenir une véritable antisepsie intestinale par le salicylate de bismuth, l'iodoforme, la naphtaline, la mortalité s'est abaissée à 10 %. Elle est tombée enfin jusqu'à 7 % quand il a eu combiné la méthode balnéaire aux moyens antiseptiques. Lorsqu'il lui est arrivé de supprimer les bains au cours de la maladie, il a vu la température des malades se relever brusquement à 40 et 41°, et quelquefois ceux-ci succomber à ce retour offensif d'hyperthermie. Les bains tièdes, progressivement refroidis, sont donc un facteur très important dans son traitement.

Mais voici une contre-preuve saisissante de leur importance. Quand M. Bouchard a quitté l'hôpital

Lariboisière pour prendre un service à la Charité, en 1892, sa statistique, qui portait sur 554 cas de 1884 à 1891, comprenait 54 décès, fournissant une mortalité de 9,74 %.

A Lariboisière, son service était parfaitement organisé au point de vue de la balnéation ; il avait, non sans peine, obtenu peu à peu de l'Administration et des baignoires en nombre suffisant et des infirmiers supplémentaires qui avaient été initiés aux soins que nécessite cette méthode balnéaire. — A la Charité, rien n'était organisé, et rien n'a pu l'être encore ; pas d'infirmiers spéciaux ni assez nombreux, pas assez de baignoires, pas toujours d'eau à la température nécessaire ; bref, par la force des choses, la balnéation a été mal exécutée ou abandonnée.

Or, peu à peu, la mortalité s'est relevée, et, bien que le nombre relativement faible des cas de fièvre typhoïde traités depuis cette époque dans son service (34 cas) ne permette pas des conclusions aussi fermes que les 554 cas de la statistique passée, les 7 décès qu'ont fourni ces 34 cas donnent une mortalité de 20 %. Peut-on fournir une preuve plus saisissante de l'importance et de l'efficacité de cette méthode balnéaire, à laquelle le seul reproche qu'on puisse faire est d'être difficile à réaliser dans bon nombre de circonstances, et impraticable dans quelques-unes ?

DEUXIÈME PARTIE

APPROPRIATION DES MÉTHODES GÉNÉRALES DE TRAITEMENT AUX CAS PARTICULIERS

CHAPITRE PREMIER

TRAITEMENT SUIVANT LES FORMES

1º Schéma pour la forme commune de l'adulte.

2º Femmes (enceintes — nourrices).

3º Enfants (nourrissons — 2º enfance).

4º Vieillards.

5º Formes atténuées cliniquement { bénignes (Typhus levissimus), latentes (Typhus ambulatoire).

6º Formes malignes { ataxique. adynamique. hémorrhagique.

7º Formes modifiées par localisations prédominantes. { bilieuse ou gastro-hépatique. abdominale. cardiaque. rénale. pulmonaire (bronchite, hypostase, bronchopneumonie).

8º Formes atypiques { sudorale pseudo-intermittente. apyrétique. spléno-typhoïde rémittente. septicémique. typho-malarienne.

9° **Méiopragies et propathies.**
- tempérament nerveux, épilepsie, hystérie, chorée.
- alcoolisme.
- morphinisme.
- Propathies : gastro-intestinales. cardio-vasculaires. rénales.
- obésité.
- diabète.
- goutte.
- syphilis.
- affections chroniques des voies respiratoires.

10° Traitement des cas où la fièvre typhoïde est associée à une autre infection (grippe, fièvres éruptives, typhus pétéchial, polyarthrite aiguë fébrile, érysipèle, diphtérie).

11° Recrudescences et rechutes.

12° Organisation du traitement suivant les climats, les conditions sociales et les ressources dont on dispose.

Traitement schématique d'une fièvre typhoïde d'intensité moyenne chez un adulte quelconque.

I

Si on est appelé à voir le malade au commencement ou dans le cours du PREMIER SEPTÉNAIRE, on commence par administrer un purgatif et de préférence le calomel, soit en une dose massive de 0 gr. 50 à 1 gramme, soit à doses réfractées de 0 gr. 10 toutes les heures.

A partir de ce jour, matin et soir, sera donnée une irrigation intestinale d'un litre d'eau bouillie saturée d'acide borique (35 gr.), ou de naphtol (0 gr. 20), ou contenant 0 gr. 50 d'acide phénique. Je préfère les premiers antiseptiques lorsqu'il y a une albuminurie abondante rétractile avec urines diminuées.

Tous les trois jours, un verre d'eau minérale purgative, ou 15 grammes de sulfate de magnésie dans un verre d'eau, sera méthodiquement administré pour déblayer l'intestin, sauf en cas de péritonite ou d'hémorrhagie intestinale.

Pendant les quatre premiers jours, le malade prendra toutes les heures, chaque jour, les pilules suivantes :

>   Calomel....................... 0 gr. 40
>   Sucre de lait.................. 2 gr.
>   Sirop de gomme................. *q. s.*

f. s. a. 20 pilules.

Tous les jours le malade prendra 2 gr. 50 à 5 grammes de benzonaphtol, associé en cas de diarrhée abondante à 2 ou 6 grammes de sous-nitrate ou de salicylate de bismuth.

>   Benzonaphtol..................... 0,50
>   Salicylate de bismuth............ 0,25 à 0,50

pour un cachet.

Ces médicaments peuvent être donnés soit en cachets, soit en paquets, soit en suspension dans une quantité variable de potion gommeuse ; mais il est indispensable que la dose totale pour 24 heures soit fractionnée en 10 ou 12 fois, en application des règles générales de l'antisepsie du tube digestif.

Si les fermentations intestinales sont très intenses, si les garde-robes ne perdent pas assez vite leur fétidité, si d'ailleurs le malade est capable d'avaler des cachets, on substituera au benzonaphtol le naphtol α ou β.

Dès que la température, prise dans le rectum toutes les trois heures, dépasse 39°, sans atteindre 40°, on met le malade dans un bain à 2° au-dessous de sa température, et on le refroidit jusqu'à 30° ; mais je crois qu'il est possible d'obtenir cet abaissement en un moindre temps que dans la méthode de M. Bouchard, qui réfrigère seulement de 1° par dix minutes, faisant ainsi durer les bains de 1 h. 10 à 1 h. 40. En une demi-heure on peut ramener le bain à 30°. Le malade peut ainsi reposer 1 h. 1/2 sur 3 heures et est moins exposé à la macération de l'épiderme qui favorise les excoriations et les infections exogènes.

Pendant la fin du premier septénaire et toute la durée du second, le malade prend ainsi en général huit bains par 24 heures ; ils deviennent moins fréquents pendant le troisième, où on peut souvent les supprimer pendant la première moitié du jour, les températures étant alors moins élevées.

Lorsque le malade présente une température rectale de 40°, je le fais placer d'emblée dans un bain à 30°, qu'on réfrigère jusqu'à 25 en l'espace de 15 minutes. Pendant la durée de ce bain on frictionne avec la main ou une grosse éponge le malade pour lui faire mieux tolérer le contact de l'eau. C'est seulement pendant le stade des oscillations régulières, c'est-à-dire dans le second septénaire, que ces bains sont utilisés et pendant la seconde moitié du jour.

Mais, dans les cas précédents, je suppose que les températures du matin sont toujours inférieures à celles du soir, ne fût-ce que d'un demi-degré, comme cela est dans les fièvres typhoïdes régulières ; s'il n'y a aucun abaissement matinal, quand la température demeure en plateau à 40°, nous sommes en présence d'une *forme hyperthermique*, et c'est à des moyens différents qu'il convient d'avoir recours. Je préfère les bains franchement froids abaissés de 25° à 20° et même à 18° en 10 minutes.

C'est alors aussi qu'il convient d'associer à la réfrigération par l'hydrothérapie l'abaissement thermique par les antithermiques médicamenteux. On trouvera pages 69 et seq. l'énumération de tous ceux qui ont été essayés; pour moi, je n'emploie jamais que les sels de quinine et, d'ordinaire, le chlorhydrosulfate soluble de Grimaux.

Je pense que la quinine doit être donnée à dose assez élevée, d'autant plus élevée que le sujet est plus jeune, toute proportion gardée de taille et de poids; mais j'estime avec M. Bouchard que ces doses ne doivent pas être données quotidiennement; il faut procéder par à-coups avec elles. En général il vaut mieux laisser s'écouler deux jours entre deux doses. Plus le sujet est jeune, et plus l'action antithermique est accusée en général, mais moins elle est durable.

Chez un adulte, la dose habituelle est de 1 gr. 50 à 2 grammes pendant le second septénaire, de 1 gramme dans le troisième. Mais cette dose quotidienne est divisée en prises de 0 gr. 50, qui sont administrées à des intervalles d'une demi-heure et vers la fin de l'après-midi, de manière à obtenir le maximum de l'action antithermique des doses accumulées, à l'heure où se produit la rémission naturelle du matin qui devient alors plus accentuée. Ainsi à 5 heures, 5 h. 1/2 et 6 heures, on donnera les trois cachets, accompagnés chacun d'un quart de verre de liquide.

Il arrive que le malade, par maladresse ou répugnance, n'avale pas bien la quinine en cachet ou en paquet enveloppé de pain azyme. En employant un sel de quinine soluble, on peut le dissoudre soit dans du café noir léger, soit dans du sirop de quinquina.

Si cet amer breuvage est repoussé ou vomi, il reste

la ressource de donner la quinine en lavements ou en injections hypodermiques.

Le lavement évacuant ayant été administré et rendu, on donnera d'un coup un lavement contenant la dose de quinine de la soirée dans une quantité de liquide n'excédant pas 200 grammes. Pour cette introduction une seringue, ou un réservoir qu'on élèvera plus ou moins, sont préférables à l'irrigateur dans le fond duquel se perd toujours une partie de la dose médicamenteuse.

Si on veut surtout prévenir une ascension thermique vespérale excessive, l'action de la quinine ne se faisant guère sentir que 5 à 6 heures après son administration par la bouche, il faudra administrer la dose de quinine dans la matinée de 10 heures à 11 h. 1/2.

Toutefois, grâce à la rapidité d'absorption et d'action de l'injection hypodermique, on peut encore obtenir un abaissement de la température du soir par une injection faite vers 5 heures de l'après-midi.

Chaque jour on examinera soigneusement en tous les points les téguments du malade pour y guetter le moindre érythème, la plus petite excoriation. On palpera les membres et les articulations. On explorera la gorge, les fosses nasales, les conduits auditifs. On auscultera le cœur et les poumons. On analysera les urines et, s'il y a eu moyen de la recueillir, on notera la quantité émise en 24 heures.

II

C'est dans le cours du SECOND SEPTÉNAIRE que s'accusent généralement les *manifestations broncho-pulmonaires passives*, l'hyperémie des bases, la rétention des mucosités bronchiques. Dès le début de cette période il faut se préoccuper de les prévenir ou d'y porter remède.

Les moyens les meilleurs sont la *position donnée au malade* dans son lit; il est indispensable de ne pas le laisser longtemps de suite dans le décubitus dorsal; il faut le coucher tantôt sur le flanc droit, tantôt sur le flanc gauche, l'asseoir de temps en temps pour le faire boire, pour l'engager à tousser et à expectorer; on peut même, à l'imitation de plusieurs médecins (Duguet), utiliser passagèrement le décubitus ventral, moins difficilement accepté par les malades qu'on ne le croit.

Un des avantages de toutes les méthodes balnéothérapiques est sans doute d'obliger les malades à de fréquents changements de position; pour les porter au bain, pour les frictionner, pour les lotionner, de toutes façons on les remue, on les sort de cette inertie dans laquelle ils s'enfonçaient, au temps où il était admis qu'un fébricitant doit rester confiné sous des couvertures chaudes par crainte du refroidissement.

Quand les moyens purement prophylactiques précités ne suffisent pas à empêcher les phénomènes d'hypostase pulmonaire, on recourt à l'application de ventouses sèches, de cataplasmes sinapisés, à l'enveloppement du thorax dans des compresses froides fréquemment renouvelées et recouvertes de taffetas gommé, aux frictions sur le thorax avec un gant de crin ou une flanelle imbibée d'alcool térébenthiné, aux inhalations d'oxygène.

Si l'expectoration est rendue difficile par l'état glutineux des sécrétions bronchiques, on pourra donner avec avantage des médicaments destinés à fluidifier ces mucosités tout en les aseptisant : le benzoate neutre de soude, le bicarbonate de soude, l'hyposulfite de soude sont ceux qui peuvent être utilisés de préférence. On pourrait encore employer l'eucalyptol, la créosote à faibles doses.

Un moyen adjuvant qui n'est pas à dédaigner consiste à faire évaporer dans la chambre, à diverses reprises dans la journée, de l'eau additionnée de teinture de benjoin.

L'état du *tube digestif* est aussi une des préoccupations qui dominent ce second septénaire : nous avons déjà insisté sur les soins hygiéniques qui ont pour but de maintenir dans la cavité buccale et le pharynx une asepsie relative par les collutoires, les gargarismes alcalins et antiseptiques, le nettoyage mécanique des dents et de la langue (voir pages 11 et seq.).

L'aspect de la langue est un des bons indices de l'état des fermentations gastro-intestinales ; elle est d'autant plus âpre ou sèche que celles-ci sont plus intenses.

On palpera et on percutera la région épigastrique ; si elle est tympanisée par des gaz, le *météorisme* peut être dû aussi bien à la rétention des gaz dans l'intestin grêle ou le côlon que dans l'estomac.

Si on constate la permanence du clapotage gastrique dans des limites extra-physiologiques, au-dessous de l'ombilic et dans l'hypochondre droit, on fera bien de rationner un peu les boissons au typhique, sans abaisser au dessous de 3 litres par 24 heures la quantité totale et en lui donnant un ou deux lavements d'eau froide supplémentaires pour ne pas diminuer la diurèse.

Il faut se faire dire chaque jour le nombre des selles et montrer une d'entre elles, qu'on aura conservée dans un bassin contenant la solution de chlorure de zinc; la couleur, la consistance et l'odeur des selles nous fournissent les renseignements les plus précieux sur la marche du processus ulcératif de l'intestin. La couleur de la garde-robe habituelle du typhique non traité, dans les formes communes, à cette période, est d'un jaune d'ocre, plus ou moins orangé ou rougeâtre, laissant sur le linge des taches jus de melon, la consistance liquide, l'odeur fétide, écœurante.

Plus les ulcérations sont nombreuses et étendues, plus la diarrhée est abondante, plus les selles sont rougeâtres et sentent mauvais; l'odeur est souvent putride, celle de la macération des pièces anatomiques.

Quand le processus ulcératif de l'intestin grêle s'accompagne d'une participation notable du côlon, les garde-robes contiennent plus ou moins de mucus sous forme d'amas glaireux et sanguinolents ou striés de sang rouge; la coexistence de coliques et de ténesme affirment quelquefois un état *dysentériforme*.

Quand le typhique est soumis à l'antisepsie intestinale, les caractères des selles sont modifiés de telle sorte que la vue et l'odorat suffisent à contrôler la manière dont les médicaments antiseptiques sont administrés. On a vu, pages 59 et 60, qu'avec le naphtol et le salicylate de bismuth, tant que l'antisepsie est imparfaite, elles sont noires par formation de sulfure de bismuth; elles sont vert-bouteille quand l'action antiseptique du naphtol a supprimé ou diminué suffisamment la production de l'hydrogène sulfuré. La consistance est celle d'une purée très liquide d'herbes cuites. L'odeur est celle du naphtol ou de la benzine. Les jours où a été administré le calomel, elles sont plus franchement vertes, d'un vert clair.

Quand on surveille d'aussi près les garde-robes, on peut être averti de l'imminence d'une hémorrhagie intestinale par certaines modifications ; une teinte plus rougeâtre ou noirâtre, des grumeaux noirâtres plus épais peuvent être vus isolément, disséminés dans le bassin, un ou deux jours avant l'apparition d'une selle franchement sanglante, et peuvent permettre de prendre certaines mesures prophylactiques.

Le traitement de l'hémorrhagie intestinale est exposé pages 279 et seq.

Quand le *météorisme intestinal* est très accusé, il est bon d'associer aux antiseptiques ordinaires du charbon (iodoformé ou non), comme l'a fait M. Bouchard (voir pages 41 et 51). On administrera les lavements avec l'infusion de camomille. On donnera une potion avec l'eau chloroformée et la teinture de badiane, qui peuvent servir d'excipient au benzonaphtol et au bismuth.

Il est utile de couvrir l'abdomen de compresses de tarlatane imbibées d'eau simple ou vinaigrée froide, renouvelées fréquemment et recouvertes de taffetas gommé.

III

Dans le TROISIÈME SEPTÉNAIRE d'une forme commune régulière les préoccupations sont, outre l'hémorrhagie intestinale, l'état du cœur et celui des téguments. Déjà quinze jours au moins de fièvre continue et d'infection ont pu altérer le myocarde ou les nerfs qui le commandent. Quinze jours de décubitus, de contact avec les draps, avec des matières fécales, ont rendu les téguments plus vulnérables.

Si les bruits du cœur sont assourdis, moins bien frappés, le pouls plus petit, il convient d'insister sur l'usage de l'alcool. On y associera le café. Si les signes de myocardite s'accusent (affaiblissement notable du premier bruit comparativement au deuxième, tendance des deux silences à s'égaliser comme durée, le traitement sera plus énergique : caféine, injections d'éther, etc. (Voir pages 224 et seq. ; complications cardiaques et forme cardiaque.)

La moindre tendance des *téguments* du siège, des cuisses, à rougir et à s'enflammer doit faire instituer une prophylaxie active : lotions avec solution de chloral $\frac{1}{100}$, poudrage au talc et au bismuth.

Dès qu'une érosion est visible, placer sous le siège un coussin à eau ou à air ; recouvrir après chaque pansement l'érosion d'un carré de diachylon, ou de sparadrap de Vigo, saupoudrer avec une poudre antiseptique :

Salicylate de bismuth et acide borique porphyrisé aa

Les *urines* ont dû être, comme nous l'avons dit, examinées chaque jour au point de vue de leur abondance et de la recherche de l'albumine. Celle de l'indican nous renseigne indirectement sur l'intensité des fermentations intestinales, puisque la présence de ce corps dans l'urine est la conséquence de la résorption de l'indol fabriqué dans l'intestin.

Quand il existe de l'*albumine* non rétractile, elle coïncide avec une température élevée, elle est la conséquence du processus fébrile ; sinon, elle est en rapport avec les troubles digestifs et l'insuffisance fonctionnelle du foie. Si elle est rétractile, il s'agit de la néphrite typhique. Alors il est plus indiqué que jamais de donner des boissons abondantes, du lait pur ou écrémé.

Si la *quantité* des urines diminue, il faut multiplier les lavements froids ; user du drap mouillé et du bain froid, même si la température n'est pas très élevée ; car la diurèse est la sauvegarde du typhique ; il faut la maintenir à tout prix.

La *rétention d'urine* n'existe guère chez les malades régulièrement baignés ; si elle se produit, on pratiquera le cathétérisme, avec une sonde molle et la plus minutieuse asepsie de la sonde et des organes génitaux.

L'état du *système nerveux* et des forces est aussi un sujet de préoccupation au fur et à mesure que s'avance la maladie, même dans les formes qui ne se distinguent ni par l'ataxie (voir page 216) ni par une excessive adynamie (voir page 211). On ne doit pas, malgré la diminution quotidienne de l'élévation thermique, permettre au malade ou à son entourage de produire la fatigue par la conversation ou les émotions. Ces précautions s'étendront même à la période de convalescence, où, comme l'a si bien indiqué M. Bouchard, la moindre émotion provoque le retour de la fièvre (voir Soins hygiéniques, page 6).

La *faiblesse* croissante impose l'obligation de ne remuer le malade qu'avec la plus grande douceur, de ne pas lui permettre de s'asseoir brusquement.

Malgré le désir qu'on peut avoir de remédier à la faiblesse par l'alimentation plus azotée, il ne faut pas se laisser aller à le faire tant que la température est fébrile le soir (37°,6). On n'a généralement pas encore à ce moment à résister aux demandes du malade, qui seront en revanche impérieuses quelques jours plus tard. Les peptones, la glycérine, le bouillon, le

jus de viande, le lait, le miel, les vins sont encore les
seuls aliments possibles.

L'apyrexie une fois réalisée, on se conformera
pour commencer l'alimentation aux indications
données pages 19 et seq.

Particularités relatives au traitement chez la femme.

D'une manière générale il ressort des statistiques
que la fièvre typhoïde est plus grave chez la femme,
qui est plus particulièrement exposée aux accidents nerveux. On doit donc conduire le traitement
chez elle avec la plus grande énergie et les soins
les plus attentifs. La gravité paraît découler plutôt
du tempérament nerveux de la femme ou de sa
moindre résistance à une dénutrition prolongée que
des autres conditions physiologiques spéciales à son
sexe, comme la grossesse, l'accouchement et l'allaitement, qui seront tout à l'heure étudiés à part.

L'existence chez la femme d'une excessive susceptibilité nerveuse nous a paru lui rendre plus difficilement supportable la médication réfrigérante,
moins peut-être à cause du froid que pour la multiplicité des déplacements et des soins nécessités par
l'administration des bains nombreux. C'est chez elle
que nous avons constaté le plus souvent, ainsi que
chez les hommes névropathes, l'élévation paradoxale
de la température après les bains trop froids ou
tièdes trop prolongés.

Nous n'en voulons point conclure qu'il n'y a pas
lieu de faire bénéficier les femmes des avantages de
la balnéation ; mais nous pensons qu'il convient chez
elle de l'appliquer sous les formes les moins pénibles
et d'en surveiller attentivement les effets. Les bains

tièdes progressivement refroidis, mais pas trop prolongés, les bains frais, plutôt que les bains froids, nous semblent lui convenir.

Lorsque l'on constatera que les bains, quels qu'ils soient, du moment qu'ils sont nombreux, augmentent chez la malade les troubles nerveux plutôt que de les calmer, il semble indiqué d'y renoncer ou de n'en donner qu'un ou deux en vingt-quatre heures.

Si la malade est sujette aux *attaques d'hystérie convulsive*, il arrivera souvent qu'elle en aura quelques-unes au cours du traitement, bien que, conformément aux règles de la pathologie générale, une fièvre intense et continue soit de nature à diminuer les spasmes nerveux. Dans ce cas l'apparition de ces crises convulsives n'est pas de nature à faire suspendre la balnéation régulière.

Mais si la malade, n'ayant eu jusque-là que des stigmates hystériques, est prise de convulsions répétées à l'occasion des bains, mieux vaut ne pas lui imposer les bains, surtout si la fièvre typhoïde est déjà assez avancée dans son évolution pour que les secousses imprimées à l'abdomen pendant les spasmes hystériques puissent exposer l'intestin aminci à la perforation.

Ces restrictions ne sont de mise, bien entendu, que dans les formes d'intensité moyenne ; mais dans les formes hyperthermique, ataxique avec délire violent, adynamique avec stupeur profonde, et surtout état comateux, les indications de la réfrigération énergique doivent être remplies comme chez l'homme.

Il faut toutefois établir encore une distinction, d'ailleurs bien délicate quelquefois, entre les formes vraiment malignes et ces états, plus graves en apparence qu'en réalité, qu'il n'est pas rare de constater chez les hystériques, au cours d'une fièvre typhoïde plutôt bénigne en elle-même.

Le thermomètre sera d'ordinaire le meilleur juge de la question. Les *accidents pseudo-péritonitiques, pseudo-méningitiques*, qui n'influencent pas sensiblement le cycle thermique habituel d'une fièvre typhoïde légère ou moyenne, ne réclament pas les moyens énergiques des troubles ataxo-adynamiques avec haute température.

Toutes les fois qu'il y aura doute, il faudra naturellement agir dans l'hypothèse des accidents réellement graves.

Lorsque chez une femme, au cours d'une fièvre typhoïde avec albuminurie importante, surtout rétractile, survient inopinément une attaque convulsive, la notion de l'hystérie antérieure est fort importante. Si cette attaque de nerfs survient à l'occasion d'un choc nerveux comme le bain froid ou le bain frais prolongé, il est alors légitime d'attribuer l'éclampsie à l'hystérie et non à l'intoxication urémique ; mais, la malade fût-elle hystérique, si l'albuminurie s'accompagne d'une diminution notable de la quantité des urines, d'une moindre excrétion d'urée, de céphalée, de myosis, d'amblyopie, le traitement doit être dirigé contre l'*éclampsie urémique* (voir page 230).

Chez la femme on rencontre, plus souvent que chez l'homme, *certaines intolérances pour les médicaments* usités dans le cours de la fièvre typhoïde. La quinine, les préparations salicyliques provoquent quelquefois chez elle leurs phénomènes physiologiques les plus violents (bourdonnements d'oreilles, vertiges, etc.), à des doses invraisemblablement faibles. La caféine donnera quelquefois une excitation cérébrale intense pouvant aller jusqu'au délire, et qu'il ne faut pas considérer comme une complication imputable à la maladie. Il est donc toujours prudent de tâter la susceptibilité de la malade, en commençant par des doses plus faibles, qu'on pourra élever ultérieurement si elles sont bien supportées. Chez elle, on préférera le valérianate et le bromhydrate aux autres sels de quinine.

Aux soins hygiéniques des téguments et des cavités muqueuses, qui s'imposent chez tous les typhiques, il faut ajouter chez la femme les *lotions antiseptiques de la vulve* après chaque garde-robe et les *injections vaginales* une fois par jour. On évitera probablement ainsi les vulvo-vaginites septiques et gangréneuses, les abcès des grandes lèvres et des endo-métrites pseudo-membraneuses qui ont été signalées par Griesinger.

On observe quelquefois une *tuméfaction partielle de la glande mammaire*, dure, douloureuse, sans réaction inflammatoire, qui tend à se résoudre assez lentement; on appliquera des compresses froides recouvertes de taffetas gommé, et on exercera une compression modérée avec de la ouate et un bandage croisé du sein.

Enfin il est bon de couper les cheveux, s'ils sont très longs et très touffus, puisqu'ils sont destinés à tomber en grande partie pendant la convalescence; si cependant la malade et son entourage s'y opposent absolument, on les fera natter et relever sur le sommet de la tête et on les peignera soigneusement et fréquemment (voir *Chute des cheveux*, page 262).

Menstruation.

Tous les partisans de la médication réfrigérante sont unanimes à dire que l'*apparition des règles ne doit empêcher en aucune façon l'administration des bains;* il n'y a même pas à craindre que les règles ne dégénèrent en ménorrhagie; on sait qu'au début de la fièvre typhoïde il est fréquent de voir les règles apparaître plus tôt qu'à l'ordinaire et se montrer plus abondantes (épistaxis utérine). Le bain frais ou froid est plutôt de nature à diminuer l'importance de la perte sanguine. La quinine est également favorable à la diminution de la congestion utérine et de l'écoulement sanguin.

S'il existe antérieurement à la fièvre typhoïde un état morbide des organes génitaux internes sans retentissement sur le péritoine (métrite, salpingite, ovarite), il n'y a pas lieu de renoncer aux bains; mais, s'il existe des phénomènes péritonitiques récents ou subaigus, une hématocèle datant de peu de temps, nous conseillons de s'abstenir des bains.

M. Bouchard suspend ses bains tièdes refroidis pendant les deux ou trois premiers jours de l'époque menstruelle, à moins que l'intensité des accidents nerveux ou l'hyperthermie n'en nécessitent l'usage.

Grossesse.

Lorsque chez une femme enceinte surviennent de la céphalée, de l'abattement, de l'insomnie, de l'amaigrissement et de la fièvre, il ne faut point se hâter d'en conclure qu'une fièvre typhoïde se déclare; il faut songer à l'existence d'un état décrit par Burns le premier et étudié par Tarnier et Budin sous le nom de *fièvre propre aux femmes enceintes.*

Cet état morbide, qui est peut-être une auto-intoxication passagère, due à la rétention de déchets organiques par suite d'une élimination rénale insuffisante (auto-typhisation de Peter), diffère surtout de la fièvre typhoïde par l'irrégularité de la courbe thermique. Il nous paraît donc, en pareil cas, prudent de ne pas se hâter d'attaquer cette fièvre par les bains froids systématiques et la quinine ; il est plus logique de se contenter de mettre la malade à la diète lactée, à l'antisepsie intestinale, y compris les irrigations rectales et un purgatif. On verra en deux ou trois jours s'amender les symptômes inquiétants, sans risquer de provoquer par un traitement trop perturbateur un avortement ou un accouchement prématuré.

L'influence réciproque exercée par la fièvre typhoïde sur la grossesse, et par celle-ci sur celle-là, est importante à connaître au point de vue thérapeutique.

La fièvre typhoïde interrompt la grossesse dans les 2/3 des cas environ et d'autant plus fréquemment que la grossesse est plus avancée. L'*avortement* est d'autant plus fréquent que la fièvre typhoïde est plus grave, en général ; cependant on a vu quelquefois la grossesse continuer sans encombre malgré une fièvre typhoïde sévère et prolongée, et par contre un typhus ambulatoire produire l'avortement. L'avortement peut se produire depuis la fin du premier septénaire jusque dans le cours de la convalescence, mais le plus habituellement dans le cours du second (Cazaux), et vers la fin du troisième septénaire (Martinet).

L'avortement revêt le plus souvent le type hémorrhagique ; c'est le plus précoce, étant produit par le raptus sanguin du côté de l'utérus, fréquent au début de la fièvre typhoïde, et qui décolle l'œuf.

L'avortement revêt le type douloureux dans la

forme ataxique de la fièvre typhoïde ou lorsque le fœtus est déjà mort depuis quelque temps.

Les causes par lesquelles on explique l'avortement dans la fièvre typhoïde, sont complexes. Outre le raptus sanguin génital dont nous avons parlé, il y a la mise en jeu de l'irritabilité utérine par l'intoxication du sang maternel, soit surchargé d'acide carbonique, soit charriant les toxines microbiennes; d'autre part, la mort du fœtus, qui entraîne fatalement l'avortement, peut être causée par l'élévation de la température maternelle trop prolongée (Runge) ou trop rapide (Doré); les troubles de l'hématose de la mère (complications pulmonaires et cardiaques); l'infection directe par le passage du bacille d'Eberth à travers le placenta; enfin des lésions anatomiques (infarctus apoplectiques) du placenta. Parmi ces causes, l'hyperthermie n'est pas admise par tous les observateurs. Lomer a vu une femme accoucher en temps normal d'un enfant bien portant après avoir conservé pendant plusieurs jours une température de 40°, même avec exacerbation à 41°,5.

C'est cependant l'hyperthermie qu'il serait relativement plus facile de combattre; aussi Brand et les autres partisans de la réfrigération précoce et systématique pensent-ils que les bains froids doivent être appliqués dès le début et avec la plus grande rigueur pendant la grossesse. « En maintenant l'organisme maternel pendant toute la durée de la période fébrile dans un état d'apyrexie relative, l'eau froide peut transformer une fièvre grave, hyperthermique, dans laquelle l'avortement est à peu près inévitable, en une fièvre moins sévère à température fébrile modérée, et dans laquelle l'avortement est beaucoup plus rarement observé » (Tripier et Bouveret).

La statistique est jusqu'ici trop restreinte pour entraîner la conviction, du moins au point de vue de l'influence que les bains froids peuvent exercer pour prévenir l'avortement; mais ils semblent bien favoriser la guérison de la mère. Sur 22 femmes enceintes baignées par Brand, 19 ont guéri; l'avortement eut lieu 17 fois. Tripier et Bouveret, Chapuis, Rondet citent 5 observations de fièvre typhoïde moyenne dont 1 seule vraiment grave où la guérison est survenue sans avortement avec les bains froids.

Quant à moi, je suis d'avis d'employer la balnéation tiède avec réfrigération progressive au début, pour diminuer les chances d'avortement précoce par raptus ûtérin; puis, si la fièvre revêt la forme hyperpyrétique ou ataxique, d'arriver progressivement aux bains vraiment froids et plus ou moins multipliés.

La quinine est contre-indiquée chez les femmes enceintes, à cause de l'action qu'elle exerce sur la contraction de l'utérus, du moins aux doses qu'il est nécessaire d'employer pour obtenir une action antithermique; mais, en considérant que ce médicament paraît avoir une action antiseptique générale sur le bacille typhique, il me paraît légitime de l'employer à petites doses réitérées, comme par exemple 0 gr. 60 centigrammes par jour, en trois doses, données quotidiennement. Il n'est pas inutile d'y associer une quantité modérée d'opium (5 centigrammes d'extrait thébaïque) pour engourdir la contractilité utérine.

La grossesse, comme l'avortement ou l'accouchement, n'exerce dans la majorité des cas aucune influence sur la marche de la fièvre typhoïde; la mortalité des mères varierait suivant les auteurs. Baratte (1) donne sur 94 cas empruntés à divers ob-

(1) Thèse de Paris 1882.

servateurs et traités par les moyens ordinaires 12 morts. Murchison sur 14 cas a eu 4 morts. Ces deux statistiques réunies (108 cas, 16 morts) donnent une mortalité de 14 %, inférieure à la moyenne générale de mortalité par la fièvre typhoïde, 19 %. Tarnier et Budin donnent 10 %. Sacquin (1) cite 324 cas avec 36 décès, 10, 9 %. C'est la même mortalité que citent Tripier et Bouveret en faveur du traitement par les bains froids : 26 cas, 3 morts.

Quand l'avortement ou l'accouchement se produit, il n'y a pas lieu de modifier sensiblement dans les cas ordinaires le traitement général. On insistera naturellement sur l'antisepsie des organes génitaux pendant le travail et après la délivrance ; on suspendra les bains si la température n'est pas trop élevée.

Pour combattre l'affaiblissement que le choc nerveux lié au travail et la perte de sang de la délivrance ont amené, on insistera sur les toniques et les stimulants.

Il sera prudent de ne pas employer le chloroforme pendant le travail, même aux faibles doses usuelles.

Quand on sera certain que la délivrance est complète, on pourra reprendre la quinine aux doses antithermiques.

État puerpéral.

« L'apparition de la fièvre typhoïde dans la période des suites de couches est extrêmement rare. Si Cazeaux professe que le début de la maladie est fréquent dans cette phase de l'état puerpéral, il nous paraît plus vraisemblable d'admettre que, dans la plupart des cas, il y a eu confusion entre l'infection puer-

____
(1) Thèse de Nancy, 1885.

pérale et la dothiénentérie » (Bonnaire). Bouveret
et Tripier ne peuvent citer aucun cas personnel de
fièvre typhoïde développée pendant l'état puerpéral
et traitée par les bains froids. Ils citent un cas du
Dr Rondet, qui a guéri par les bains froids; un cas où
la fièvre typhoïde, ayant débuté un peu avant l'accouchement, ne fut manifeste que six jours après
celui-ci. Il découle des observations de Brand,
Korber et Liebermeister, que l'état puerpéral aggrave
le pronostic de la fièvre typhoïde, même traitée par
les bains froids. Brand incline à penser que la mortalité plus élevée en pareil cas, tient moins à l'état
puerpéral qu'au retard que l'on met en général à
commencer les bains froids, parce que le diagnostic
reste hésitant entre la septicémie puerpérale et la
fièvre dothiénentérique. Suivant lui, comme suivant
Tripier et Bouveret, les bains froids doivent donc
être employés, à la condition que l'état puerpéral soit
dégagé de toute complication inflammatoire utérine,
péri-utérine et surtout péritonéale. La péritonite est
toujours une contre-indication absolue à l'emploi de
toute espèce de bains. La quinine est toujours utile
dans l'état puerpéral.

Allaitement.

Dès qu'on voit survenir chez une nourrice de la
fièvre accompagnée d'un certain nombre de phénomènes nerveux et digestifs de nature à faire songer
à la fièvre typhoïde, on suspendra immédiatement
l'allaitement; du moins on confiera l'enfant à une
autre nourrice, ou on le nourrira de lait stérilisé pendant la période d'observation. On pratiquera l'anti-

sepsie intestinale et on prendra régulièrement la température.

La marche graduellement ascensionnelle de celle-ci et la persistance des troubles digestifs permettant le diagnostic au bout de 2 ou 3 jours, on renoncera définitivement à l'allaitement et on instituera le traitement ordinaire en commençant par le purgatif.

Il n'y a aucune contre-indication à l'emploi des bains à toute température.

La sécrétion lactée ne tarde pas à se tarir; il est exceptionnel que des complications se produisent du côté des seins, si la région mamelonnaire est antiseptiquement traitée. Dans un cas de congestion des deux seins chez une nourrice traitée par les bains froids par Glénard, des compresses froides ont suffi à la faire disparaître.

Fièvre typhoïde chez les enfants.

On a longtemps contesté l'existence de la fièvre typhoïde dans les premiers temps de la vie. On en possède aujourd'hui un nombre important d'observations de six mois à deux ans; il en existe même au-dessous de six mois, constatées à l'autopsie.

La fièvre typhoïde de la première enfance, *au-dessous de deux ans*, a comme principaux attributs l'irrégularité de sa symptomatologie qui est fruste, la brièveté de son évolution et la gravité extrême de son pronostic. Aucun traitement ne réussit guère à sauver plus d'un enfant sur deux.

Je conseille les bains à 30 ou 25°, de 5 à 10 minutes quand la température est au-dessus de 39°. On les répétera toutes les deux ou trois heures.

Dans l'intervalle, s'il y a adynamie, on fera des frictions alcooliques.

La quinine ne sera donnée que si le tube digestif fonctionne à peu près et de 0 gr.,05 à 0 gr.,25.

On donnera un peu d'alcool très dilué.

Lorsqu'on parle de la bénignité de cette affection dans l'enfance, c'est de l'enfant de 2 à 10 ans qu'il s'agit. A cet âge, on pourrait dans beaucoup de cas se contenter de placer les enfants dans de bonnes conditions hygiéniques et ils arriveraient à la guérison sans encombre.

Mais il existe, même dans la seconde enfance, des formes de la plus haute gravité, et la vérité est qu'on ne sait jamais comment évoluera une fièvre typhoïde. Les cas de ce genre sont encore plus fréquents de 10 à 16 ans.

Parmi les méthodes *systématiques*, la balnéation froide, d'après la méthode de Brand, a donné, chez les enfants, d'aussi bons résultats que chez les adultes.

La méthode de M. Bouchard, qui avait donné des résultats si remarquables chez les adultes de l'hôpital Lariboisière, n'avait pas encore été mise en pratique dans les hôpitaux d'enfants, lorsque M. de Beurmann, faisant une suppléance à l'hôpital Trousseau, et son interne d'alors, M. Hillemand, l'ont appliquée en 1886, pendant une forte épidémie. La mauvaise organisation des bains les a d'ailleurs obligés à ne pas suivre, au point de vue de la balnéation tiède progressivement refroidie et fréquente, toutes les indications de M. Bouchard. C'est surtout l'antisepsie intestinale qu'ils avaient réalisée; c'est aussi cette partie du traitement que M. Legroux, le regretté collègue que nous venons de perdre, mettait en pratique systématiquement à la même époque.

En effet, en l'appliquant à la thérapeutique infan-
tile, M. Legroux, dans son service à l'hôpital Trousseau, a obtenu les mêmes bons résultats, quoiqu'il
n'employât pas les bains d'une façon systématique.
Les résultats de la pratique de M. Legroux ont été
exposés dans la thèse de M. J. Para (1). « M. Legroux
commençait le traitement en administrant au malade,
le jour de son entrée, 0 gr. 30 à 0 gr. 60 de calomel,
suivant l'âge, en deux ou trois prises.

Puis il formulait :

Naphtol...................... }
Salicylate de bismuth.......... } $\widetilde{aa}$ 2 gr. 50 centigr.

Mêler et diviser en dix paquets. Un paquet doit
être donné toutes les deux heures.

On peut faire prendre ces paquets soit dans du
pain azyme, — et ce mode convient de préférence aux
enfants déjà âgés, capables d'avaler facilement un
médicament qu'on leur présente, — soit simplement
dans un peu de lait sucré, en délayant bien, dans
une cuillerée à bouche ou un gobelet, la petite
quantité de poudre à faire prendre. On peut aussi
masquer la saveur brûlante du naphtol en le donnant à l'enfant dans une cuillerée de la potion de
Todd... »

M. Legroux n'associait pas toujours les deux médicaments. Il ne donnait que le naphtol si la diarrhée
était modérée, y adjoignant le salicylate de bismuth
si les selles étaient très abondantes ; si l'enfant avait
de la tendance à la constipation, il associait au
naphtol le salicylate de magnésie, et revenait de
temps à autre aux prises de calomel.

(1) *De l'antisepsie intestinale dans la fièvre typhoïde chez l'enfant.*
Thèse de Paris, 1887.

Les résultats avantageux de ce traitement sont immédiats, conclut M. Para.

« On peut les résumer en disant : diminution et désinfection des selles, diminution ou suppression du météorisme intestinal, amélioration de l'état buccal, atténuation des accidents nerveux, diminution de l'albuminurie, abréviation de la convalescence; rareté des accidents dits critiques de la fièvre typhoïde, tels que phlegmons, furoncles, suppurations diverses, qui sont, le plus souvent, les résultats d'infections microbiennes secondaires, et que l'asepsie de 'intestin prévient. »

L'*emploi de la quinine à dose élevée* a donné les résultats les plus remarquables à M. le professeur Grancher à la Clinique des Enfants malades.

Quand le thermomètre marque 39°5, à 40 et au delà, on donne, suivant l'âge de l'enfant, de 0 gr. 50 à 2 grammes de quinine.

Les doses les plus habituelles sont :

1 gramme à 1 gr. 50 à partir de 5 ans,

0 gr. 75 à 1 gramme de 3 à 4 ans.

La dose est administrée vers 5 ou 6 heures du soir, par fraction de 0 gr. 50, de demi-heure en demi-heure, de façon que les effets bienfaisants se fassent sentir pendant la nuit. Or, il est remarquable que le bien-être obtenu par les doses élevées de quinine procure aux enfants le sommeil, si rare dans la fièvre typhoïde. Le lendemain, l'enfant s'éveille avec une amélioration toujours très marquée, quelquefois si considérable qu'elle émerveille l'entourage.

Après avoir résumé ces diverses pratiques, je vais dire quelle est actuellement la mienne, dans laquelle je me suis efforcé de tenir compte des avantages que j'ai reconnus à chacune d'elles.

Courbe thermique d'un enfant traité par les bains à 25° et le chlorhydrate de quinine tantôt isolés, tantôt associés

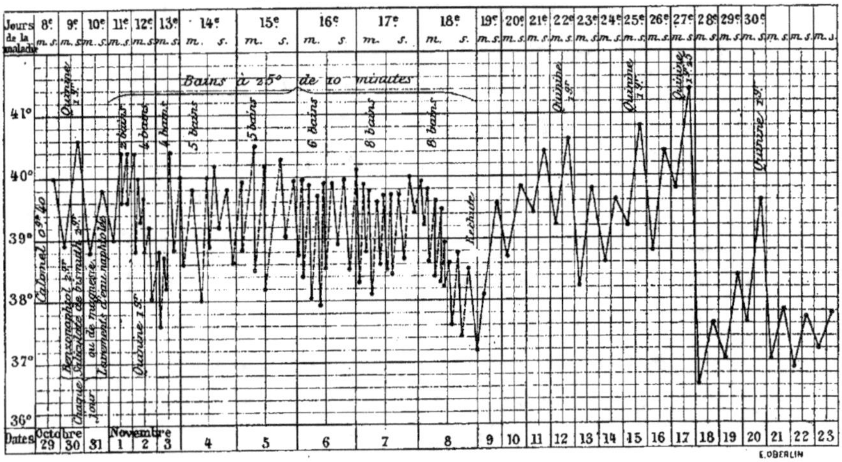

Au début, le calomel à dose purgative.

Tous les trois jours, un purgatif salin, que je remplace de temps à autre par le calomel, s'il y a tuméfaction du foie et météorisme très accusé.

Matin et soir, un grand lavement froid d'eau boriquée à 4 p. 100 ou d'eau naphtolée à 0 gr. 20 p. 1000.

Tous les jours, le benzonaphtol (1 à 3 grammes), associé soit au salicylate de bismuth, soit au salicylate de magnésie.

Ces substances sont en suspension dans un julep gommeux, dont on donne au malade une cuillerée toutes les deux heures, c'est-à-dire dix fois par vingt-quatre heures (il faut avoir soin d'agiter chaque fois la bouteille).

Dans les cas les plus graves, je préfère le naphtol β au benzonaphtol, parce qu'il est plus énergiquement antiseptique. On ne peut malheureusement guère le faire avaler, à cause de sa saveur brûlante, qu'en cachets à des enfants déjà grands, ou par force aux tout petits, en suspension dans la potion gommeuse.

A la méthode antiseptique de M. Bouchard, j'adjoins l'emploi de la quinine aux mêmes doses que M. Grancher; mais je préfère le chlorhydrate de quinine, moins offensif pour l'estomac et plus riche en quinine que le sulfate.

Quand la température ne s'abaisse pas par l'antisepsie et la quinine, je fais faire les lotions, puis j'administre les bains tièdes graduellement refroidis, en nombre variable de 2 à 8.

Si la situation s'aggrave encore par la persistance de l'hyperthermie, je donne les bains d'abord frais à 25°, puis froids à 22° ou 20°, d'une durée de 10 à 15 minutes, avec affusion sur la tête et frictions pendant le bain. Le bain est renouvelé toutes les 3 heures.

Je veille, bien entendu, à l'exécution rigoureuse de toutes les précautions hygiéniques comme chez l'adulte : lavages antiseptiques des fesses et des organes génitaux après chaque garde-robe, lavage de la cavité buccale, des fosses nasales.

Alimentation réparatrice, mais liquide et de digestion facile, etc., comme chez l'adulte; toutefois, le lait est mieux supporté, et il faut être réservé dans l'emploi de l'alcool.

Je donne les boissons abondantes, mais en petite quantité à la fois pour ménager la contractilité gastrique : tisane d'orge sucrée avec du miel et de la glycérine, limonade vineuse ou citrique, bouillon additionné de peptone, lait.

Complications et accidents. — Quand il y a un *délire violent*, dans l'intervalle des bains froids, je fais placer en permanence une vessie de glace ou des compresses d'eau glacée sur la tête, dont les cheveux sont toujours coupés ras dès le début. Potion avec opium, chloral et teinture de valériane.

Contre l'*adynamie*, les grogs, le vin chaud sucré étendu d'eau, additionné de teinture de cannelle, la liqueur d'Hoffmann, les injections sous-cutanées d'éther et de caféine.

Contre la *congestion pulmonaire*, ventouses sèches, enveloppements permanents du thorax dans les compresses de tarlatane humide recouvertes de taffetas gommé et fréquemment renouvelées, décubitus ventral.

Tympanite. — Enveloppements permanents de l'abdomen dans les compresses froides recouvertes de taffetas gommé, lavements de camomille et de poudre de charbon végétal, eau de chaux.

Accidents cardiaques. — Injections sous-cutanées de caféine, digitale tous les 3 jours.

Hémorrhagie intestinale. — Immobilité, par conséquent suspension des bains, opium à doses suffisantes pour immobiliser l'intestin (0 gr. 04 toutes les heures), glace sur le ventre, potion avec perchlorure de fer.

Péritonite localisée. — Glace sur le ventre. Immobilité. Opium à haute dose. Suspension de l'alimentation buccale. — P. *par perforation :* Je ne l'ai jamais observée chez l'enfant, mais je n'y verrais d'autre remède qu'une laparotomie immédiate.

Accidents laryngés. — Pulvérisations toutes les deux heures, avec un pulvérisateur à vapeur, d'une solution de benzoate de soude et de borate de soude, ou de bichlorure à 0,20 p. 1000, ou d'acide phénique à 5 p. 1000.

Abcès. — Incision immédiate et drainage, bains additionnés d'acide borique ou de sublimé.

Eschares. — Lotions et pansements antiseptiques occlusifs. Matelas d'eau. Pansements au vin aromatique, avec une solution de chloral 1/100, ou pulvérulents : poudre de quinquina et de salol, d'acide borique et de bismuth.

Fièvre typhoïde chez les personnes âgées.

La fièvre typhoïde, chez les personnes âgées, est d'un pronostic très sévère ; ce fait découle de toutes les statistiques. On peut dire que, chez les vieillards, la mortalité est d'autant plus grande que l'âge est plus avancé, allant de 21 à 50 %.

Le caractère dominant de la dothiénentérie chez les gens âgés est l'*adynamie*, qui existe d'un bout à l'autre de son évolution, et ne se trouve nullement en rapport avec l'état des organes viscéraux.

Dès le début de la maladie, on est frappé de l'affaissement, de la prostration; puis, sans complication pouvant les expliquer, la maigreur et la faiblesse du malade s'accentuent tous les jours jusqu'à ce qu'il succombe presque naturellement et sans secousse. Cependant, la mort peut être le résultat de complications : érysipèle de la face et parotidite suppurée (Robin), perforation du côlon au niveau de la vésicule biliaire (Murchison), ou hémorrhagie intestinale (Leudet). Dans un cas que j'ai observé, le malade, âgé de 63 ans, avait supporté en apparence assez bien deux hémorrhagies intestinales; mais, à partir de ce moment, il alla toujours déclinant malgré la médication tonique.

Le cœur, le rein, sont à surveiller particulièrement. On aura soin de recourir aux stimulants de la contractibilité cardiaque (caféine, spartéine, café) avant même que les signes d'affaiblissement de celle-ci se soient manifestés; on insistera sur le cognac, les vins généreux (bordeaux, champagne, porto).

On placera le malade dès le premier jour sur un matelas d'eau, on redoublera de minuties dans la surveillance des excoriations cutanées pouvant devenir le point de départ d'eschares.

La vessie sera aussi explorée quotidiennement par la percussion et le palper, afin qu'on ne laisse pas la rétention d'urine se prolonger; mais le cathétérisme ne sera pratiqué qu'avec l'asepsie la plus rigoureuse.

Nous redoutons pour les vieillards aussi bien le décubitus prolongé dans la même attitude que les mouvements trop multipliés pouvant produire la fatigue. Pour cette raison en particulier, les méthodes de balnéation ne leur sont guère applicables; quelques bains, tièdes et non froids, pourront leur être donnés, mais on se contentera de lotions en général.

On les changera fréquemment de position, mais toujours très doucement pour ne pas risquer la syncope.

Comme stimulants, les injections sous-cutanées d'huile camphrée, d'éther et de sérum artificiel au phosphate de soude, seront utiles.

Si nous consultons les partisans de la médication réfrigérante, nous voyons que Brand ne considère pas l'âge avancé comme une contre-indication. Il estime que le plus souvent on peut, jusqu'à l'âge de 50 ans, appliquer la formule générale du traitement par les bains froids. Pour les malades qui ont passé 50 ans, il préfère le bain chaud ou tiède progressivement refroidi.

Suivant MM. Tripier et Bouveret, cette limite de 50 ans n'a même rien d'absolu ; si le malade âgé de 50 à 60 ans est robuste, que son cœur soit sain et que ses vaisseaux ne soient pas athéromateux, on peut bien débuter par des bains de 22 à 24°. Chez un malade même moins âgé, mais d'une moins bonne constitution, dont le cœur et les vaisseaux ne sont pas parfaitement sains, il serait préférable d'employer le bain tiède progressivement refroidi.

FORMES ATTÉNUÉES CLINIQUEMENT

F. bénignes. — F. latentes.

On sait qu'il existe des fièvres typhoïdes *bénignes* soit par le peu d'intensité de la fièvre, qui peut n'être qu'intermittente ou faire même défaut, soit par l'atténuation et même l'effacement des symptômes caractéristiques (*typhus levissimus, typhoïdette, fièvre muqueuse*), soit par la brièveté de leur évolution (*typhus abortif*).

Si légère que soit une fièvre muqueuse, elle réclame impérieusement les mêmes soins hygiéniques et diététiques que les formes moyennes.

D'abord, au point de vue de la prophylaxie, il faut penser qu'un cas bénin peut créer par les déjections du malade un foyer épidémique, dont les cas ultérieurs pourront être de plus en plus graves ; il importe donc toujours que les garde-robe, les linges souillés par les selles du malade et ses urines soient désinfectés. D'après la loi récente, ces cas doivent être déclarés à l'autorité administrative du moment que le diagnostic est fait.

Dans les *formes légères* le malade doit rester au lit et s'abstenir de toute occupation intellectuelle. Son alimentation doit être exclusivement liquide ; mais on peut donner le régime lacté d'une façon continue, et très rapidement des potages légers.

Quelques purgatifs, en particulier le calomel, l'antisepsie intestinale suffiront dans les formes où la fièvre est très peu accusée.

Si elle dépasse 39 degrés, on usera de la quinine tous les deux jours.

Dans l'intervalle on fera des lotions, on donnera au besoin deux à quatre bains tièdes ou frais, refroidis peu à peu.

Quand l'apyrexie sera complète, on observera cependant de sérieuses précautions dans la reprise de l'alimentation et dans les tentatives pour laisser le malade causer, lire ou se lever ; car la statistique démontre que les recrudescences et les rechutes sont plus fréquentes dans les formes légères.

Dans les *formes abortives* le traitement doit être le même que dans les formes moyennes ou qui peuvent devenir graves ; car elles s'annoncent souvent avec un ensemble de symptômes assez accentués pour faire craindre une forme des plus graves, mais du huitième au quinzième jour la maladie tourne court et le malade entre brusquement en convalescence après une défervescence subite de la fièvre.

Cette brusquerie de la terminaison n'empêchera pas de continuer à surveiller avec soin le malade, pour éloigner tout ce qui pourrait favoriser une rechute possible. On supprimera bains, quinine, purgatifs, mais on continuera l'antisepsie intestinale et tous les soins hygiéniques.

On luttera contre l'impatience du malade et de l'entourage, trop souvent portés en pareil cas à vouloir prendre aussitôt l'alimentation solide.

On imposera le lit encore quelques jours.

Brand soumet au traitement ordinaire les formes les plus légères ; mais, dès le second et même le premier jour, le malade saute des bains parce que sa température n'atteint plus 39 degrés toutes les trois heures ; Brand conseille de ne pas supprimer les bains trop tôt, pour éviter les rechutes, et en donne encore quelques-uns, alors même que la température ne dépasse plus 38°,5.

Il existe encore une *forme latente* (Louis), que les Allemands ont caractérisée du nom caractéristique de *typhus ambulatoire*. Dans ce cas les malades se sentent si peu atteints, qu'ils continuent à vaquer à leurs occupations ; quelques frissons, la céphalalgie modérée, un sentiment de fatigue et de malaise, une diminution de l'appétit sans abolition complète, un peu de diarrhée et une toux rare, avec une fièvre nulle ou insignifiante, sont à peu près le seul tableau clinique. Cette forme, atténuée cliniquement, n'a que l'apparence de la bénignité ; car elle peut s'accompagner de lésions intestinales étendues et profondes, et c'est souvent par perforation ou par hémorrhagie intestinale que se terminent brusquement et mortellement ces dothiénentéries latentes.

La forme *latente ambutatoire* n'est guère soignée en général, puisque le malade n'appelle pas le médecin ; mais, toutes les fois que nous sommes consultés pour une personne qui présente un état maladif mal caractérisé, pour lequel on est trop souvent tenté de se contenter de l'étiquette vague d'embarras gastrique fébrile, de courbature fébrile, surtout si le malade se trouve dans un milieu épidémique et s'il n'a pas eu déjà la fièvre typhoïde, on n'est pas excusable de n'y point penser.

Il faut représenter fortement au malade et à son entourage le danger de ces fièvres méconnues, exiger l'alitement, la prise régulière de la température et la notation plusieurs fois par jour de la température rectale, la diète lactée et l'antisepsie intestinale.

Mieux vaut imposer une semaine de séquestration à un simple embarras gastrique que de charger sa conscience d'une mort par perforation intestinale ou hémorrhagie imprévue.

FORMES MALIGNES

Forme adynamique

L'adynamie est évidemment, à un degré modéré, un état habituel dans le second ou le troisième septénaire de toute fièvre typhoïde intense ; mais la stupeur, la dépression des forces, l'affaiblissement précoce du cœur et du pouls, l'obtusion de l'ouïe, un délire tranquille, un haut degré de météorisme, la paralysie des sphincters constituent le vrai syndrome adynamique, qui nécessite une thérapeutique énergique si l'on ne veut pas voir bientôt le malade qui est sur cette pente tomber dans un coma fatal.

De tout temps on a préconisé contre ces accidents les médicaments stimulants, et cette indication est acceptée par tout le monde.

C'est alors qu'il faut donner au malade diverses boissons alcooliques en quantité supérieure à celle qu'on emploie dans les formes moyennes, et en choisissant de préférence, parmi les vins, les plus généreux et les plus excitants : le champagne, les vins d'Espagne et l'alcool proprement dit sous des formes variées (grogs au cognac ou au rhum, thé au rhum, potion de Todd).

Ces boissons doivent être administrées à doses fractionnées, souvent répétées, parfois toutes les heures dans les cas urgents, surtout pendant la nuit et dans la matinée, moments où la dépression des forces est à son maximum.

Murchison a formulé au sujet de l'*administration des boissons alcooliques* quelques indications bonnes à méditer.

Il faut donner peu d'alcool au-dessous de vingt ans. Au-dessus de quarante, il faut au contraire en commencer de bonne heure l'emploi et élever les doses.

Comme Chomel, Murchison veut qu'on en donne plus tôt et en plus grande quantité aux alcooliques.

Les indications tirées de l'appareil circulatoire sont la mollesse, la dépressibilité, les intermittences ou la lenteur anormales du pouls (40 à 60 pulsations), l'affaiblissement de l'impulsion cardiaque et du premier bruit.

Murchison signale encore, parmi les indications à l'emploi de l'alcool, le refroidissement des extrémités avec chaleur intense du tronc, des sueurs profuses sans amendement, une langue sèche et brunâtre; si, sous l'influence des alcooliques, celle-ci s'humecte et se nettoie, on peut en conclure qu'ils sont utiles.

Mais il faut considérer comme des *contre-indications à l'emploi de l'alcool* une céphalalgie intense à forme lancinante, une peau brûlante et très sèche, surtout si la face et les yeux sont injectés, si le pouls est résistant, s'il y a un délire bruyant et actif, si les urines sont rares, contiennent beaucoup d'albumine et peu d'urée.

La quantité d'alcool qu'on peut donner varie naturellement suivant l'âge, le sexe, les habitudes antérieures, notamment le climat et la nationalité.

Murchison, exerçant en Angleterre, disait qu'on en doit donner très rarement plus de 240 grammes en 24 heures et dans des cas très exceptionnels 300 gr.

G. de Mussy estime qu'en France 120 à 200 grammes d'eau-de-vie seraient une dose énergique, et qu'il convient souvent d'en donner moins.

De même que l'alcool est mieux supporté dans les climats froids, on peut en user plus largement dans les saisons froides.

Un danger dans la médication alcoolique est d'y accoutumer le malade; on a vu des malades, même des femmes et des enfants, qui, avant une fièvre typhoïde, avaient de la répugnance pour l'alcool, en contracter le goût et presque le besoin parce qu'on leur en avait laissé continuer l'usage au delà de la convalescence. Murchison, qui avait déjà vu ce danger, recommande d'en diminuer et d'en éloigner les doses dès que les symptômes auxquels on les opposait commencent à s'atténuer.

La plupart des médecins préconisent encore conjointement avec les alcooliques les *préparations de quinquina* à hautes doses.

G. de Mussy était partisan de l'extrait de quinquina en suspension dans une potion gommeuse, édulcorée avec le sirop d'écorces d'oranges amères. Quand la stupeur était très accusée, il suspendait l'extrait de quinquina dans une infusion de café, sucrée avec 30 à 40 grammes de sirop de gomme et aromatisée avec quelques grammes de teinture d'écorces d'oranges. Il commençait par la dose de 2 à 4 grammes d'extrait de quinquina par jour et en élevait la dose, parallèlement au progrès de l'adynamie, jusqu'à 8 et 12 grammes.

M. Jaccoud est aussi très partisan de l'emploi du quinquina.

Avec M. Bouchard, je crois qu'il peut rendre des services dans certains cas, mais d'une manière passagère ; *il y a vraiment abus à notre époque dans l'emploi de ce médcament.* Un très grand nombre de médecins soumettent leurs malades à l'usage de l'extrait de quinquina, à la dose moyenne de 4 grammes depuis le commencement jusqu'à la fin de toute fièvre infectieuse, regardant ce remède comme une panacée. Employé ainsi, le quinquina peut être nuisible ; il est aisé de se convaincre que la plupart des typhiques qui en font usage ainsi ont constamment la langue sèche, éprouvent souvent de la gastralgie ; l'action énergiquement astringente du quinquina si longtemps continué contribue, j'en suis convaincu, à engendrer, conjointement avec les hautes doses d'alcool, une gastrite, ou tout au moins des troubles dyspeptiques qui tourmentent le malade longtemps après la guérison de sa fièvre typhoïde.

L'existence d'une adynamie profonde doit faire prescrire une *alimentation* aussi *substantielle* que le permettent les forces digestives.

Au bouillon, aux gelées de viande, aux laits de poule additionnés de cognac, de kirsch ou de rhum, on ajoutera du jus de viande, des potages. G. de Mussy recommandait l'arrow-root au vin de Madère, dont voici la recette : on délaie une cuillerée d'arrow-root dans un peu d'eau froide et on le fait chauffer comme on fait pour convertir l'amidon en empois ; on obtient ainsi une sorte de gelée, plus ou moins fluide, suivant la quantité d'eau employée, et on y ajoute du vin de Madère.

On insistera sur le *café noir*, dans lequel on pourra battre un ou deux œufs.

Parmi les médicaments qu'on a proposé d'employer dans l'état adynamique, nous conseillons l'*éther*, le *camphre* et la *caféine* en injections sous-cutanées, en ayant soin d'enfoncer profondément l'aiguille de la seringue de Pravaz au-dessous du derme, dans des régions comme la fossette rétro-chantérienne, la fesse, la région lombaire.

Mais le moyen le plus efficace de combattre les accidents adynamiques est certainement l'usage des *pratiques hydrothérapiques*, qu'il faut savoir approprier à chaque cas particulier.

Si l'adynamie s'accompagne d'un grand affaiblissement du cœur, le bain tiède ou frais à température décroissante, et dans l'intervalle des bains, des frictions énergiques sur les membres et le tronc avec de l'alcool aromatisé doivent être employées.

Quand la stupeur est plus profonde, il faut demander à l'hydrothérapie surtout l'action stimulante, le demi-bain tiède avec affusions courtes très froides et frictions énergiques sur les membres.

Si le coma est complet, le bain froid très court, l'affusion froide très courte, le demi-bain tiède avec affusion de quelques minutes seulement, et mieux encore peut-être l'enveloppement dans le drap mouillé avec frictions énergiques sont conseillés par Tripier et Bouveret, et nous nous y rallions.

Quant le cœur est très affaibli, il est utile de pratiquer une injection sous-cutanée d'éther ou de caféine un quart d'heure avant de soumettre le malade au bain où à l'affusion, pour écarter le danger de la syncope ou du collapsus.

C'est dans les formes adynamiques que le malade est particulièrement exposé aux complications du décubitus (gangrène, eschare); il faut, pour les prévenir, redoubler de soins hygiéniques et exercer chaque jour la surveillance la plus minutieuse sur tous les points du corps.

Forme ataxique.

Nous avons dit, à propos des indications thérapeutiques particulières au sexe féminin, qu'il fallait se garder de confondre avec l'ataxie véritable certains troubles nerveux violents, *pseudo-ataxiques* qu'on peut observer au début de la maladie chez les hystériques (délire loquace, mouvements désordonnés, quelquefois convulsions). Leur caractère principal est de ne point s'accompagner d'une élévation persistante de la température. Au contraire, l'*ataxie vraie* avec son cortège de délire actif, de soubresauts des tendons, de convulsions épileptiformes alternant avec des syncopes, coïncide toujours avec l'hyper-pyrexie.

On peut observer deux formes d'ataxie vraie, l'une presque foudroyante, qui peut tuer le malade en 48 heures; l'autre à marche plus lente, et dans laquelle la malignité va en s'accentuant progressivement.

On conseillait autrefois d'opposer à ces formes les médicaments anti-spasmodiques : le musc, le camphre, la valériane, l'assa-fœtida. De nos jours la plupart des médecins les combattent par les bromures et le chloral. Nous croyons que leur gravité extrême ne permet pas d'attendre l'action toujours lente et douteuse de ces médicaments, maintenant que nous connaissons l'effet si puissant et parfois si rapide de l'hydrothérapie.

Dans ces formes on devra donc toujours, sous peine d'encourir une grave responsabilité, employer successivement les *moyens hydrothérapiques* que nous avons décrits dans le chapitre IV pages 135 et seq. et dont nous ne reproduisons pas ici la technique, nous contentant de les énumérer dans l'ordre où nous les employons en pareil cas : bains tièdes (méthode Bouchard) ou plus rapidement refroidis ; — bains frais, alternant avec l'enveloppement dans le drap mouillé ; — bains froids de Brand.

Dans l'intervalle des bains, une *vessie de glace* est appliquée en permanence *sur le crâne*.

Si le DÉLIRE ne cède pas ou reparaît promptement, nous adjoignons, avec discrétion, certains médicaments, dont le premier est l'*opium* sous la forme d'extrait thébaïque ou de teinture, l'élixir parégorique. Les bromures et le chloral nous paraissent dangereux, pour peu que le cœur fonctionne mal ; toutefois on peut passagèrement les associer à l'opium. Il importe de veiller à ce que l'opium ne produise ni la constipation ni la suppression des urines, en donnant l'eau purgative, des lavements multipliés et des boissons abondantes.

Nous proscrivons d'une façon absolue l'application de vésicatoires sur le cuir chevelu, et nous croyons fort dangereuses les sangsues à la mastoïde ; car il est arrivé plus d'une fois qu'après une émission sanguine, que paraissait légitimer l'état congestif du cerveau, l'agitation et le délire actif ont brusquement fait place au coma mortel.

Brand, frappé avec raison de la coïncidence constante de l'hyperthermie et de ces graves désordres nerveux, s'est préoccupé surtout d'abaisser le plus tôt possible la température ; il recommande l'affusion sur la tête pendant le bain avec de l'eau très froide, de prolonger l'immersion jusqu'à ce que la rougeur et la chaleur du visage aient disparu, l'application sur la tête, dans l'intervalle des bains, des compresses froides fréquemment renouvelées ou de vessies de glace.

Dans les formes ataxiques précoces, il conseille les bains à 15°, prolongés pendant 15 et 20 minutes.

Dans ces conditions, disent Tripier et Bouveret, on aurait tort de craindre que, sous l'influence de la réfrigération, une dépression profonde ne succède à l'excitation des centres nerveux. Le patient, souvent en proie à un délire furieux, doit être solidement maintenu dans la baignoire et, malgré son extrême agitation, il faut continuer l'immersion pendant le temps nécessaire pour obtenir un abaissement thermique moyen de 0,8 à 1°. Il faut aussi protéger le malade contre sa propre violence et éviter que, dans le bain, il ne se heurte trop souvent contre les parois de la baignoire.

La lutte contre ces violents délires peut durer plusieurs jours ; il faut la poursuivre avec la dernière énergie, avec la conviction qu'on tient entre ses mains la vie du patient, et sans trop d'égards d'ailleurs pour les sensations pénibles que l'entourage est trop disposé à supposer chez lui ; car le malade est en pareil cas inconscient : une malade de M. Glénard, qui pourtant guérit, ne s'aperçut qu'au trente-deuxième bain qu'elle était traitée par les bains froids.

Si, au lieu du délire, ce sont des PHÉNOMÈNES CONVULSIFS qui prédominent, mieux vaut employer, au lieu du bain froid, le grand bain tiède avec affusions.

C'est encore le bain moins froid, avec affusion lente et modérée, en évitant l'impression subite de l'eau froide, que Brand préfère dans les cas où le délire et l'ataxie durent depuis longtemps déjà, ou n'apparaissent qu'à une période avancée de la fièvre.

Forme hémorrhagique.

En dehors des hémorrhagies qui se montrent si fréquemment dans la fièvre typhoïde comme conséquence de la tendance aux manifestations congestives (épistaxis, métrorrhagies, certaines hémorrhagies intestinales précoces) et de celles qui tiennent à l'ulcération accidentelle d'un vaisseau important, comme l'hémorrhagie qui peut accompagner la chute des eschares intestinales, il existe, dans certains cas graves à prédominance adynamique, une disposition hémorrhagique générale, liée à une altération grave du sang et des vaisseaux, en même temps qu'à une dépression profonde du système nerveux.

Ces cas répondent aux formes putrides des anciens.

Alors on voit des épistaxis profuses et réitérées, des hémorrhagies par la muqueuse buccale et du côté de la peau sous forme de purpura, d'ecchymoses pétéchiales ; des hémorrhagies dans l'épaisseur des masses musculaires, plus rarement dans les cavités séreuses ; des hémoptysies, des apoplexies pulmonaires, des hématuries.

Ces formes sont-elles justiciables d'une thérapeutique particulière, en dehors du traitement de toute forme adynamique?

On a conseillé les acides minéraux (acide sulfurique, eau de Rabel) et végétaux (en particulier le suc de citron), le perchlorure de fer, l'acide tannique, l'ergot de seigle. Tous ces médicaments peuvent être essayés.

Les partisans de la médication réfrigérante estiment qu'elle est plus puissante contre ces accidents hémorrhagiques que tout médicament, parce qu'elle relève l'énergie du cœur et la tonicité des vaisseaux.

On devra se préoccuper pour certaines de ces hémorrhagies de la nécessité d'un traitement spécial. On opposera aux épistaxis profuses, le tamponnement des fosses nasales, avec des tampons de coton boriqué, imbibés d'une solution d'antipyrine concentrée ; — aux entérorrhagies, les lavements d'eau glacée, la vessie de glace sur le ventre ; — aux hématuries, le régime lacté et la térébenthine.

Les injections sous-cutanées d'ergotine, des inhalations d'oxygène peuvent être utilisées.

Forme gastro-hépatique ou bilieuse.

Dans certaines fièvres typhoïdes on remarque un certain nombre de symptômes liés à des troubles fonctionnels et à des lésions de l'estomac et du foie, qui ressemblent tout à fait à l'embarras gastrique bilieux. L'inappétence est absolue, et même il existe des vomituritions ou des vomissements franchement bilieux. La langue est recouverte d'un enduit épais et jaunâtre. Les conjonctives et les téguments du visage offrent une teinte subictérique. La céphalalgie est plus cruelle que dans les formes ordinaires ; les troubles bilieux sont particulièrement accentués dans certaines épidémies ; d'autres fois ils sont en rapport avec le tempérament bilieux du malade et une sorte de propathie hépatique.

En pareil cas, la *diète absolue* est de rigueur les premiers jours ; il ne faut essayer de donner ni lait ni bouillon de viande ; on mettra le malade à la diète *hydrique* avec une eau minérale légèrement alcaline et gazeuse (Soulzmatt, Vals) ; on pourra donner cependant du bouillon de légumes.

L'administration de l'ipéca (1 gr. 50 à 2 grammes) fait souvent disparaître le premier jour la céphalalgie et les nausées.

Le lendemain, on donnera le calomel à doses purgatives, ou bien un sel neutre (sulfate de soude, magnésie).

L'antisepsie intestinale est indiquée comme dans les formes ordinaires.

Rien ne s'oppose à l'emploi des bains.

Mais, si cet état bilieux et gastrique persiste, il faut renoncer à administrer la quinine, du moins par l'estomac. Si l'élévation de la température la nécessite, on en donnera par injections sous-cutanées.

Il ne faut pas se hâter de permettre le jus de viande, les jaunes d'œufs que nous avons conseillés dans les formes communes.

Au cours de la fièvre typhoïde peuvent survenir du côté des voies biliaires des complications qui peuvent se traduire par un *ictère* franc; pour de tels cas, nous renvoyons aux complications hépatiques, page 282.

En dehors de l'état bilieux, dans certaines fièvres typhoïdes, il existe des *vomissements* très fréquents, parfois incoercibles, qui peuvent commencer avec la maladie et se répéter pendant plusieurs jours de suite; quelquefois ils sont provoqués par la toux ou par l'ingestion des boissons. Quand ils persistent au delà des premiers jours, ils tiennent à une localisation du processus typhique sur la muqueuse gastrique qui est le siège de lésions glandulaires, si bien étudiées par M. Chauffard. Les lésions consistent même quelquefois en véritables ulcérations, qui se traduisent par des vomissements de sang (Millard).

Les vomissements, quand ils se prolongent et se répètent trop souvent, sont du plus fâcheux augure, puisqu'ils entravent toute alimentation et contribuent à l'épuisement de l'organisme.

On leur opposera les boissons glacées ou la déglutition de petits fragments de glace, non mastiqués, le vin de Champagne frappé étendu d'eau gazeuse, la potion effervescente de Rivière.

On peut appliquer sur la région épigastrique le stypage au chlorure de méthyle, le sac de glace, les emplâtres de thériaque ou de belladone (G. de

Mussy), des sinapismes ou de l'étoupe imbibée de térébenthine (Murchison), des compresses imprégnées de chloroforme.

Pour prévenir l'inanition et la diminution des urines, on n'aura d'autres ressources que les lavements réitérés d'eau et les lavements alimentaires (peptones, jaunes d'œufs et lait).

D'autres causes de vomissement existent dans la fièvre typhoïde (méningite, péritonite, abus de médicaments irritants, irritation des pneumo-gastriques par adénopathie trachéo-bronchique). Ils n'ont aucun rapport avec la forme gastrique et nous renvoyons pour leur traitement aux complications, page 306.

Forme abdominale.

C'est la forme commune, avec accentuation des troubles intestinaux (diarrhée profuse, météorisme très accusé, coliques). Il n'y a pas lieu de modifier sensiblement le schéma du traitement formulé pages 178 et seq.

On opposera à la diarrhée excessive des doses plus élevées de bismuth, auquel on associera la craie préparée et l'opium.

On maintiendra en permanence sur l'abdomen les compresses froides recouvertes de taffetas gommé.

Pour le météorisme, la poudre de charbon par la bouche ou en lavement; les boissons stimulantes avec infusion d'anis, de menthe; l'eau chloroformée, les lavements froids d'infusion de camomille naphtolée ou boriquée. (V. page 186.)

Forme cardiaque.

La forme cardiaque est une des plus graves, quand les désordres fonctionnels du cœur reconnaissent pour cause une lésion anatomique, soit ancienne (*propathie valvulaire* rhumatismale ou congénitale, *adhérences péricardiques anciennes*), soit récente (*myocardite* due à la localisation précoce sur le muscle cardiaque qui entre en dégénérescence rapide.)

L'*endocardite* et la *péricardite* peuvent être englobées dans les autres facteurs de la forme cardiaque.

Le danger est moindre quand les troubles cardiaques traduisent seulement la *perturbation fonctionnelle des centres nerveux et des nerfs du cœur.*

Mais il est bien difficile de différencier cliniquement ces deux ordres de faits, comme le prouve une discussion récente à la Société des Hôpitaux.

Les symptômes dont la réunion constitue le tableau clinique complet de la forme cardiaque sont : l'accélération permanente et la petitesse du pouls, l'affaiblissement du premier bruit cardiaque à la base, puis l'irrégularité et les intermittences du pouls, son instabilité (par suite de laquelle le seul fait d'asseoir le malade précipite immédiatement le pouls en le rendant petit et incomptable), puis l'égalisation de la durée des deux silences (rythme fœtal, embryocardie), plus tard encore disparition complète du premier bruit cardiaque à la base ; et, parallèlement à ces signes locaux, les syncopes, les lipothymies, la pâleur du visage avec cyanose des lèvres et des extrémités, qui sont refroidies et quelquefois œdématiées.

Chez les typhiques qui ont succombé après avoir

présenté tous ces symptômes, ou la plupart d'entre
eux, on trouve d'ordinaire, comme l'a montré
M. Hayem depuis longtemps, de profondes lésions
du myocarde ; mais quelques-uns ne les présentent
pas, et d'autre part, on en voit guérir qui ont présenté la plupart de ces symptômes et qui n'auraient
vraisemblablement pas guéri si leur myocarde avait
été vraiment dégénéré. « Combien de fois ne voit-on
pas au cours d'une fièvre typhoïde, a dit M. Rendu
dans la discussion récente à laquelle nous avons
fait allusion, la tachycardie, l'affaiblissement du
pouls et de la tension artérielle, l'arythmie survenir
chez des sujets qui, quelques jours après, entrant en
convalescence, récupèrent très rapidement l'énergie
de leurs contractions ventriculaires, et dont le cœur se
remet à fonctionner sans aucune défaillance ! Il me
paraît probable que dans ces cas l'affaiblissement de
l'influx nerveux et la paralysie du pneumo-gas-
trique interviennent au moins autant que les altérations de structure de la fibre musculaire et que l'on
n'est pas fondé à diagnostiquer la myocardite, dès
que survient le collapsus cardiaque. » En présence
des réserves faites par un clinicien de cette valeur, il
est donc toujours permis d'espérer, quand on constate chez un typhique le syndrome de la forme cardiaque, qu'on n'a pas affaire aux lésions de la
myocardite diffuse contre laquelle nous ne pourrions
pas grand'chose, mais à des désordres fonctionnels de l'innervation cardiaque, qui peuvent être
influencés par les moyens dont nous disposons.

La conclusion pratique de cette notion est qu'il
faut, dès le début de la fièvre typhoïde, exercer une
surveillance attentive sur la circulation, noter la
fréquence et les caractères du pouls aussi soigneuse-

ment que la température, ausculter le cœur au moins une fois par jour, et, dès que l'on relève des signes d'affaiblissement et d'arythmie cardiaque, commencer à combattre cette complication.

Cette conduite est encore plus urgente quand le typhique commence sa maladie avec un cœur déjà affaibli par une lésion antérieure constatable, ou même quand il est suspect d'en porter de latentes, comme les surmenés et les alcooliques.

Les partisans de la réfrigération systématique pensent que, commencée dès le début et poursuivie avec rigueur, cette médication a les plus grandes chances d'éviter les altérations du myocarde et de soutenir l'innervation cardiaque. Leur confiance n'est pas moins grande dans les bains froids pour combattre le syndrome du collapsus cardiaque quand il est réalisé. Si donc on a résolu d'appliquer exactement la méthode de Brand, on ne se laissera pas influencer par l'apparition de la tachycardie, de l'arythmie, des intermittences, pas plus que par la disparition du premier bruit cardiaque et l'embryocardie. On insistera « sur l'application régulière et rigoureuse de la méthode de Brand, qui constitue l'un des plus sûrs moyens de relever la tonicité des vaisseaux » (A. Siredey).

Ou même on choisira la réfrigération la plus intensive, en portant le nombre des bains froids à 10 par vingt-quatre heures et en les donnant à 16° (Chauffard).

Je reconnais qu'on voit des typhiques en proie au syndrome cardiaque le plus inquiétant guérir par cette thérapeutique. Il est vrai que la plupart du temps la balnéation est accompagnée d'une médication stimulante par l'alcool, la caféine, la spartéine,

-la digitale ou l'ergotine. Dans le cas de M. Chauffard cité plus haut, on pratiquait avant les bains des injections sous-cutanées de spartéine ou d'ergotine, « de façon à mettre le cœur en état de résister au choc balnéaire », dit notre collègue. Le malade de M. Siredey, auquel il est fait allusion également, -avait eu de nombreuses injections d'éther et de caféine, des infusions de digitale, etc., etc.

Ce qui me préoccupe, c'est la question de savoir comment certains cœurs de typhiques s'accommodent du « choc balnéaire », pour reprendre l'expression même de M. Chauffard. J'ai vu, à ce qu'il me semble, les accidents cardiaques survenir plus souvent chez les malades soumis au bain froid dès le début que chez ceux qui sont traités par les bains tièdes, surtout quand ces malades supportent péniblement les bains et entrent en révolte chaque fois qu'on les y plonge. Le retentissement sur le cœur me paraît un des dangers de la méthode rigoureuse de Brand chez les malades névropathes et impressionnables, adolescents débiles et jeunes femmes, *cérébraux*, surmenés moralement et physiquement, comme aussi chez les sujets atteints d'une méiopragie ou d'une propathie cardiaque. Pour ceux-là, je ne puis me résoudre à conseiller les bains froids d'emblée, surtout fréquents ; car, lorsque je les ai employés, je n'ai pas eu à m'en louer.

Quand on est en présence d'accidents une fois réalisés, s'il faut employer le froid, je préfère l'enveloppement dans le *drap mouillé*, qui n'oblige pas à imprimer au malade des secousses et des changements de position brusques, à l'occasion desquels peut survenir une syncope mortelle.

Quand on note les premiers troubles cardiaques,

le plus prudent me semble de commencer à pratiquer, alternativement et plus ou moins fréquemment, des injections hypodermiques

1° De caféine :

Caféine............................)	~aa 3 gr.
Benzoate de soud ... . (	
Eau.................................	10 grammes.

Chaque injection contient 0 gr. 30 cent. de caféine (4 à 8 par 24 heures).

2° De spartéine :

Sulfate neutre de spartéine.............	0,5'1 centigr.
Eau bouillie....... . ...:....	10 grammes.

2 à 3 seringues de Pravaz par 24 heures.

3° D'huile camphrée :

Camphre...........................'..	1 gr.
Huile d'olives stérilisée..................	10 —

3 à 6 injections par jour.

4° D'éther sulfurique.

5° D'ergotine, que M. Demange a utilisée avec le plus grand succès (1).

Lorsque les accidents s'aggravent, s'il existe surtout des signes de péricardite ou une tachycardie persistante, on appliquera en permanence une *vessie de glace sur la région cardiaque.*

On fera de fréquentes frictions avec l'alcool sur les membres.

Plus s'accentuent les signes de faiblesse cardiaque, plus on doit donner libéralement les boissons alcooliques et stimulantes, en les variant : le champagne, le thé au rhum, le punch, le vin chaud à la cannelle.

(1) *Revue de médecine*, 1885.

On doit recommander aux gardes-malades de n'imprimer au typhique que des mouvements lents, de ne les laisser aller à la garde-robe que dans la position horizontale et de ne point chercher à relever le tronc par des oreillers accumulés.

Forme rénale.

Ce n'est pas la seule existence de l'albumine chez un typhique, qui constitue ce qu'on appelle la forme rénale, puisque l'albuminurie est presque constante dans toute fièvre typhoïde grave ; il faut que cette albumine soit abondante, grisâtre, rétractile, et qu'il existe d'autres caractères de l'urine constituant un syndrome urologique spécial : coloration sanguinolente, odeur de pain bouilli, sédiments formés d'hématies et de leucocytes, de cylindres.

Au point de vue du tableau clinique, les symptomes se trouvent ou plus accentués ou modifiés. Dans la *forme rénale précoce* de la fièvre typhoïde la stupeur est en général plus intense que dans la forme commune, et la physionomie est plus altérée, la face plus pâle, les épistaxis souvent plus fréquentes ; d'autres hémorrhagies, comme de légères métrorrhagies (épistaxis utérines), peuvent se montrer ; la sécheresse de la langue est très marquée. Comme symptômes spéciaux, il y a lieu de noter un certain degré de bouffissure de la face, surtout des paupières, quelquefois un peu d'œdème des pieds sur la face dorsale ; il peut y avoir dans la région lombaire des douleurs spontanées que la pression exagère. On voit souvent, à la fin de la première semaine ou au commencement de la seconde, un délire presque constant, tantôt calme, tantôt furieux.

On a remarqué que les taches rosées étaient particulièrement rares. Par contre, les complications cutanées sont extrêmement fréquentes (érythèmes papuleux, rubéoliforme, scarlatiniforme, ecthyma, éruptions vésiculeuses); les eschares se font plus aisément.

Il existe une *forme hémorrhagique* (A. Robin) où les urines contiennent du sang en assez grande abondance.

Il existe aussi une *forme tardive* de la néphrite typhique.

Au déclin d'une fièvre typhoïde, pendant laquelle il n'y a pas eu d'albuminurie ou il n'y en a eu que des traces, peut survenir très rapidement une néphrite avec accidents urémiques, dyspnée sans râles, vomissements, crampes, convulsions éclamptiques alternant avec un coma stertoreux.

On ne peut guère employer en pareil cas les purgatifs drastiques, de peur d'entraver la cicatrisation des ulcérations intestinales ou même de provoquer une perforation des tuniques souvent très amincies.

On s'efforcera surtout d'augmenter la quantité des urines par l'administration d'un lavement froid d'un litre toutes les deux ou trois heures.

On pourra même, une fois dans la journée, donner un lavement purgatif avec 10 grammes de follicules de séné et 15 grammes de sulfate de soude.

On fera faire des inhalations d'oxygène si le malade est en état de s'y prêter.

On lui fera prendre du lait écrémé, pur ou coupé avec de l'eau de Contrexéville ou d'Évian, par verres de demi-heure en demi-heure.

On donnera des bains tièdes de 20 minutes, suivis

de frictions cutanées, ou des enveloppements dans le drap mouillé.

Sur la région lombaire on appliquera, si le malade n'est pas trop affaibli, quatre à six ventouses scarifiées, puis une dizaine de ventouses sèches ou des cataplasmes sinapisés matin et soir les jours suivants.

Si le coma est accentué, on fera des injections sous-cutanées d'éther; si le pouls est petit, on fera des injections de caféine.

On ne peut que s'élever énergiquement contre le conseil qui a été donné de placer un vésicatoire.

La pilocarpine, qui a été essayée par Hardy, par Didion, n'a produit aucun résultat favorable.

Forme pulmonaire.

Bronchite.

Lorsqu'il n'existe que des râles sibilants peu nombreux et disséminés, il n'y a lieu à aucune indication thérapeutique.

Quand les sibilances se multiplient et que la respiration s'accélère, si on constate l'apparition de râles bullaires aux bases, il faut combattre la disposition congestive :

1° Par les changements fréquents de position du malade, en lui évitant autant que possible le décubitus dorsal ;

2° Par la continuation de la balnéation tiède ou froide qui, en obligeant à changer souvent l'attitude du malade, en provoquant chez lui des inspirations plus profondes, en réveillant son activité nerveuse, est à la fois prophylactique et curative de l'hypostase ;

3° Par les révulsifs. On peut utiliser, à ce dernier

point de vue, les ventouses sèches nombreuses (30 à 60 chaque jour), les cataplasmes sinapisés, les embrocations avec un morceau de molleton de laine arrosé d'essence de térébenthine et recouvert de taffetas gommé.

Je suis absolument opposé à l'emploi des vésicatoires, que ne craignait pas G. de Mussy, même avec les plus grandes précautions.

Les ventouses scarifiées, que Murchison, Griesinger, G. de Mussy ont employées, ne pourraient être prescrites en nombre suffisant pour être utiles qu'à des malades vigoureux et sanguins.

Congestion hypostatique.

Quand les signes de congestion s'accusent par l'apparition de râles bullaires plus nombreux et plus fins, on peut, à l'imitation de M. Duguet, faire adopter le décubitus abdominal pendant une partie du temps, dans l'intervalle des bains.

Il y a lieu d'abaisser d'autant plus la température de ceux-ci que les signes de parésie vaso-motrice sont plus accentués (tendance à la cyanose des lèvres et du visage).

En outre, on fera des frictions avec de l'alcool sur les parois du thorax et une sorte de massage.

On fera inhaler de l'oxygène, et, le malade étant par suite de sa torpeur hors d'état de maintenir dans sa bouche l'embout olivaire ordinairement employé, il faut lui substituer l'embouchure en forme de conque ou de cornet, qu'on applique sur le nez et la bouche, de sorte que le malade respire dans l'oxygène pur.

Comme médicaments propres à rendre plus fluides les mucosités bronchiques, à faciliter l'expectoration, on peut employer les expectorants comme la tein-

ture óu la décoction de polygala, l'acide benzoïque,
le benzoate de soude, l'éther, l'ipéca (sirop de Déses-
sartz), la térébenthine.

Quand le catarrhe bronchique est assez intense
et assez rapidement envahissant pour faire craindre
l'asphyxie par obstruction des bronches, on peut, si
les forces du malade le permettent encore, recourir
au vomitif. L'ipéca seul doit être employé à la dose
de 1 à 2 grammes. Pour prévenir autant que possible
l'éventualité du collapsus, on doit faire préalablement une injection sous-cutanée de caféine, d'éther
ou d'huile camphrée, puis administrer la poudre
d'ipéca, en une ou deux doses rapprochées, pour ne
pas prolonger l'état nauséeux qui ferait courir le
risque de la syncope. Dès que les vomissements se
sont produits, on fait boire du grog, du punch chaud
ou du vin d'Espagne, on applique des cataplasmes
sinapisés sur la région épigastrique ou entre les
épaules

Raptus congestifs.

Un bon moyen, lorsqu'à l'hypostase des bases
s'ajoutent des raptus congestifs en différents points
des poumons, est l'enveloppement réitéré du thorax
dans de grandes compresses froides fréquemment
renouvelées et recouvertes de taffetas gommé.

Broncho-pneumonie.

S'il se produit de véritables foyers de bronchopneumonie, il faut continuer l'emploi des moyens
précédents. Si la gêne respiratoire devient telle que
le malade paraisse menacé d'asphyxie, loin de cesser
les applications froides, on les rendra plus énergiques,
et c'est en pareil cas que les affusions froides sur le

thorax, le malade étant dans un bain tiède, paraissent devoir constituer la dernière ressource.

Les complications pulmonaires que nous venons de passer en revue (bronchites, congestions, bronchopneumonies) ne me font donc nullement redouter l'hydrothérapie froide.

Pneumonie lobaire.

Le point discutable est de savoir si la pneumonie lobaire comporte la même indication. On sait que celle-ci peut commencer en même temps que la fièvre typhoïde (*pneumo-typhoïde*) ou apparaître au cours de la période fébrile. Pour les Brandistes, la pneumonie lobaire initiale réclame le bain froid suivant la formule de toute forme intense. Quant à la pneumonie qui survient à une période avancée, si elle s'accompagne d'une hyperthermie excessive et si l'affaiblissement cardiaque n'est pas très prononcé, c'est encore le bain froid ou l'enveloppement froid prolongé que conseillent Bouveret et Tripier.

Si l'hyperthermie n'est pas excessive et si le cœur est affaibli, ils préfèrent le bain tiède ou le bain à température décroissante aux affusions froides sur la tête.

M. Bouchard fait suspendre sa méthode balnéaire pendant la pneumonie.

Forme sudorale pseudo-intermittente.

Après Borrelli, Tomaselli, M. Jaccoud a décrit une forme pseudo-intermittente sudorale, généralement d'origine italienne (Naples, Rome, Venise, la Riviera), mais vue aussi chez des individus n'ayant pas quitté Paris. Elle diffère des formes communes par l'absence de sécheresse des muqueuses buccale et nasale, de stupeur, de diarrhée, de complications pulmonaires et laryngées. Elle se caractérise par la brusquerie du début, par une première période d'intermittence avec un accès quotidien et apyrexie le matin; par un stade de rémittence avec deux à cinq accès par jour; par un dernier stade de retour à l'intermittence, mais surtout par l'existence de sueurs profuses, excessives après chaque accès, véritable inondation sudorale qui fait que la journée se passe à changer le linge et les draps. Dans la première période, il y a lieu de noter encore le facies rubéolique (yeux brillants, injectés, visage congestionné), la céphalalgie excessive et tenace et l'insomnie, la localisation des taches rosées dans le dos, entre les omoplates, près des aisselles, leur réapparition deux, trois fois au cours de la maladie, la longue durée (en moyenne 5 semaines, et jusqu'à 90 jours), la bénignité presque constante.

Au point de vue thérapeutique, la quinine est absolument sans action sur cette forme, dit M. Jaccoud. Toutefois, quand on peut croire au début qu'il y a une fièvre palustre, on donne deux fois de suite une dose de 1 gramme, cinq heures avant l'accès.

Si la fièvre continue, il faut cesser le médicament; si on s'obstine, si on force les doses, on aboutit à l'intoxication quinique avec les vertiges, la somnolence, le coma et le collapsus.

On pourra cependant revenir à l'usage temporaire de la quinine dans la période pseudo-rémittente, si les températures intermédiaires aux paroxysmes ne sont jamais inférieures à 39°.

Le traitement doit être surtout hygiénique.

Le changement des linges et des draps doit être fait après chaque sudation.

Le lait doit être l'aliment fondamental à partir du troisième septénaire; on y adjoindra le vin et le quinquina. On n'aura pas à donner de purgatifs; les lavements quotidiens suffiront.

On s'abstiendra de donner l'acide salicylique qui n'abaisse pas plus la fièvre que la quinine, mais augmente la dépression circulatoire et la sueur (Tomaselli).

Les hémorrhagies intestinales peuvent se montrer, mais sans gravité; on a vu la péritonite sans perforation; on les combattra par la glace sur le ventre. Une toux striduleuse, qui commençait chaque accès dans un cas de Jaccoud, pouvait être amendée par l'application réitérée d'une éponge imbibée d'eau très chaude au devant du cou.

Formes apyrétiques.

Je parlerai seulement pour mémoire des faits extraordinaires, mais pourtant authentiques, de fièvre typhoïde apyrétique ou hypothermique (sans collapsus ni hémorrhagie) ou, si on aime mieux, de *dothiénentérie sans fièvre* [von Gerloczy, Wendland, Fürbringer, Potain, J. Teissier (1)].

Dans le fait le plus remarquable, celui de M. Potain, le malade, âgé de dix-sept ans, avait, à son entrée à l'hôpital, 37°,2 et le pouls à 84; à partir de ce jour, le thermomètre tend à baisser régulièrement, tandis que le pouls se ralentit d'une façon parallèle; aucun des signes classiques de la dothiénentérie ne

(1) *Semaine médic.*, 1894.

fait défaut (diarrhée, ballonnement du ventre, gargouillement iléocæcal, splénomégalie, taches rosées lenticulaires). Pendant l'évolution des accidents ordinaires, la température est abaissée au-dessous de la normale, et cet abaissement a pris la place et l'allure de l'élévation habituelle. En suivant cette courbe, on constate que l'abaissement s'est prononcé surtout au début, restant stationnaire à 36° ou 36°,2 pendant la période d'état pour remonter progressivement à la température normale dans le temps habituel; si bien qu'en considérant le tracé renversé, on aurait l'image de la courbe classique.

Pour expliquer ces faits, on peut invoquer l'existence de toxines hypothermisantes fabriquées par le bacille d'Eberth dans certains cas, ou par le bacille du côlon. Gilbert, Hanot et Boix l'ont démontré expérimentalement pour celui-ci. Pour le bacille d'Eberth, M. Charrin a montré que les urines de deux typhiques, l'une avec hyperthermie, l'autre n'ayant pas dépassé 38°,5, n'ont pas le même pouvoir thermogène, quand on les injecte au lapin. Après l'injection de la première, le thermomètre ne baisse que de 0°,5 pour se relever nettement au bout de 40 minutes; après l'injection de la seconde, se produit un abaissement total de 1°,3, et la réascension thermique ne se montre qu'au bout de 2 heures.

A ces formes, qui ne paraissent pas malignes, en général, on n'opposera que le traitement hygiénique et diététique, avec les stimulants diffusibles et l'alcool.

A côté de ces formes apyrétiques par leur nature même et qui paraissent plutôt bénignes, il en est d'autres où l'absence de fièvre paraît due au mauvais état général de l'individu, antérieur à l'infection dothiénentérique. Pendant la guerre de 1870, Strube en a observé d'assez nombreux cas chez les soldats surmenés, épuisés par les privations. Ces fièvres sont plutôt hypothermiques qu'apyrétiques; elles prennent habituellement le caractère adynamique et s'accompagnent surtout de complications thoraciques.

Les Brandistes ne désarment pas devant cette hypothermie; ils recherchent alors l'action stimulante de l'hydrothérapie. Strube et Brand conseillent le demi-bain tiède à 28° de 3 à 5 minutes avec affusion de 12 à 20° répétés trois à six fois par jour, avec frictions énergiques pendant et après le bain sur les membres et le thorax.

Au bout de quelques jours, la fièvre peut enfin apparaître; au typhus redevenu normal s'applique alors, suivant l'adynamie et l'intensité de la fièvre, ou la continuation des bains tièdes avec affusion, ou la formule générale de Brand.

Si on n'applique pas la méthode hydrothérapique, on se contentera des frictions alcooliques réitérées et des stimulants alcooliques et diffusibles.

Forme spléno-typhoïde.

Dans cette fièvre typhoïde atypique, caractérisée cliniquement par l'absence de troubles intestinaux, par la tendance de la fièvre à revêtir le *type récurrent*, c'est-à-dire, à se montrer pendant quelques semaines pour faire place à une apyrexie, suivie elle-même d'une nouvelle période fébrile, avec augmentation considérable du volume de la rate, les indications thérapeutiques paraissent être, en premier lieu, l'usage de la quinine, à doses quotidiennes modérées, la balnéation tiède ou fraîche pendant les périodes de fièvre.

L'antisepsie intestinale peut être négligée, les lésions de l'intestin étant nulles ou insignifiantes.

Forme septicémique.

Cette forme, dont quelques exemples seulement sont connus, n'a été diagnostiquée qu'à l'autopsie, puisqu'elle ne se traduit cliniquement que par des symptômes nerveux et infectieux mal déterminés. Dans toute infection où on soupçonne l'influence typhique, la quinine est indiquée, et la médication balnéaire pare aux accidents d'hyperthermie.

Forme typho-malarienne.

Qu'il s'agisse d'une dothiénentérie réveillant et activant le germe de la malaria, ou de ces deux infections simultanées s'aggravant et se modifiant réciproquement, tantôt les accès intermittents sont très nets, sous la forme quotidienne ou double tierce avec des intervalles d'apyrexie franche ; — tantôt c'est un état fébrile continu, rémittent, avec exacerbation intermittente périodique.

Il semble qu'on n'ait pas mieux à faire que d'administrer la quinine, à doses modérées dans la période apyrétique, et à doses plus élevées 6 heures avant le moment probable de l'accès ou de l'exacerbation fébrile. Cependant les médecins qui ont observé cette typho-mrlarienne disent que la quinine donne peu de résultats.

Le danger est souvent dans des crises de collapsus

avec sueurs profuses, qui alternent avec les accès fébriles.

On peut demander à l'hydrothérapie froide, sous forme de lotions et d'affusions courtes, un effet stimulant dont l'utilité est bien connue dans la malaria. Le quinquina en nature et peut-être l'arsenic, avec le calomel à doses périodiques, obtiendraient-ils un meilleur résultat que la quinine?

DES MÉIOPRAGIES OU PROPATHIES

Au point de vue des modifications qu'elles peuvent nécessiter au traitement.

La fièvre typhoïde ne frappe pas toujours un individu en pleine santé et d'une bonne constitution ; tous les tempéraments ne sont pas égaux au point de vue de la tolérance thérapeutique. Aussi devons-nous passer en revue quelques circonstances relatives aux tempéraments ou à des états pathologiques antérieurs, qui peuvent influencer le médecin au moment où il va instituer son traitement.

Tempérament nerveux.

Le tempérament nerveux est si commun à notre époque dans les villes, et il y acquiert une exagération si voisine de l'état pathologique que, dans la pratique civile du moins, nous devons toujours tenir compte de l'aptitude de la plupart de nos malades à des réactions excessives. Cette considération entre pour quelque chose dans la réserve que nous croyons devoir garder à l'égard des médications perturbatrices du système nerveux, comme les procédés de réfrigération intensive. Nous l'avons dit à propos des femmes ; mais beaucoup d'hommes de nos jours sont femmes en ce point.

Aussi, pour les nerveux, croyons-nous devoir employer de préférence en général, surtout au début du traitement, les bains tièdes refroidis et les bains frais, quitte à corser progressivement la réfrigération autant qu'il sera nécessaire suivant la gravité des accidents ultérieurs. Je sais bien que c'est aller contre la théorie de la réfrigération systématique, qui prétend prévenir les accidents sans attendre pour l'employer qu'ils soient survenus ; je me suis déjà expliqué sur ce point, et chacun est libre d'adopter la pratique qui lui inspire le plus de confiance.

Névroses (*hystérie, épilepsie, chorée*).

Ce que je viens de dire des nerveux est applicable aux personnes atteintes de névroses caractérisées. J'ai parlé déjà de l'hystérie à ce point de vue ; j'y ajouterai l'épilepsie, la chorée, qui ne me paraissent pas se trouver bien du bain froid systématique et qui supportent bien le bain tiède. Ce qui n'empêche pas que, si on a à combattre chez les épileptiques des accès convulsifs subintrants ou chez les choréiques une agitation désordonnée, l'enveloppement dans le drap mouillé ne soit un excellent moyen.

Maladies nerveuses organiques.

Dans les cas exceptionnels où on aurait à traiter un typhique atteint auparavant d'*hémorrhagie* ou de *ramollissement du cerveau*, bien rares à l'âge où d'ordinaire on a la fièvre typhoïde, les bains froids seraient contre-indiqués.

Nous dirons la même chose des *hémiplégies des jeunes sujets* qui vont souvent de pair avec une fragilité particulière des vaisseaux ou une lésion cardiaque.

Alcoolisme.

L'alcoolisme peut être classé entre les tempéraments morbides et les maladies chroniques capables de constituer une propathie tout à fait digne de préoccuper le clinicien qui doit soigner un alcoolique atteint de dothiénentérie.

Un alcoolisé est taré à la fois dans son système nerveux et dans son appareil circulatoire, dans son foie et souvent dans ses reins, tous appareils et organes dont le bon fonctionnement est si important pour la résistance contre les infections et l'élimination des toxines.

Chez les alcooliques le besoin de leur stimulant ordinaire est impérieux dans toutes les maladies fébriles. Sous peine de les exposer au delirium tremens, on leur donnera l'alcool dès le début et à plus hautes doses qu'aux individus habituellement sobres.

S'il sont atteints d'un délire violent, tout en combattant celui-ci par les bains, il sera mieux de ne pas donner d'emblée des bains très froids pour leur éviter le choc nerveux trop subit qui pourrait favoriser la syncope ou le collapsus.

On surveillera le cœur avec une sollicitude particulière, et de bonne heure on leur donnera presque préventivement des toniques du cœur.

Morphinisme.

Je suis tenté de dire la même chose de ces autres intoxiqués, les morphinomanes. Il serait imprudent sans doute de les sevrer absolument du poison qui est devenu pour eux un stimulant, on leur donnera tout au moins de l'opium en même temps que de la spartéine et de la caféine.

Propathies gastro-intestinales, cardio-vasculaires, rénales.

Les organes dont les propathies sont les plus importantes à connaître en cas de fièvre typhoïde, sont le tube digestif, le cœur et le rein.

A un GASTROPATHE il ne faut administrer que le moins de médicaments possible surtout par la voie gastrique. S'il y a une *dilatation de l'estomac*, on sera réservé dans la quantité des liquides et on donnera le moins possible d'alcool. La convalescence sera particulièrement surveillée au point de vue de l'alimentation, pour ne pas laisser le malade aggraver par un gavage intempestif les dégâts que toute fièvre typhoïde laisse après elle du côté de l'estomac.

On doit se faire les mêmes règles de conduite à propos des ENTÉRITES chroniques antérieures au typhus abdominal. C'est chez les dyspeptiques, en somme, que la médication doit surtout prendre l'hydrothérapie pour base, en l'associant à l'antisepsie intestinale, mais en évitant la quinine administrée par le tube digestif et les purgatifs.

Les CARDIAQUES doivent au contraire être ménagés au point de vue de l'hydrothérapie ; on s'efforcera de prévenir et on combattra énergiquement, dès qu'elles apparaîtront, les complications broncho-pulmonaires. Chez eux les ventouses réitérées et les toniques du cœur doivent être donnés dès le début de la fièvre.

Les malades atteints de *rétrécissement mitral* assez étroit, éprouvent souvent des suffocations quand on les met au bain.

Le bain froid ne pourrait être essayé que dans les *insuffisances mitrales* parfaitement compensées.

Les typhiques atteints d'*insuffisance aortique* doivent être particulièrement surveillés au moment de la convalescence; le passage trop brusque à la position verticale ou même assise les expose plus que d'autres à la mort subite. J'ai connu un confrère qui a succombé dans ces conditions.

S'il existe une PROPATHIE RÉNALE, on donnera plus abondamment le lait, dût-il être écrémé ou coupé, pour être plus digestible; on évitera l'alcool, le bouillon et les extraits de viande. On multipliera les lavements, on s'abstiendra autant que possible de médicaments s'éliminant par les reins, ou pouvant restreindre la quantité des urines. L'hydrothérapie n'est point contre-indiquée.

Propathies de la nutrition.

Parmi les maladies chroniques qu'il n'est pas rare de rencontrer chez un typhique, nous devons citer encore l'obésité, le diabète et la goutte.

Obésité.

Chez l'obèse, les bains sont plus difficiles à donner, la réfrigération plus lente, et cependant la fièvre est généralement plus grave, par suite de la surcharge graisseuse du cœur et de l'état graisseux du foie. Aussi les Brandistes recommandent-ils pour les obèses la réfrigération précoce et énergique. La situation est particulièrement grave chez les femmes obèses.

Quand le cœur fonctionne vraiment mal, nous faisons contre le danger du choc balnéaire pour les obèses les mêmes réserves que nous avons émises à propos des autres cardiaques.

Les obèses, disent Tripier et Bouveret, sont quelquefois, pendant le cours de la fièvre typhoïde, pris d'une anasarque sans albuminurie et sans autre complication. Brand fait remarquer que cet œdème n'est pas grave, il disparaît au moment de la convalescence.

On donnera peu d'alcool aux obèses en général.

Il faut surveiller soigneusement les téguments qui se sphacèlent aisément.

Diabète.

Il y a peu de choses à dire des diabétiques, si ce n'est que chez eux aussi le rein, le cœur et le foie sont souvent en mauvais état et qu'ils supportent mal une alimentation insuffisante.

Goutte — Rhumatisme.

La goutte et le rhumatisme articulaire ne contre-indiquent par les traitements hydrothérapiques.

Syphilis.

Il n'est pas rare qu'un typhique soit syphilitique.

Si les accidents sont récents, il n'y a aucune raison pour ne pas faire la médication mercurielle, bien au contraire.

S'il s'agit d'une ancienne syphilis, il n'y a guère d'indication à remplir, si ce n'est peut-être de prescrire quelques cures d'iodure après la convalescence.

Propathies chroniques des voies respiratoires.

La *bronchite chronique simple* peut s'accommoder de toutes les méthodes hydrothérapiques.

L'*emphysème* et l'*asthme* paraissent au contraire s'accommoder mal de l'immersion froide, mais supportent bien le bain chaud ou tiède progressivement refroidi.

Une *pleurésie* ancienne et guérie, même avec un certain degré de déformation thoracique, ne doit pas faire rejeter la méthode des bains froids (Bouveret et Tripier).

La *tuberculose pulmonaire* du premier et du deuxième degré peut être traitée par toutes les pratiques hydrothérapiques, si le malade n'a pas eu antérieurement de tendances aux hémoptysies ; dans le cas contraire nous n'oserions pas le soumettre aux bains froids.

Si la phtisie est avancée et l'état cachectique prononcé, le choc de l'eau froide peut faire craindre le collapsus et la syncope ; il vaut mieux se contenter des bains tièdes et des lotions.

Traitement des cas où la fièvre typhoïde est associée à une autre infection.

On peut voir diverses infections associées à la fièvre typhoïde (*grippe, fièvres éruptives, typhus pétéchial, choléra, polyarthrite aiguë fébrile, érysipèle, diphtérie*); soit que l'infection associée ait précédé la dothiénentérie dont les premiers symptômes apparaissent au moment où l'autre infection prend fin, soit qu'elles évoluent simultanément, de telle sorte que leurs symptômes se mélangent, soit enfin que l'infection accidentelle apparaisse pendant la convalescence de la dothiénentérie.

Le diagnostic dans les deux premiers cas peut se trouver fort embarrassant pendant quelques jours, et il en peut résulter quelque hésitation dans l'institution de la thérapeutique. Cependant, si on réfléchit à la nature de ces diverses affections associées, aux dangers qu'elles créent pour l'organisme, il est facile de voir que le traitement ordinaire de la fièvre typhoïde n'est nuisible à aucune d'elles.

Ainsi la *grippe* s'accommode si bien de la quinine que presque tous les médecins en font usage dans cette maladie. Il n'est pas habituel qu'on baigne les grippés ; toutefois les broncho-pneumonies grippales se trouvent très bien des enveloppements froids du thorax et même du drap mouillé dans certains cas. Enfin les complications cardiaques, qui constituent un des plus grands périls des grippes compliquées, réclament, comme la forme typhoïde à forme cardiaque, les boissons alcooliques et les toniques du cœur.

Pour les *fièvres éruptives*, les bains sont excellents, indispensables même dans tous les cas hyperthermiques ou accidentés de troubles nerveux : on peut employer toutes les formes d'hydrothérapie.

Le *typhus pétéchial*, qu'on a quelquefois vu associé à la fièvre typhoïde, doit être traité dès le début par les bains froids, les affusions et le drap mouillé.

La superposition du *choléra* à la fièvre typhoïde (Galliard, Girode) a pour effet de suspendre momentanément le cours de celle-ci, qui reprend ses droits ensuite ; pendant l'évolution du choléra les bains chauds, l'acide lactique, l'injection sous-cutanée ou la transfusion intra-veineuse de sérum artificiel, seront pratiquées comme dans tout cas de choléra. Ensuite on reviendra au traitement de la dothiénentérie en insistant sur les toniques.

Le temps n'est plus où l'on craignait les bains dans le *rhumatisme articulaire aigu*, puisque, dans sa complication la plus grave, le rhumatisme cérébral, le bain froid est le souverain remède, comme l'a montré M. Raynaud.

Enfin l'*érysipèle*, qu'il est commun de voir apparaître au décours ou pendant la convalescence de la fièvre typhoïde, se trouve plutôt rendu moins grave et moins long par les bains.

Quant à la *diphtérie*, elle est désormais justiciable de l'injection sous-cutanée du sérum anti-diphtérique de Behring, dont Roux vient de démontrer péremptoirement la supériorité sur tous les traitements antérieurs. Si on a pris soin, comme nous l'avons plusieurs fois répété, d'examiner chaque jour le pharynx et tous les points du corps, on la dépistera de bonne heure, aussitôt que possible, et, après avoir confirmé le diagnostic par la culture et l'examen microscopique, on injectera immédiatement 20^{cc} de sérum antitoxique ; les jours suivants des doses de 10^{cc} à 20^{cc} seront injectées suivant la marche de l'infection.

Recrudescences.

A un moment où le cycle fébrile suivait une marche descendante et semblait près de se terminer, il arrive souvent que la température remonte à un degré égal, quelquefois supérieur à celui qu'elle avait atteint précédemment. Il est impossible de prévoir et d'empêcher cette recrudescence ; car elle n'est pas imputable à une erreur diététique ou hygiénique ; elle est la conséquence d'une pullulation nouvelle des agents infectieux ; ceux-ci, après avoir été momentanément relégués dans des organes phagocytiques, comme la rate ou les ganglions lymphatiques, en sortent pour pénétrer de nouveau dans le sang ou y déverser une nouvelle dose de leurs toxines, qui vont impressionner encore une fois les divers centres nerveux et particulièrement celui de la thermogenèse.

Peut-être cependant la recrudescence est-elle quelquefois explicable par un relâchement de la thérapeutique antiseptique et antipyrétique. Il ne faut donc cesser ni de faire régulièrement l'antisepsie intestinale, tant que la langue reste sale, ni de donner les bains tièdes, frais ou froids, même quand la température s'abaisse régulièrement, tant qu'elle n'est pas tout à fait tombée, c'est-à-dire tant qu'elle atteint encore 38°,5 le soir.

Quand la recrudescence se manifeste, il faut aussitôt reprendre le traitement dans toute sa rigueur.

Rechutes.

Quand il s'est écoulé quelques jours d'apyrexie et que la fièvre recommence, si elle ne peut être expliquée par quelque complication tangible (abcès, inflammation pulmonaire ou excès d'alimentation), il faut considérer qu'on est en présence d'une rechute. Il faut aussitôt reprendre le traitement complet : diète liquide, antisepsie intestinale, quinine et bains.

Les purgatifs seuls devront être laissés de côté pour ménager les lésions intestinales.

La rechute peut être indépendante de la thérapeutique et de la diététique. Il existe une forme de *fièvre typhoïde à rechutes*, qui est particulièrement fréquente dans certaines épidémies ; mais, dans un certain nombre de cas, la rechute trouve son explication dans une surveillance insuffisante de l'alimentation, par suite de laquelle une réinfection de l'organisme peut s'opérer par quelque excoriation des cicatrices intestinales récentes, et encore si fragiles, au contact d'aliments trop grossiers.

Les précautions qu'il est utile de prendre au début de la convalescence pour prévenir ce genre de rechutes sont exposées à propos de la diététique, page 19.

Organisation du traitement suivant LE CLIMAT, LES CONDI-. TIONS SOCIALES ET LES RESSOURCES DONT ON DISPOSE.

Il y a peu de chose à dire au sujet du climat. Dans les *climats chauds*, l'hydrothérapie froide sera généralement acceptée plus volontiers ou mieux supportée par les malades; on donnera moins d'alcool que dans les climats froids; on assurera autant que possible la ventilation du malade, en laissant toutes les fenêtres ouvertes tout le jour et presque toute la nuit. Dans les pays à malaria, la quinine sera doublement indiquée; on devra surveiller plus particulièrement l'état du foie et de l'intestin; le calomel et l'ipéca rendront des services dans les complications hépatiques et côliques.

La CONDITION SOCIALE du malade est bien importante pour le traitement d'une maladie aussi longue et qui requiert des soins aussi minutieux. Pour soigner correctement une fièvre typhoïde grave par les méthodes contemporaines, il faut un logement assez vaste, un personnel exercé; cela ne se trouve jamais chez l'ouvrier des villes; il faut donc poser en principe que *la fièvre typhoïde du pauvre ne peut être bien soignée qu'à l'hôpital,* et même dans les services organisés à ce point de vue. Le médecin appelé par cette catégorie de malades fera donc bien d'insister pour le transport du malade à l'hôpital, dès qu'il constatera les signes d'une forme grave. Comment baigner un typhique au cinquième étage, dans une chambre trop exiguë pour qu'on puisse placer même une baignoire à côté du lit?

Si cependant on se heurte au refus d'hospitaliser le malade, ce ne sera pas une raison pour renoncer à toute forme hydrothérapique. C'est alors que les lotions multipliées et même l'enveloppement dans le drap mouillé rendront des services considérables.

Chez les ouvriers il faudra employer les antiseptiques les moins coûteux : acide phénique, sublimé, lait de chaux, et faire préparer des solutions concentrées qu'on mélangera soi-même à chaque visite dans la quantité d'eau suffisante pour prévenir des erreurs de dilution nuisibles au malade.

Dans la PRATIQUE RURALE, l'espace manque moins souvent, et l'entourage du malade dispose en général de plus de temps pour le soigner (excepté pendant la moisson et les vendanges).

Cependant les méthodes balnéaires ne paraissent pas pouvoir être toujours, ni même souvent, commodes à organiser, malgré les exemples contraires que citent Tripier et Bouveret, Glénard, Chambard-Hénon. Quoi qu'en disent nos confrères, il y a encore bien des localités en France où il n'existe ni baignoire ni même d'eau en quantité suffisante; il est vrai, ajoutent-ils, qu'on trouve dans les villages des cuves à lessive ou à vendange, de grands tonneaux qui peuvent convenir aux adultes, et de grands seaux même où on peut baigner les enfants.

Le maniement du thermomètre ne sera pas toujours facilement compris par les parents du malade, et cependant le médecin ne peut pas passer près d'un seul malade beaucoup de temps à chaque tournée.

J'accorde toutefois que ces difficultés ne sont pas insurmontables dans certains cas graves, et qu'avec beaucoup de patience, d'énergie et de temps, un médecin de campagne convaincu peut arriver de temps en temps à obtenir un traitement balnéaire convenable. Mais je doute que d'ici à longtemps on puisse exiger du médecin de campagne qu'il traite par les bains toutes ses fièvres typhoïdes; ce sera déja un bon résultat, quand les autres pratiques hydrothérapiques (lotions, drap mouillé, compresses réfrigérantes) auront toujours trouvé place dans la thérapeutique régulière de la fièvre typhoïde dans les campagnes.

Dans les HOPITAUX, une réforme qui nous paraîtrait désirable, serait l'appropriation de *salles spéciales* pour le traitement de la fièvre typhoïde. Un personnel d'infirmiers bien dressés pourrait, quoique moins nombreux, soigner mieux un plus grand nombre de typhiques agglomérés, qu'il ne peut le faire dans les salles communes. En n'employant que des infirmiers ayant déjà l'immunité par une atteinte antérieure, on éviterait les cas de contagion dans le personnel. On préviendrait aussi les cas de transmission à d'autres malades, soit par l'air de la salle commune, soit plus probablement par le transport du germe infectieux par l'intermédiaire des mains non lavées de l'infirmier, qui va successivement donner le bassin au typhique et faire boire un autre malade.

Un autre avantage au point de vue moral de l'administration des bains, quel qu'en soit le procédé, serait que les typhiques supportent beaucoup mieux le bain en commun qu'isolément.

L'alimentation serait bien plus facile à régler

pendant la convalescence : car la surveillante du service pourrait préparer avec plus de soin les aliments nécessaires pour un petit nombre de convalescents que dans une salle commune où la distribution des repas demande beaucoup de temps.

CHAPITRE II

TRAITEMENT DES COMPLICATIONS, ACCIDENTS, SÉQUELLES.

Abcès.

Nous avons déjà insisté, à propos des soins hygiéniques, sur la nécessité de surveiller attentivement
tous les points du corps au point de vue de la formation possible de collections purulentes; ce n'est
guère qu'à partir du second septénaire qu'on en
observe, et le plus souvent dans la convalescence.

Les caractères principaux des suppurations post-
typhiques sont *l'absence ou l'insignifiance de la douleur*
qu'elles déterminent (si bien qu'*il ne faut jamais
compter sur le malade pour vous les signaler*, même quand
il est parfaitement conscient) et leur *extraordinaire
tendance à la diffusion*. Ajoutons-y la rapidité de leur
cicatrisation, aussitôt qu'on a convenablement évacué
le pus et drainé le foyer.

Ces collections purulentes peuvent siéger pres-
qu'en tous les points du corps. Les plus communes
sont les suppurations du tissu cellulaire sous-cutané
ou profond des membres et du tronc, des glandes de
la peau, des masses musculaires, des articulations,
du squelette, des cavités séreuses et de l'épaisseur
même des parenchymes.

On a cru d'abord qu'elles étaient toujours causées par les infections secondaires et en particulier par les pyogènes habituels, staphylocoques et streptocoques, ayant pénétré dans les milieux intérieurs par une porte d'entrée intestinale (infection endogène) ou cutanée (infection exogène). On sait maintenant que le bacille d'Eberth lui-même se trouve à l'état de culture pure dans certaines suppurations post-typhiques, qui se font jour quelquefois des mois et même des années après la dothiénentérie (Cornil et Péan, Chantemesse et Widal, etc.). Une troisième catégorie de suppurations post-typhiques nous montre les pyogènes associés au bacille typhique.

Si c'est bien rarement la douleur qui attire l'attention sur une suppuration typhique, ce peut être en revanche souvent une *élévation insolite de la température après l'apyrexie constituée*, en sorte que, lorsque, après la défervescence, on voit la température s'élever à nouveau, les trois hypothèses qu'il faut aussitôt discuter sont : la rechute, la febris carnis et la formation d'un abcès.

Dès qu'on a constaté une collection purulente, il ne faut sous aucun prétexte en différer l'évacuation, quel qu'en soit le siège. On ne devra pas plus hésiter en face d'une arthrotomie ou d'une trépanation osseuse qu'en face d'un furoncle ou d'un abcès sous-cutané. Plus la suppuration est profonde, et plus l'urgence de l'évacuer s'impose, la vie du malade étant d'autant plus menacée. M. Bouchard a cité le cas d'un typhique atteint d'une suppuration sous-périostique du fémur et pour lequel il avait mandé le chirurgien ; celui-ci ayant tardé quarante-huit heures, le malade succomba au moment même de l'intervention ou peu après.

Les foyers suppuratifs doivent être non seulement évacués, mais drainés jusqu'à accolement complet des parois. Les pansements seront minutieusement antiseptiques.

Les plus fréquentes des suppurations post-typhiques sont de beaucoup celles des téguments et de l'hypoderme; elles sont parfois tellement nombreuses qu'il s'en fait plus d'une centaine chez un même malade. Leur multiplicité ne doit pas lasser la lancette ou le bistouri du médecin, pas plus que les protestations du malade, incapable d'apprécier les graves inconvénients qu'il y aurait à laisser s'étendre ces abcès livrés à eux-mêmes. Ces suppurations sont très souvent sans doute la conséquence d'une infection exogène (Chauffard), l'eau des bains contenant des pyogènes, notamment des staphylocoques; elles sont d'autant plus fréquentes alors que le malade a pris plus de bains ou que ceux-ci ont été plus prolongés, la macération de l'épiderme produisant des fissures qui servent de porte d'entrée aux pyogènes. (Voir page 146.) Beaucoup de ces suppurations seraient sans doute aussi évitées par une hygiène parfaite des téguments pendant la maladie; quand elles commencent à se manifester, il est bon de faire prendre tous les jours au malade, même apyrétique, un bain antiseptique au sublimé.

Adénopathie trachéo-bronchique.

Cette complication, souvent méconnue parce qu'on ne la cherche pas, et qui accompagne beaucoup de bronchites et de congestions pulmonaires, de pleurites ou de laryngites typhiques, explique certaines toux rebelles et coqueluchoïdes, certains vomissements indépendants de l'état de l'estomac, du foie, du péritoine et des méninges. Elle peut être décelée, soit par une faiblesse avec rudesse du murmure respiratoire d'un côté du thorax (sans signe de pleurésie), soit par une expiration sibilante ou soufflante ayant son maximum à la racine des bronches et diminuant à mesure qu'on s'en éloigne. L'application réitérée de ventouses sèches, de cataplasmes sinapisés, les embrocations avec l'essence de térébenthine dans l'espace interscapulaire, en même temps que les traitements indiqués pour les autres complications broncho-pulmonaires (antiseptiques, etc., (voir page 212), constituent les seuls moyens à préconiser. Nous repoussons, comme nous l'avons dit ailleurs, le vésicatoire proposé même par G. de Mussy.

Albuminurie.

Voy. *Forme rénale*, page 229.

Amnésie.

En dehors de l'absence de mémoire qui accompagne naturellement la stupeur et l'adynamie de la période d'état, on observe souvent pendant la convalescence une amnésie partielle ou totale, qui dure quelquefois assez longtemps. Conséquence des troubles profonds qu'a subis la nutrition des cellules cérébrales, elle ne peut être combattue que par le traitement tonique général. Parmi les toniques plus spécialement appropriés à ce symptôme, comme à tous les autres d'ordre nerveux, citons les phosphates solubles et les glycéro-phosphates.

Anémie.

Très profonde chez tous les typhiques traités autrefois par la diète absolue, elle est plus rare et moins intense aujourd'hui, sauf après les formes accidentées d'hémorrhagies intestinales.

Lorsque la fièvre typhoïde frappe des sujets en période de croissance, des jeunes filles surtout, elle peut être le point de départ d'une chlorose profonde et tenace.

Il semble aussi que, dans certains cas où la rate a subi plus profondément l'atteinte du poison typhique, l'hématopoïèse reste longtemps perturbée. Quand on constate la chloro-anémie avec rate demeurée volumineuse et sensible, on peut associer utilement aux reconstituants ordinaires du sang (proto-oxalate, proto-chlorure de fer, hémoglobine, phosphates), l'arsenic (liqueur de Fowler ou arséniate de soude), et les douches sur la région splénique.

Les autres moyens de combattre l'anémie post-typhique sont la cure d'air (mer, montagnes, forêt), les inhalations d'oxygène et d'air comprimé, l'hydrothérapie froide, les bains sulfureux et salés.

Il résulte d'un travail de M. Leclerc (1) que la destruction globulaire est presque négligeable chez les malades traités par le bain froid; qu'elle est plus accusée chez ceux dont la fièvre a été combattue par l'antipyrine, et qu'elle est toujours très marquée quand on l'a traitée par l'acétanilide.

Angines.

Les angines qui peuvent se rencontrer dans la fièvre typhoïde sont :

1° L'*angine ulcéreuse précoce*, avec ses ulcérations arrondies ou ovalaires siégeant sur le voile du palais et surtout les piliers, ne dépassant guère la dimension d'une lentille, à fond blanc grisâtre : c'est l'an-

(1) *Lyon méd.*, 1887.

gine typhoïde spéciale; 2° l'*angine catarrhale;* 3° l'angine *herpétique;* 4° l'angine *pultacée cachectique;* 5° la *folliculite tonsillaire;* 6° l'*angine diphtérique.* Ces cinq dernières ne s'observent guère que vers la fin du second septénaire ou au début de la convalescence.

A la première est imputable une dysphagie quelquefois tres pénible; dans ce cas les irrigations gutturales chaudes avec une infusion de feuilles de coca légèrement phéniquée seront utiles, ainsi que des attouchements avec la glycérine cocaïnée.

Aux autres on opposera les moyens ordinaires. (*Pour la diphtérie voir page* 248.)

Aortite.

Cette complication rare est difficile à diagnostiquer pendant la maladie même; elle est souvent la conséquence lointaine du processus typhique sur le système vasculaire. Quand on la soupçonne, application de glace sur la région sternale, puis révulsions diverses (pointes de feu, teinture d'iode, emplâtre de Vigo). Plus tard médication iodurée et iodo-tannique. Empêcher toute cause d'excitation circulatoire (fatigue, alimentation excessive, alcools).

Aphonie.

Voir *Laryngo-typhus.*

Artérite.

L'*artérite localisée à un membre* doit être traitée surtout par le repos et l'immobilité de ce membre. Les frictions, le massage sont dangereux; il faut se contenter d'onctions avec la pommade mercurielle belladonée ou de l'enveloppement dans des compresses de gaze imbibées d'eau alcoolisée et recouvertes d'un taffetas imperméable.

Il faut s'abstenir de donner les alcalins à haute dose comme si on voulait rendre le sang plus fluide, mais se contenter du traitement tonique : fer, quinquina, vin.

Le traitement de la fièvre typhoïde par l'ergotine pourrait être incriminé comme agent de spasme vasculaire (Rendu); s'il était commencé, on le suspendrait.

On empêchera le malade de marcher trop tôt. On évitera tout ce qui peut éveiller une excitation circulatoire notable, par exemple, l'alimentation exagérée pendant la convalescence.

Arthropathies.

Outre la coïncidence, rare, mais possible, de la fièvre typhoïde avec le rhumatisme articulaire aigu et la goutte, il existe des *complications pseudo-rhumatismales* de diverses formes.

Une polyarthrite subaiguë arthralgique sans épanchement articulaire, qui a été vue dans le deuxième et le troisième septénaire, des arthropathies précoces avec liquide séreux limpide et stérile [Danlos (1)], une polyarthrite suppurée par pyoémie, ayant pour portes d'entrée les ulcérations intestinales, les abcès ou les escharres. On a vu encore une monoarthrite de la hanche, très longue, tendant à l'ankylose ou à la luxation spontanée [Marfan (2), Potier (3)].

Contre les arthropathies douloureuses, mais sans épanchement, on emploiera les badigeonnages d'iode, de laudanum, de liniment chloroformé, avec enveloppement ouaté et taffetas gommé. Il n'est pas nécessaire de supprimer les bains, s'ils sont utiles pour d'autres raisons.

(1) *Société des hôp.*, 14 janv. 1887.
(2) *Gazette des hôp.*, 1888.
(3) *Revue des mal. de l'enf.*, 1894.

S'il y a de l'épanchement articulaire, on fera une ponction exploratrice aseptique; s'il est séreux, on pratiquera l'évacuation immédiate par aspiration. S'il est purulent, l'arthrotomie s'impose.

Ataxie.

V. *Forme ataxique*, page 216.

Atélectasie pulmonaire.

V. *Forme pulmonaire*, page 212.

Avortement.

V. *Traitement chez la femme*, page 194.

Bilieux (état).

V. *Forme gastro-hépatique*, page 221.

Biliaires (voies).

V. *Complications hépatiques*, page 282.

Bronchites.

V. *Forme pulmonaire*, page 211.

Carphologie.

V. *Forme ataxique*, page 217.

Céphalalgie.

La céphalalgie, par son intensité extrême au début, peut fournir quelques indications thérapeutiques.

Quand elle est accompagnée de phénomènes gastro-hépatiques, un ipéca la diminue souvent.

Quand elle accompagne une température élevée, il faut maintenir en permanence sur le front et la tête, dont les cheveux ont été coupés, des compresses d'eau fraîche additionnées de vinaigre, d'éther, ou de laurier-cerise ; des affusions froides sur la tête et la nuque pendant le bain ; enfin, quand il y a des symptômes accusés de congestion cérébrale, application permanente d'une vessie de glace.

G. de Mussy employait quelquefois des onctions sur les tempes et le front avec la pommade :

Cold cream...............	20 gr.
Cyanure de potassium................	0,10 à 0,20

en évitant qu'il en tombe sur les conjonctives.

Graves combattait surtout la céphalalgie fébrile par les fomentations chaudes, une compresse pliée en plusieurs doubles, trempée dans l'eau chaude vinaigrée, recouverte de taffetas gommé, renouvelée toutes les 3 ou 4 heures.

Cerveau (congestion du).

V. *Forme ataxique*, page 217.

Cheveux (chute des).

Presque constante, elle est temporaire ; elle persiste d'autant moins longtemps qu'on a pris soin de couper les cheveux dès le début. Pour activer la repousse, on usera pendant la convalescence d'une lotion quotidienne de ce genre :

Goudron.........	2 gr.
Huile de ricin..............	5 —
Teinture de cantharides.....	5 —
Chloroforme.........	10 —
Alcool.............................	480 —

Cœur.

V. *Forme cardiaque (Péricardite, Myocardite, Endocardite)*, page 224.

Coliques hépatiques.

V. *Hépatiques (complications)*, page 282.

Coliques intestinales.

Généralement liées soit à la constipation, soit au météorisme, elles disparaissent quand on combat ces deux symptômes. En dehors de l'antisepsie intestinale, de l'évacuation du tube digestif par les purgatifs et les lavements, on leur opposera des fomentations chaudes ou les applications glacées, l'opium et la belladone dans des infusions de badiane, de menthe, de camomille chaudes.

Côlo-typhus.

La localisation prédominante ou exclusive des lésions dans le gros intestin (Louis, Leudet, G. de Mussy, Homolle, Laveran), ne se traduit guère que par de violentes douleurs dans l'hypochondre gauche, du ballonnement sus-ombilical, et non par des selles dysentériformes. On ne peut que la soupçonner. Il n'y a qu'à insister sur les lavements antiseptiques, naphtolés ou phéniqués, au chloral ou au nitrate d'argent.

Collapsus.

V. *Formes cardiaque et adynamique*, pages 224 et 212.

Coma.

V. *Forme adynamique*, page 212.

Congestion pulmonaire.

V. *Forme pulmonaire*, page 211.

Constipation.

Nous avons dit qu'elle devait être évitée en général au moyen des purgatifs périodiques et des lavements quotidiens.

Elle *doit être provoquée*, au contraire, le plus rapidement possible en cas d'hémorrhagie intestinale ou de péritonite, et prolongée hardiment jusqu'à ce qu'il n'y ait plus à craindre de retour offensif de ces accidents. Nous avons vu M. Bouchard, quand nous avions l'honneur d'être son interne, maintenir un typhique pendant 14 jours dans l'état de constipation à la suite d'une complication de ce genre. Quand tout danger parut écarté, le malade fut mis dans un bain tiède et on lui donna de 1/4 d'heure en 1/4 d'heure une cuillerée à café d'huile de ricin; l'évacuation de l'intestin s'opéra sans accident.

Contractures. — Crampes.

V. *Forme ataxique*, page 217.

Convulsions

V. *Forme rénale*, page 230. *Hystérie*, *Épilepsie*, page 241.

Décubitus.

V. *Soins hygiéniques*, page 8.

Délire.

Le délire *peut apparaître dès le début* et être continu; lié à l'intensité du raptus congestif vers l'encéphale, accompagnant la céphalalgie, il ne peut être mieux combattu que par les bains dans les cas où n'existe pas de contre-indication à la balnéation.

Si le malade est tolérant pour les bains tièdes progressivement refroidis, ce sera le premier moyen à essayer.

S'il se révolte contre la longueur de ces bains et qu'il soit très difficile de le maintenir dans la baignoire pendant le temps voulu, on abordera les bains froids de 15 minutes avec affusions froides sur la tête, en abaissant successivement leur température, au fur et à mesure de la persistance du symptôme ou de sa rapide réapparition. Il est habituel que l'agitation dans les cas de délire actif cesse après quelques minutes de séjour dans l'eau : on est surpris de voir le malade, qui n'avait plus dans son délire aucune conscience du monde extérieur, sortir comme d'un rêve, répondre avec lucidité aux questions. Ce retour à la raison n'est pas toujours de longue durée, et, peu de temps après avoir été replacé dans son lit, s'il ne s'endort pas, ou à son réveil, s'il a goûté quelque sommeil après le bain, le malade recommence à délirer. Dans ces cas je fais maintenir en permanence sur la tête soit des compresses imbibées d'eau vinaigrée froide, recouvertes d'un taffetas gommé et renouvelées incessamment, soit une vessie de glace dont il faut renouveler souvent le contenu.

Le délire *peut n'apparaître que dans le second septénaire*, au fort de l'acmé thermique, et dans ces cas il disparaît le plus souvent pendant les heures du jour où la température est moins élevée, pour reprendre au moment de l'ascension vespérale. Les meilleurs moyens à opposer à ce délire sont ceux qui abaissent la température, c'est-à-dire, outre les bains tièdes refroidis ou froids et les lotions, la quinine.

Quand ce délire présente, malgré l'emploi des antithermiques, une intensité excessive, quand il s'accompagne d'insomnie absolue, ou d'une tendance à sortir du lit, on administrera des médicaments calmants : par ordre de préférence, l'opium, le chloral, les bromures. Toutefois le choix peut être déterminé par l'état des divers organes et appareils.

Si le cœur est suspect, le chloral doit n'être employé qu'avec ménagement ou même écarté.

L'albuminurie intense, les urines peu abondantes, la tendance à la constipation, sont des raisons de ne pas donner l'opium.

Les bromures sont contre-indiqués par l'intolérance de l'estomac. Quand aucune de ces raisons n'existe, on peut associer ces trois médicaments.

Chloral............................	2 ou 3 gr.
Bromure de potassium..............	3 ou 4 gr.
Sirop de morphine ou d'opium..........	30 gr.
Eau de laurier-cerise...............	5 ou 10 gr.
Eau de tilleul........................	120 gr.

Le *délire qui n'apparaît que pendant le troisième septénaire*, est généralement lié à la faiblesse générale, à l'ischémie cérébrale. C'est en insistant sur les boissons les plus nutritives, peptones dans le bouillon, lait, sur l'alcool et les vins généreux, qu'on le combattra le plus efficacement.

Le médicament le plus indiqué est l'opium associé à la teinture de cannelle.

Extrait thébaïque.....................	0 gr. 05 à 0,10
Teinture de cannelle......	2 —
Vin de Porto ou de Bordeaux....	60 —
Eau................................	60 —

Une place doit être réservée dans le décours de la maladie pour certains *délires médicamenteux*, notamment pour celui qui est lié à l'excitation cérébrale causée par l'administration de trop hautes doses d'alcool ou de certains vins trop stimulants (champagne); quelque fois c'est par l'emploi de la quinine à doses trop élevées ou trop rapprochées, de l'acide salicylique, de la caféine, que le délire peut être expliqué. On pourra faire ici le diagnostic de la cause du délire, en constatant qu'il augmente ou disparaît après chaque nouvelle dose médicamenteuse. Cette cause soupçonnée, on fera l'épreuve de supprimer ou de diminuer le médicament suspect.

Une variété de délire qui n'est pas sans causer de sérieuses inquiétudes, est le *délire partiel et systématisé*, qui peut revêtir les formes les plus diverses : religieux et mystique, idées de persécution, mégalomanie.

C'est d'ordinaire pendant le troisième septénaire que se manifestent ces conceptions délirantes systématisées; sur tout autre sujet, le malade cause convenablement avec son entourage, il ne refuse pas de se laisser soigner, si on ne le contrarie pas dans ses idées.

Le pronostic au sujet de la durée et de la gravité de ce genre de délire parait subordonné aux antécédents héréditaires et personnels du malade; on s'informera soigneusement de l'état psychique de ses ascendants et collatéraux proches, de son passé et de sa tournure d'esprit habituelle.

Au point de vue du traitement, il y a peu de chose à faire. Cependant, si les conceptions délirantes peuvent avoir pour corollaires des actes nuisibles au malade, il faudra exercer sur lui une surveillance attentive et continue, nuit et jour, pour éviter par exemple une tentative de suicide ou de fuite, qui peut aboutir à une chute par une fenêtre.

Si la nature du délire peut amener le patient

au refus des aliments ou des médicaments, on devra
d'abord essayer de redresser la fausseté de ses conceptions en les lui présentant comme des conséquences de sa fièvre et en lui prouvant, s'il est possible de lui en fournir la preuve, que ses idées sont
injustifiées; mais le plus souvent on échouera dans
cette tentative, et il pourra être utile ou nécessaire de
ne point le contrarier et même d'abonder dans son
sens, de lui donner certaines satisfactions appa-
rentes pour obtenir qu'il se laisse nourrir et soigner.
Ainsi un de mes malades s'était imaginé que, pendant sa maladie, il était devenu acquéreur d'importantes collections artistiques dont la vente devait
l'enrichir, et qui étaient contenues dans des caisses
volumineuses. J'avais vainement essayé à plusieurs
reprises de lutter contre l'obsession de cette idée
fixe ; mais il n'en voulait pas démordre, refusant de
s'alimenter et de se soigner tant qu'on ne lui aurait
pas montré les fameuses collections; sa femme eut
l'idée de faire placer dans une caisse des bijoux qu'on
déballa devant lui et qu'on lui laissa manier. Il retrouva
ainsi le calme passagèrement, mais bientôt il voulut
savoir si les ordres donnés par lui pour la vente aux
enchères avaient été exécutés, et quel en était le résultat, ce qu'en disaient les journaux, etc. Il fallut
lui lire des comptes rendus fictifs de vacations à la
salle Drouot et écrire sous sa dictée des instructions
à son avoué pour l'emploi des fonds. Quand la convalescence fut confirmée, on prit un jour le parti de
détromper hardiment le songeur éveillé, qui, après
le désagrément naturel de la désillusion, fut le premier à rire de son rêve prolongé.

En variant la conduite à tenir suivant la nature
du délire systématisé, on pourra ainsi gagner le

temps où le retour complet de la santé y mettra fin.

V. *Hystérie, particularités du traitement chez la femme*, page 191.

Dents.

V. *Soins hygiéniques de la bouche*, page 11.

Diarrhée.

V. *Forme abdominale*, page 223.

Diphtérie.

V. *Angines* et *Infections associées*, page 248.

Douleurs.

Les douleurs des membres et l'hyperesthésie de la peau sont quelquefois si pénibles pour les malades qu'elles réclament du soulagement : les bains tièdes les calment ; les bains froids les aggravent.

Chez quelques malades, on peut ajouter aux bains tièdes l'infusion de 500 grammes de fleurs de tilleul et de 60 grammes de feuilles de laurier-cerise, ou la décoction de 500 grammes de graine de lin et d'une douzaine de têtes de pavots. On peut encore faire des onctions sur les parties douloureuses avec ce liniment :

Baume tranquille......................	100 gr.
Laudanum de Rousseau.................	15 —
Teinture de belladone...................	15 —
Chloroforme	10 —

S'il s'agit de douleurs erratiques chez des femmes ou des sujets très nerveux, on peut utiliser un lavement antispasmodique ainsi composé :

Infusé de valériane......................	100 gr.
Assa fœtida.........	4 —
Musc....,................	0,50 à 1 gr.
Camphre........................	0,50
Mucilage de gommme.............. .. .	Q. S.

En cas de douleurs fixes d'apparence névralgique, pulvérisations ou stypage au chlorure de méthyle; association à la quinine de l'opium, des bromures, du chloral, avec réserve.

En cas de douleurs intolérables empêchant le sommeil, on peut faire avec prudence une injection de morphine.

Dyspepsie.

(V. *Propathies*, p. 243.) Comme séquelle de la fièvre typhoïde, elle est très fréquente, surtout sous la forme atonique, avec dilatation de l'estomac. On la préviendrait et on l'atténuerait souvent par une surveillance plus scrupuleuse de l'alimentation, pendant la maladie et au début de la convalescence, en modérant la quantité des liquides et en espaçant convenablement les repas.

Dysphagie.

Elle peut tenir à de l'angine ulcéreuse, à des ulcérations de l'œsophage, au laryngo-typhus, à une péricardite, à de l'adénopathie trachéo-bronchique. Aviser suivant la cause reconnue.

Dyspnée.

Rechercher sa cause par une analyse clinique attentive et, suivant l'opinion qu'on s'est faite, voir *Forme pulmonaire*, ou *rénale*, *Hystérie*, *Météorisme*.

Emphysème pulmonaire.

V. *Propathies et méiopragies*, p. 246.

Emphysème du tissu cellulaire sous-cutané.

Il a été observé par Murchison, Wilks, plus récemment par Bolli et Renaudi (1) commençant par le cou, s'étendant ensuite à la face, à la poitrine et aux membres supérieurs, comme conséquence d'une ulcération avec nécrose du larynx, d'un abcès des grosses bronches, d'une escharre gangréneuse du poumon. Dans ces cas, la mort à toujours été rapide par suite de la lésion primitive.

Si celle-ci paraissait curable et que l'emphysème sous-cutané ne diminuàt pas spontanément, on pourrait, avec asepsie, faire quelques ponctions capillaires aspiratrices dans le tissu emphysémateux.

Épilepsie.

V. *Propathies nerveuses*, page 241.

Épistaxis.

V. *Forme hémorrhagique*, page 220.

Érysipèle.

V. *Associations morbides*, page 248.

Application sur les parties érysipélateuses de compresses et pulvérisations antiseptiques. Bains froids en cas d'hyperthermie. S'il s'agit d'un homme, couper la barbe rase pour assurer la désinfection des téguments. Antisepsie buccale et nasale.

(1) *Riforma medica*, 1892.

Érythèmes.

Divers érythèmes se produisent au cours de la fièvre typhoïde.

Ceux qui sont le résultat de la pression de certaines parties du corps (dos, lombes, hanches, malléoles externes) contre le plan du lit, ou de certaines régions opposées l'une contre l'autre (la face interne des genoux, les malléoles internes) sont prévenus et combattus par une modification fréquente de la position du malade.

Ceux qui sont causés par le contact des matières fécales et de l'urine sont justiciables des lotions fréquentes, du poudrage avec des poudres — inertes, mais finement divisées, comme le talc, le sous-nitrate de bismuth, l'oxyde de zinc, l'amidon, le lycopode, — ou antiseptiques, comme l'acide borique porphyrisé ; on peut utiliser des associations antiseptiques comme la poudre de Lucas-Championnière.

Mais, outre ces deux espèces d'érythèmes, — qu'on peut appeler de cause externe, si on a égard à leur cause occasionnelle, mais qui reconnaissent comme cause prédisposante l'affaiblissement de la vitalité des tissus, le ralentissement de la circulation cutanée, l'anesthésie relative des extrémités nerveuses de la peau, — il en existe qui sont exclusivement de cause interne et *d'ordre infectieux ;* ceux-ci dépendent d'une influence exercée sur les centres nerveux vaso-moteurs par des poisons microbiens qui circulent dans le sang, toxines fabriquées soit par le bacille d'Eberth, soit par tel ou tel des microbes agents des infections secondaires.

Toutefois il y a lieu souvent de faire une place à des *érythèmes de cause médicamenteuse,* se produisant chez certains sujets par suite d'une prédisposition individuelle : il ne faut pas oublier que bon nombre des médicaments usités pour lutter contre la fièvre ou pour réaliser l'antisepsie intestinale ou cutanée peuvent provoquer de l'érythème : antipyrine, quinine, sels de mercure surtout (Siredey) — en applications externes ou ingérés — salol, acide phénique, térében-thine, etc. Il est bon de songer à cette cause possible d'érythème et, dès qu'on constate ce phénomène, de suspendre l'administration des médicaments suspects. Mais il arrive souvent aussi que l'érythème n'est pas de cause médicamenteuse, comme cela était dans une petite épidémie que j'ai observée à Saint-Antoine (*Soc. des Hôp.*, 1893) où certains malades ne prenaient pas de médicaments.

Si l'érythème est simplement *papuleux* ou diffus, on se contentera de poudrer le malade avec de l'amidon, de lui faire prendre des bains d'a-midon.

Si l'érythème s'accompagne d'une tuméfaction douloureuse de la peau *avec grand prurit*, on pourra employer les lotions avec de la décoction de racine d'aunée, additionnée de salicylate de soude et de bicarbonate de soude, les enveloppements partiels avec des compresses imbibées de cette solution ; on peut utiliser encore une solution de chloral (1/100), — une pommade au menthol avec de la glycérine, 1/20, — l'enveloppement des membres dans l'ouate et le taffetas gommé (Jacquet).

Dans les cas où l'érythème est *polymorphe* avec vésicules herpétiformes et bulles pemphigoïdes, on évitera d'excorier celles-ci, et on s'efforcera d'empê-cher le malade de le faire avec ses ongles, pour pré-venir quelque infection secondaire par les pyogènes.

On couvrira les surfaces excoriées de vaseline boriquée ou aristolée, et d'un pansement occlusif.

Quand l'érythème est *scarlatiniforme* et suivi de la desquamation en larges lamelles épidermiques, il faut surveiller avec une sollicitude toute spéciale les surfaces épidermiques néo-formées, dont la fragilité se prêterait plus facilement encore que l'épiderme ordinaire aux fissures et aux excoriations. Dans ces cas les bains ont l'inconvénient de ramollir trop l'épiderme et, sauf indication spéciale découlant de l'hyperthermie ou de troubles nerveux, il m'a semblé préférable de les suspendre ou de n'en donner qu'un chaque jour et de courte durée pour faciliter la chute des squames ; d'ailleurs on pourra se contenter, à ce point de vue, des onctions avec la vaseline ou le glycérolé d'amidon boriqués.

Dans tout érythème, envisagé comme le résultat d'une intoxication médicamenteuse ou microbienne, il y a lieu de favoriser le jeu des émonctoires, de faciliter la diurèse par des boissons abondantes, lait, eaux alcalines, tisanes de chiendent additionné de lactose, ou de queues de cerises, de stigmates de maïs, d'uva-ursi.

Fissure anale.

Assez fréquente surtout chez les hémorroïdaires, elle est favorisée par les explorations rectales thermométriques si multipliées que nécesssite le traitement contemporain ; elle peut être évitée souvent si on apprend soi-même au garde-malade à introduire le thermomètre avec la douceur nécessaire, — si on emploie un thermomètre à cuvette cylindrique et non ampullaire, — si celui-ci est lavé dans une solution antiseptique chaque fois qu'il a servi et graissé

de vaseline antiseptique au moment de l'introduction, — si les mêmes précautions sont observées
pour l'introduction des canules, qui doivent être
souples et non rigides, — si enfin les plis radiés
de l'anus sont lavés soigneusement après chaque
garde-robe.

Quand une fissure s'est produite, on redouble de
soins analogues, et en outre on applique, soit de
l'iodoforme en poudre, soit une pommade contenant
de l'iodoforme, de la cocaïne, de l'extrait de
ratanhia et des suppositoires de ce genre.

Si la fissure ne se guérit pas et devient de plus en
plus douloureuse, on pratiquera la dilatation forcée
du sphincter, quand la convalescence sera assez
avancée pour permettre la chloroformisation.

Fuliginosités.

V. *Soins hygiéniques*, page 11.

Furoncles.

V. *Abcès*, page 256.

Gangrènes.

Résultat d'oblitérations artérielles ou veineuses,
elle peut être sèche ou humide, si elle porte sur les
membres ou sur les téguments.

Les escharres gangréneuses de la peau seront bien
exceptionnelles si on a observé les précautions hygiéniques indiquées page 8 et seq.

Quand elles se sont montrées, on s'ingénie à varier le décubitus du malade, à isoler la partie spha-
célée de toute pression; on la recouvre de pansements antiseptiques, soit pulvérulents (poudre de
Lucas-Championnière), iodoforme, salol, etc., ou li-

quides (solutions phéniquées, mercurielles, vin aromatique, chloral à 1 0/0).

Quand un membre ou un segment de membre est envahi par la gangrène par oblitération vasculaire, s'il n'y a pas d'accidents généraux, on peut laisser les parties mortes se détacher lentement et, par des injections interstitielles multipliées de créosote, en hâter la momification, comme le fit une fois M. Bouchard pour un cas de gangrène sénile.

S'il s'agit d'une gangrène humide, dès que le malade présente des signes d'auto-intoxication, l'amputation immédiate s'impose.

La gangrène de la *joue* (noma) ne se voit plus guère aujourd'hui ; son traitement consisterait à cautériser au thermo-cautère le noyau sphacélique par la bouche.

La gangrène du *testicule* et du *pénis*, de la *vulve* et du *vagin* qui a été vue, serait traitée aussi par des cautérisations actuelles, les pansements antiseptiques et des restaurations auto-plastiques ultérieurement.

Gangrène pulmonaire.

Cette redoutable complication ne se présente guère avant le troisième septénaire, mais souvent plus tard, jusqu'à la sixième semaine. Elle peut revêtir la forme pneumonique ou pleurétique.

La pathogénie en est soit la production d'un infarctus pulmonaire par thrombose ou embolie, soit l'introduction dans les extrémités bronchiques ou alvéolaires, en état de congestion ou d'inflammation, de saprophytes venus par la bouche ; la parésie des cils vibratiles, l'insuffisante ampleur des mouvements respiratoires, la faiblesse des contractions cardiaques et l'asthénie vasculaire périphérique sont autant de conditions qui favorisent et préparent la greffe de saprophytes dans une partie du poumon, ces germes étant sans cesse dans la salive ou le mucus nasopharyngien ; la pénétration de liquides alimentaires dans les voies respiratoires pendant la période d'adynamie peut aussi être en cause.

Ces notions dictent la prophylaxie : combattre l'adynamie et activer la respiration ainsi que la circulation (balnéation, inhalations d'oxygène, usage de la caféine).

Lavages fréquents de la cavité buccale et nasopharyngienne, précautions à prendre pendant l'administration des boissons alimentaires pour éviter leur pénétration dans les voies aériennes.

Le début de la gangrène peut se révéler, surtout dans la forme pleurale, par une violente douleur de côté qui dure quelques jours. On peut ne percevoir que peu ou pas de signes stéthoscopiques. On devra cependant se méfier et surveiller les jours suivants la nature de l'expectoration et l'odeur de l'haleine. Des ventouses, des sinapismes, une injection de morphine seront employés contre la douleur. Une toux quinteuse des plus pénibles peut alors exister et sera calmée par l'opium, la jusquiame, la belladone ; pendant cette quinte de toux, on peut déjà, avant l'expectoration, constater la fétidité de l'air expiré. Dès lors on institue les vaporisations d'antiseptiques : on peut employer la créosote associée au benjoin et à l'eucalyptus ; on peut faire vaporiser avec le pulvérisateur à vapeur devant la bouche du malade une solution phéniquée à 1 0/0. On peut encore faire respirer six à huit fois par jour, avec un flacon de Woulff à double tubulure, une cuillerée d'essence de térébenthine mélangée à la décoction de guimauve, ou une solution phéniquée à 2 ou 4 0/0, désodorisée avec l'eau de menthe. Inhalations d'oxygène avec 20 grammes d'essence de térébenthine dans l'eau de chaux du flacon barboteur.

Comme médicaments internes, on utilisera ceux qui, en s'éliminant par la muqueuse des voies respiratoires, peuvent désinfecter leur contenu : créosote, hyposulfite de soude, benzoate de soude, eucalyptol, etc. Ainsi on peut formuler une potion comme celle-ci.

Hyposulfite de soude	3 à 5 gr.
Benzoate de soude	5 gr.
Teinture d'eucalyptus	2 à 3 gr.
Sirop diacode	40 gr.
Julep gommeux	100 gr.

Ou une solution comme celle-ci :

Créosote pure	5 gr.
Alcool à 80°	125 —
Glycérine	50 —
Sirop de tolu	250 —
Eau de laurier-cerise	50 —

Il faudra insister sur les toniques et pousser l'alimentation : œufs, lait, jus de viande, alcool et quinquina, phosphates, si le malade est encore aux aliments liquides; viande crue, s'il est à l'alimentation solide.

Dans le cas où on constaterait des signes de *pneumothorax*, il faudrait guetter la formation, presque inévitable à moins d'adhérences pleurales préalables, d'une *pleurésie purulente* qui nécessitera l'empyème.

Mais la persistance d'un foyer de gangrène accessible sera une indication à la pneumotomie suivie de drainage.

L'aération de la chambre sera constante.

Gingivite fongueuse ou ulcéreuse.

V. *Soins de la bouche*, page 11.

Lotions et collutoire au chloral, au quinquina ; attouchements au jus de citron, à la teinture d'iode, au permanganate de potasse.

Grossesse.

V. *Traitement chez la femme*, page 194.

Haleine fétide.

Elle doit faire songer à des soins hygiéniques insuffisants de la bouche ou de la gorge, à une insuffisante antisepsie intestinale, à quelque complication gangréneuse du côté des voies respiratoires.

Hémiplégies.

Liées tantôt à des altérations cérébrales primitives, tantôt à des embolies d'origine cardiaque pendant le cours de la maladie ou la convalescence, elles ne prêtent guère à la thérapeutique.

Cependant, pendant la convalescence, on observe quelquefois des hémiplégies, complètes ou incomplètes, de *nature hystérique*, auxquelles on opposerait la thérapeutique des paralysies hystériques : suggestion, électrothérapie, hydrothérapie.

Hémoglobinurie.

En présence de cet accident exceptionnel on supprimera la quinine, l'antipyrine, tout médicament capable d'altérer les globules du sang ; on insistera sur le lait écrémé et les boissons.

Hémorrhagies.

V. *Forme hémorrhagique*, page 220.

Hémorrhagies intestinales.

Parmi les recommandations qui doivent être faites aux infirmiers se trouve celle de conserver toute garde-robe d'apparence particulière, pour la soumettre à l'examen du médecin lors de sa prochaine visite. Grâce à cette recommandation, aucune hémorrhagie intestinale ne sera méconnue et, comme, en dehors des violentes et subites pertes de sang dues à l'ulcération d'un vaisseau important, il existe souvent des suintements modérés de la muqueuse ulcérée ou congestionnée, qui se révèlent par l'apparition d'une petite quantité de sang dans les selles, on peut, en instituant aussitôt les soins convenables, arrêter ce faible écoulement sanguin et en prévenir un plus grave.

Tout d'abord le malade sera maintenu au *repos absolu*, si on lui donnait des bains, on les suspendra aussitôt.

On appliquera sur le ventre une vessie de porc ou un sac de caoutchouc contenant de la glace concassée, en ayant soin que celle-ci soit suspendue à un cerceau et ne fasse que toucher la paroi abdominale, sans peser sur elle ; encore aura-t-on placé entre le sac et le tégument un morceau de flanelle ou bien des doubles de gaze pour prévenir l'érythème par congélation, qui peut aller jusqu'au sphacèle de ces tissus mal nourris.

Si le malade prenait du lait, on le lui supprimera ; on lui laissera avaler seulement, par très petites quantités à la fois (une cuillerée à soupe toutes les dix minutes) de l'eau rougie glacée ou du bouillon froid.

On s'abstiendra d'administrer la dose périodique

de sulfate de soude qui fait partie du traitement ordinaire. Au contraire, on s'empressera d'*obtenir le plus tôt possible la constipation*, c'est-à-dire l'immobilisation de l'intestin. Pour arriver à ce résultat, on donnera d'heure en heure un ou deux centigrammes d'extrait thébaïque, associé à une mixture antiseptique (benzonaphtol et salicylate de bismuth à doses plus élevées que dans les cas ordinaires: 5 grammes du premier et 10 grammes du second). Le plus simple est de formuler une potion ainsi composée :

Benzonaphtol	5 gr.
Salicylate de bismuth.	10 —
Extrait thébaïque.	0,10
Sirop de ratanhia.	30 —
Julep gommeux	150 —

par cuillerées de demi-heure en demi-heure.

On peut, si l'hémorrhagie s'annonce abondante, si le malade a des nausées ou des vomissements, se passer de la voie gastrique et faire une injection de morphine de un centigramme d'abord, puis procéder par quart ou moitié de centigramme jusqu'à effet obtenu.

Si, malgré ces moyens, il se produit encore une selle sanglante, on fera une injection hypodermique d'ergotine :

Ergotine		2 gr.
Glycérine	}	ãã 15 gr.
Eau	}	

ou d'un nombre variable de gouttes de la solution d'ergotinine de Tanret.

D'autres moyens sont encore à essayer: la térébenthine, le nitrate d'argent en pilules d'un centigramme.

Si les phénomènes généraux dénotent une perte de sang abondante, décoloration rapide des lèvres, petitesse et rapidité du pouls, tendance aux lipo-thymies, il faut se hâter d'employer simultanément les stimulants à action rapide : on injectera sous la peau alternativement l'éther, la caféine, l'huile camphrée par seringue de Pravaz, et le sérum artificiel (NaCl 7 pour 1000) par doses de 10 à 50 cent. cubes (1).

Si toute garde-robe a cessé, on ralentira l'administration des médicaments précités, sans suspendre l'emploi de la glace ni autoriser une plus abondante alimentation.

La garde-robe prochaine ne contient-elle plus de sang, on peut permettre de reprendre le lait, coupé d'abord, puis pur, et vingt-quatre heures après, si aucune hémorrhagie nouvelle ne s'est produite, on supprime la glace. Dans les garde-robes qui suivent celles qui contenaient du sang récemment épanché, il existe toujours plus ou moins de sang décomposé. Pour s'assurer qu'il n'y a plus de sang récent dans es garde-robes, il faut un examen minutieux, non eulement à l'œil nu, mais dans les cas douteux au microscope. Il ne faut pas se laisser abuser par la coloration noire des selles contenant le bismuth.

Si le malade qu'on a soumis à la constipation inten-

---

(1) Voici d'autres formules de sérum artificiel.

Sulfate de soude..........................	10 gr.
Chlorure de sodium...	5 —
Eau distillée.........·............	1000 —

(HAYEM.)

Acide phénique neigeux...................	1 gr.
Chlorure de sodium chimiquement pur.....	2 —
Phosphate de soude......................	4 —
Sulfate de soude.........................	8 —
Eau distillée stérilisée...................	100 —

(CHÉRON.)

tionnellement reste deux, trois jours sans garde-robe, il n'y a pas lieu de s'émouvoir ; on cesse graduellement l'administration du bismuth et de l'opium. Au bout de trois jours on peut commencer à provoquer une garde-robe par des lavements froids donnés très doucement. Mais, dans les cas graves, la constipation doit être maintenue plusieurs jours. Avec M. Bouchard nous avons pu laisser quatorze jours sans selle un typhique, qui avait failli succomber à de violentes entérorrhagies compliquées de péritonite par propagation. Quand toute crainte de retour d'hémorrhagie fut dissipée, on mit le malade dans un bain tiède, on lui administra de l'huile de ricin et on laissa l'évacuation se produire sans qu'il en soit résulté aucun accident.

M. Letulle a proposé récemment l'administration de doses considérables de bismuth. (Voir page 54)

Hépatiques (Complications).

Le retentissement de la fièvre typhoïde sur le foie et les voies biliaires peut se faire par différents mécanismes. Le poison typhique porte son action directement, par l'intermédiaire du sang, sur la cellule hépatique pour y provoquer divers processus dégénératifs, et, comme dans tout autre viscère, sur les vaisseaux pour y produire éventuellement de l'endartérite ou de la pylé-phlébite. L'hyperthermie qui entrave toujours à un certain degré les fonctions glycogénique et antitoxique de la cellule du foie est aussi un facteur d'altération anatomique de celle-ci.

D'autre part, le foie reçoit de l'intestin par les lymphatiques et les vaisseaux du système porte des microbes et des poisons issus des fermentations complexes, dont il est le siège, microbes et poisons qui peuvent provoquer des réactions morbides de la part des cellules et qui peuvent amener des *abcès du foie.*

Enfin par le canal cholédoque peut se faire une infection ascendante des voies biliaires qui peut remonter jusqu'à la vésicule; la cholécystite est une complication qui n'est pas très exceptionnelle à un degré modéré dans la fièvre typhoïde; suppurée, elle est rare, mais d'une excessive gravité.

Cette courte analyse permet de poser les bases de la prophylaxie des complications hépatiques dans une certaine mesure.

Nous avons dit ailleurs qu'on peut, en diminuant l'hyperthermie par les bains et la quinine, protéger la cellule hépatique, en faisant entrer dans l'alimentation du typhique du sucre, qui fournit à la cellule hépatique le générateur du glycogène dont elle a besoin pour arrêter et transformer les poisons intestinaux.

Il reste à empêcher autant que possible l'infection des voies lymphatiques, veineuses et biliaires par l'intestin. C'est une des indications qui rendent nécessaire l'antisepsie intestinale. Nous savons qu'avec l'administration périodique du calomel, et continue des naphtols associés aux sels de bismuth, au charbon végétal, à l'iodoforme, nous pouvons espérer agir avec quelque efficacité à ce point de vue. Par les lavements boriqués, boratés, naphtolés, phéniqués, l'antisepsie du gros intestin peut être obtenue.

L'usage des salicylates, des sels neutres purgatifs (sulfate de soude et de magnésie) possédant une propriété cholagogue, peut, en faisant fluer la sécrétion biliaire, s'opposer aussi à l'infection ascendante.

Quand on constate pendant le cours de la fièvre typhoïde une augmentation de volume du foie, une sensibilité plus vive à la pression, il faut se tenir en garde contre quelque complication de ce côté. On insistera sur les moyens prophylactiques et notamment sur les purgatifs cholagogues, s'il n'y a pas de contre-indication tenant à la diarrhée excessive, à une entérorrhagie.

On pourra faire appliquer des ventouses sèches sur l'hypochondre droit.

Si la douleur provoquée est plus vive, plus spécialement localisée au niveau de la vésicule, s'il y a des vomissements bilieux, on peut soupçonner qu'il se fait de la *cholécystite* ou de la *périhépatite* ; on appliquera, si le malade n'est pas trop affaibli, quelques ventouses scarifiées, mais en tout cas de l'onguent napolitain belladoné et une vessie de glace.

Si ces symptômes, survenant après l'apyrexie déjà établie, s'accompagnent d'un retour de fièvre rémittente ou d'accès intermittents, on administrera de nouveau la quinine, et on palpera soigneusement le bord du foie et la région cystique. Dans le cas où il serait possible de délimiter une tuméfaction ovoïde ou piriforme rappelant la vésicule distendue, s'il y a, outre l'élévation thermique, des sueurs profuses, on pourra soupçonner la *cholécystite suppurée*. Dans l'état actuel des progrès de la chirurgie, si le malade n'est pas dans un état trop complet de cachexie, une laparotomie exploratrice sera proposée et pourra être curative, en permettant éventuellement la cholécystotomie.

S'il y a des signes de *péritonite localisée autour du foie ou de la vésicule*, il est urgent de ne pas donner de purgatif, et la constipation avec les antiseptiques s'impose.

Pendant la convalescence, une *colique hépatique*, avec ou sans *ictère*, peut se montrer ; le diagnostic ne sera possible qu'en tenant compte des antécédents (sexe féminin, arthritisme, âge), de l'absence de fièvre, de la brusquerie du début, des irradiations scapulo-brachiales. Le traitement sera l'injection de morphine, la belladone associée à l'eau chloroformée et à la glycérine. La crise finie, on administrera un laxatif pour assurer l'évacuation rapide du cholélithe, dont le séjour dans l'intestin pourrait provoquer une altération des cicatrices récentes.

Voir aussi *Forme bilieuse*, page 222.

Herpès.

V. *Angines*.

Hyperesthésie.

V. *Douleurs*.

Hyperthermie.

V. *Médication réfrigérante* et *Forme ataxique*.

Hypothermie.

V. *Formes apyrétiques*.

Hypostase.

V. *Forme pulmonaire*.

Hystérie.

V. *Traitement chez la femme*.

Ictère.

V. *Hépatiques (complications)*.

Infections secondaires.

V. *Maladies associées (Antisepsie*, page 23 et seq.)

Insomnie.

Habituelle au début, elle cède en général à la fin du premier septénaire et en grande partie sous l'influence des bains tièdes ou froids.

Si le malade dort peu ou point la nuit, mais se repose le jour dans l'intervalle de chaque bain, il n'y a pas de thérapeutique particulière à instituer.

Quand l'insomnie est tenace dans le second et le troisième septénaire, il faut d'abord rechercher soigneusement si elle n'est pas imputable à quelque complication qu'on puisse directement combattre ou à quelque mauvaise organisation des soins hygiéniques (mauvais coucher, défaut de ventilation, température trop élevée de la chambre, odeur désagréable).

Si cette enquête n'aboutit pas, on peut recourir aux hypnotiques; l'opium est le meilleur (pilules de cynoglosse, sirop de morphine). L'association du camphre aux opiacés a été conseillée par Hallé, Graves, Murchison, pour combattre les malaises encéphaliques que laisse souvent l'opium au réveil.

> Opium................. 0.03
> Camphre.. .... 0.10 à 0.15

pour une pilule.

On peut encore associer les bromures à l'opium. Le chloral ne peut être autorisé que quand il n'existe aucun indice d'affaiblissement cardiaque. On peut aussi essayer l'extrait ou la teinture de chanvre indien.

J'ai souvent vu la quinine agir chez les typhiques comme un véritable hypnotique, quand on la donne à doses suffisantes à la fin de la journée.

Intestin (Hémorrhagies de l').

V. *Hémorrhagies*.

Perforation de l'intestin.

Quand il existe des signes de péritonite par perforation, la seule conduite à tenir est de laisser le malade dans l'immobilité absolue, de faire une injection de morphine, qu'on réitérera autant qu'il le faudra pour faire cesser toute contraction intestinale, et qu'on fera alterner avec des injections d'éther et d'huile camphrée. On suspendra toute introduction de liquide dans le tube digestif par la voie buccale.

L'idée devait venir aux chirurgiens contemporains de pratiquer la *laparotomie* pour faire le lavage du péritoine et la suture de l'intestin. La statistique donne 19 opérations avec 4 guérisons de Mikuliez, Escher, Taylor et Weter Van Hook. Mais le diagnostic était douteux dans trois de ces cas; le dernier seul (1) est un exemple de guérison authentique et un encouragement.

Laryngite. — Laryngo-typhus.

Le meilleur moyen de prévenir d'une façon générale les complications du côté des voies respiratoires chez les typhiques, c'est de veiller minutieusement à l'antisepsie des cavités buccale, nasale et pharyngienne par les irrigations fréquentes avec un courant suffisant d'eau boriquée ou de solution boratée. On se contente trop souvent d'humecter la langue et la muqueuse buccale avec un pinceau imbibé d'un collutoire quelconque; c'est tout à fait illusoire et insuffisant.

Il faut se servir d'un réservoir à élévation ou d'un irrigateur permettant de faire partir le liquide en quantité abondante et avec une pression qui en assure le reflux quand il est venu balayer les parois gutturales et pharyngiennes, ou de sortir par une

______
(1) *Revue des Sc. Méd.* 1892.

narine quand il est entré par l'autre. On emploie une canule en os ou en métal, afin qu'elle puisse être mâchonnée sans inconvénient et désinfectée par ébullition.

L'irrigation doit être faite au moins trois fois par jour pendant toute la période où le malade est incapable de faire lui-même des gargarismes. Quand il ne peut s'aider aucunement, on le couche sur l'un des flancs, on place sous sa tête une toile imperméable pour éviter de mouiller l'oreiller, on glisse sous sa joue et son menton au point déclive un bassin échancré, et l'irrigation se fait très facilement sans fatigue pour le malade.

On doit chaque jour inspecter la gorge du malade, et, pour cela, se mettre dans de bonnes conditions d'éclairage, c'est-à-dire si le jour n'est pas propice, employer une bougie tenue de la main gauche, avec une cuiller de métal brillant comme réflecteur, pendant que la main droite abaisse la langue avec une autre cuiller. On décèlera ainsi les érosions ou ulcérations buccales ou gutturales (aphthes, herpès) qui, bien soignées, guérissent facilement, et au contraire, négligées, s'infectent par le polymicrobisme salivaire.

Les collutoires employés peuvent être de la glycérine salicylée ou phéniquée ou boratée, une solution de chloral à 1/100.

On fera parler chaque jour le typhique pour constater le timbre de sa voix, si elle est rauque ou éteinte; on palpera le larynx au niveau du thyroïde et des articulations thyroïdiennes pour rechercher la douleur provoquée. A défaut de troubles vocaux, on sera guidé aussi par la dysphagie et la dyspnée.

Dès qu'il y a signe de laryngite, il faut instituer

des pulvérisations fréquentes et prolongées, au moyen d'un pulvérisateur système Siegle disposé sur une table en face de la bouche du malade couché sur le côté. On peut employer de l'eau boriquée saturée ou une solution phéniquée faible à 1/500.

On fera évaporer dans la chambre un mélange de goudron ou de créosote, de benjoin et d'eucalyptus.

On fera des applications révulsives au-devant du cou avec des cataplasmes sinapisés, des badigeonnages de teinture d'iode.

On peut faire déglutir fréquemment de petits morceaux de glace.

Je prescris en outre, à l'intérieur, le benzoate de soude et l'hyposulfite de soude pour prévenir l'infection des voies aériennes sous–jacentes.

Si la dyspnée s'accroît, à plus forte raison s'il se produit quelque accès de suffocation, il ne faut pas hésiter à pratiquer la trachéotomie.

Lombrics.

Il est fréquent de voir les malades rejeter, au commencement de la maladie, un ou plusieurs lombrics par vomissement ou par les garde-robes ; il n'y a pas à s'en inquiéter ; s'il en existe d'autres, le calomel qu'on administre à cette période en achève l'expulsion.

Malaria.

V. *Forme typho-malarienne*, page 239.

Manie. — Mélancolie.

Ces psychopathies se montrent parfois pendant la convalescence chez des prédisposés par hérédité ;

elles sont, en général, transitoires, et disparaissent
au fur et à mesure du retour des forces. Nous renvoyons pour le traitement aux Traités d'aliénation
mentale.

Muguet.

V. *Soins hygiéniques*, page 11. — Quand il se produit,
on fait des irrigations et des pulvérisations toutes les
heures avec de l'eau de Vichy additionnée de borate
de soude. S'il est tenace, quelques attouchements
avec un tampon imbibé de solution de Van Swieten
en viennent à bout.

Météorisme.

V. *Forme abdominale*, page 223.

Méningite.

V. *Formes ataxiques et adynamiques*, pages 211 et 217.
En cas de méningite confirmée, glace en permanence
sur la tête. Nous avons vu chez un jeune sujet au cours
d'une fièvre typhoïde, jusque-là bénigne, apparaître
brusquement des phénomènes méningitiques; à
l'autopsie, nous avons trouvé des lésions tubercu-
leuses dans les méninges, et des lésions typhiques
de l'intestin.

Myocardite.

V. *Forme cardiaque*, page 224.

Myosite.

Fréquente, comme on sait, dans certains muscles
comme les droits de l'abdomen, elle guérit en général peu à peu sans traitement; elle peut suppurer
en causant des abcès.

Œdème.

V. *Formes rénale et cardiaque*, pages 229 et 224. — Outre l'œdème lié à l'albuminurie ou à l'insuffisance du cœur droit, on voit des œdèmes généralisés ou localisés aux extrémités pendant la convalescence, peu accentués en général, mobiles et fugaces, qui s'expliquent soit par l'hydrémie, soit par des névrites vaso-paralytiques : traitement tonique, frictions, massage.

Orchites.

En dehors de toute influence blennorrhagique, l'orchite peut apparaître directement sous l'influence du bacille typhique, et elle aboutit quelquefois à un *abcès du testicule*. Dès que l'on constate l'orchite, on maintient le malade au lit à moins d'indication plus impérieuse pour la balnéation, qui sera alors préférable tiède. Si la douleur est vive, on pourrait utiliser la pommade au gaïacol qui calme, suivant Balzer, les douleurs de l'orchite blennorhagique. Les bourses seront maintenues élevées. S'il y a de la fluctuation, on ponctionnera l'abcès.

Oreilles (Complications du côté des).

Les complications de l'appareil auditif peuvent porter sur l'oreille interne, l'oreille moyenne, l'oreille externe ; elles se montrent à des époques différentes de la dothiénentérie ; le médecin doit toujours y penser, car une prophylaxie très efficace peut être instituée contre les plus graves d'entre elles, et il en est qui peuvent entraîner la mort.

Du côté de l'*oreille interne*, on constate dès les premiers jours de l'infection des bourdonnements, tintements à timbre élevé et une surdité brusque qui était autrefois interprétée comme conséquence de l'obstruction tubaire, mais qui traduit bien plutôt l'action directe du poison typhique sur l'appareil de perception des sons.

Cette surdité augmente ou diminue en général avec la fièvre, pour disparaître quand vient l'apyrexie et reparaître si une rechute se produit. Nous ne pouvons rien directement sur cette variété d'otopathie, le labyrinthe étant inaccessible ; nous pouvons la combattre indirectement par le traitement énergique de l'infection en général (bains, antisepsie intestinale). Fort heureusement, si nous n'avons pas grande prise sur elle, elle est d'ordinaire passagère et bénigne.

Les lésions de l'*oreille moyenne* sont celles qui peuvent entraîner les plus graves conséquences : suppuration des cellules mastoïdiennes, pénétration des microbes pyogènes dans les sinus et méningite. Or nous sommes aujourd'hui instruits du mécanisme pathogénique de ces complications résultant des infections secondaires. Les pneumocoques, streptocoques, staphylocoques, hôtes habituels des cavités nasales et pharyngiennes, toujours prêts à faire invasion dans l'intimité des tissus, et sans cesse repoussés par les défenses physiologiques de l'organisme (revêtement épithélial continu, mouvements des cils vibratiles, sécrétion de mucus bactéricide, diapédèse et phagocytisme des leucocytes) voient ces diverses barrières abaissées devant eux par suite des conditions nouvelles dans lesquelles se trouve le typhique (fendillement d'un épithélium desséché, paralysie des cils vibratiles, défaut de sécrétion du mucus) ; le décubitus même du malade favorise leur accumulation dans la partie déclive du carrefour nasopharyngien au voisinage de l'orifice des trompes; l'inhibition du système nerveux même entrave la diapédèse et la phagocytose.

Pour prévenir l'invasion de la caisse par la voie tubaire, nous possédons divers moyens, les uns indirects, les autres directs. En traitant le malade par les bains, nous maintenons humides les muqueuses buccale et nasopharyngienne, nous l'obligeons à des changements fréquents de position qui empêchent le décubitus, nous réveillons son activité nerveuse; mais, en outre, nous devons faire irriguer souvent les cavités nasales, la bouche et le carrefour pharyngien avec l'eau boriquée et l'eau alcaline.

Nous devons guetter la moindre manifestation anormale du côté de l'appareil auditif; c'est généralement vers la fin du troisième septénaire ou au commencement de la convalescence qu'apparaît l'*otite moyenne*. *Catarrhale*, elle est souvent bilatérale par catarrhe et sténose tubaire, ou par suite d'une nécrose des follicules voisins de l'orifice des trompes (amygdalite tubaire) et sténose cicatricielle.

Purulente, elle est unilatérale presque toujours. Le malade se plaint de son oreille, puis devient sourd; la température s'élève si la fièvre n'était pas terminée, ou la fièvre reparaît; au bout de quelque temps, le tympan se perfore et le soulagement du malade se produit. Mais on doit s'assurer que la perforation est suffisante et bien placée, pour que le pus s'écoule librement; il faut la maintenir béante par des douches d'air. Si les symptômes graves persistent, il faut examiner le tympan : s'il bombe, le ponctionner; rechercher les signes de la mastoïdite et ne pas reculer devant la trépanation de l'apophyse.

Comme moyen préventif de l'otopathie interne, M. Lermoyez, à qui nous empruntons les éléments de cet article, conseille « d'éviter de prescrire les trop fortes doses de sulfate de quinine ou d'acide salicylique qui ont une action nuisible sur le nerf auditif, mettent le labyrinthe en état de moindre résistance et le prédisposent aux atteintes de l'infection typhique. Il faut encore « éviter qu'au cours du traitement, de l'eau froide ne vienne au contact du tympan, ce qui favoriserait singulièrement l'éclosion de l'otite moyenne ; empêcher que l'eau du bain ne pénètre dans les conduits auditifs et prendre soin surtout que des gouttes de liquide suintant d'une vessie de glace placée sur la tête n'y tombent ; certaines suppurations de l'oreille moyenne naissent ainsi, qui, en raison de l'adynamie du sujet, ne sont parfois reconnues que trop tard. Deux boulettes de coton huilé, placées dans les conduits, peuvent prévenir des méningites purulentes (1). »

L'oreille externe peut être le siège de *gangrène du pavillon, unilatérale* dans la période d'adynamie chez les malades qu'on laisse couchés sur le côté, ou *bilatérale* dans les formes adynamiques graves avec hémorrhagies profuses et sphacèles multiples, de *gangrènes superficielles marginales de l'hélix*, chez quelques sujets soumis à de trop longs et trop fréquents bains froids. Enfin les *furoncles du conduit auditif*, qui apparaissent au début de la convalescence en même temps que d'autres suppurations cutanées, doivent être soignés par les injections antiseptiques d'alcool boriqué, d'eau chloralée ou de naphtol camphré.

(1) *Presse médicale*, 1894.

Osseuses (Complications).

Comme la plupart des suppurations qui surviennent au cours de la fièvre typhoïde, les *périostites*, les *ostéites*, *ostéomyélites* doivent être guettées et dépistées.

On se rappellera qu'elles se montrent de préférence chez les sujets jeunes, dont le squelette est en voie de développement; la fièvre typhoïde exerce sur l'accroissement des os en longueur une influence accélératrice qui se manifeste par une suractivité fonctionnelle des zones ostéogéniques. Les ostéites post-typhiques sont de véritables ostéomyélites de croissance (Gangolphe).

Il est exceptionnel qu'elles apparaissent pendant les premières semaines de la fièvre typhoïde; on les attendra surtout après la chute de la température, pendant la convalescence.

Les agents infectieux qui les produisent sont souvent les bacilles d'Eberth, quelquefois des staphylocoques, ou les deux réunis. Les suppurations osseuses par bacilles d'Eberth ont été vues longtemps, plusieurs mois souvent, et même plusieurs années après la guérison de la dothiénentérie.

Elles se révéleront, suivant l'intensité du processus : 1° par des douleurs rhumatoïdes, qui peuvent se terminer par résolution spontanée; on oppose à cette forme le repos, l'immobilité des parties douloureuses, l'enveloppement dans l'ouate après onction mercurielle;

2° Par une réunion de phénomènes généraux (fièvre de 40°, état gastrique, mauvais facies) et de symptômes locaux (douleur, gonflement et chaleur, impotence fonctionnelle), qui aboutissent à la suppuration après une à quatre semaines : ici on devra guetter soigneusement la localisation du pus et, suivant la région, soit faire seulement l'incision du périoste, soit trépaner largement; mais en tout cas *intervenir hâtivement* (la vie du malade peut-être mise en péril par une temporisation de 24 heures);

3° Une forme chronique suppurée à début tardif, à évolution lente et peu bruyante, comme celle des abcès froids : pour celle-là on peut attendre, sans se presser, le moment le plus propice pour donner issue au pus;

4° Enfin, une forme chronique non suppurée, procédant par poussées intermittentes et aboutissant à la formation d'exostoses. L'emploi des onctions mercurielles, de l'application de sparadrap de Vigo, des révulsifs (ignipuncture, vésicatoires), l'usage interne de l'iodure de potassium, constituent les indications.

Paralysies

Les unes sont liées à la faiblesse : pour en hâter la disparition, l'alimentation réparatrice, l'air pur, l'absence de toute fatigue, le massage, les bains sulfureux et salés, les médicaments toniques (fer, arsenic, phosphates) suffiront à les guérir.

Les autres paralysies tiennent à des lésions anatomiques du système nerveux central ou périphérique (poliomyélite antérieure ou névrites périphériques).

Quand on aura lieu d'admettre la cause médullaire, on fera de la révulsion sur la région rachidienne par les ventouses sèches, les pulvérisations de chlorure de méthyle, les pointes de feu.

Si la paralysie paraît imputable à des névrites, l'électrisation est la thérapeutique la mieux indiquée :

courants galvaniques, ou courants alternativement galvaniques et faradiques; on y ajoutera le massage; on peut encore utiliser les bains électriques.

Parmi les paralysies des membres, les plus fréquentes sont les paraplégies (1).

La paralysie de la vessie nécessite le cathétérisme, qui devra être fait avec l'asepsie la plus rigoureuse. Au bout d'un certain temps on donnera la noix vomique ou la strychnine.

La paralysie de l'œsophage, qui rend l'alimentation impossible ou difficile, oblige à alimenter au moyen de la sonde œsophagienne.

La paralysie du diaphragme, qui a été vue quelquefois, est traitée par l'électrisation galvanique, l'un des conducteurs étant placé à la région cervicale et l'autre au niveau des insertions diaphragmatiques.

Quand les paralysies se prolongent, on peut admettre que le processus de sclérose, que les toxines typhiques tendent à provoquer dans tout l'organisme et notamment du côté des petits vaisseaux, contribue à les entretenir. On soumettra le malade à une série de cures d'iodure de potassium ou de sodium d'une vingtaine de jours chaque fois.

Parole (Troubles de la)

Certains troubles de la parole, balbutiement, bégaiement, lenteur insolite, aphasie même sous ses diverses formes (surdité ou cécité verbales, agraphie, etc.) peuvent se montrer à la fin de la maladie ou pendant la convalescence. Comme les troubles de la mémoire, dont ils sont souvent la conséquence, ils peuvent dépendre seulement de troubles fonctionnels

---

(1) COURTADE. *Encéphale*, 1886.

liés à la dénutrition des cellules nerveuses et par
conséquent passagers; le traitement tonique est la
seule indication.

Exceptionnellement ils sont dus à quelque lésion
matérielle (ramollissement, hémorrhagie, etc). des
centres nerveux de perception ou de transmission et
sont au-dessus de toute thérapeutique.

Parotidites.

Les glandes parotides peuvent être infectées par
quelques-uns des microbes de la bouche (staphylocoques, streptocoques), surtout dans les cas d'adynamie profonde et quand les soins antiseptiques de
la bouche ne sont pas suffisants. Dès qu'on pourra
supposer qu'il y a du pus collecté, on s'efforcera de
lui donner issue; malheureusement les lobules de
cette glande suppurent parfois isolément, de façon
à former une série de petits abcès miliaires ou pisi-
formes qu'on n'arrive pas à drainer tous, et le malade
échappe difficilement aux conséquences de cette infection prolongée. Il ne faut pas oublier, quand on
fait des incisions sur cette région, la présence du
nerf facial et de ses branches.

Péricardite.

V. *Forme cardiaque*, page 224. Sac de glace sur la
région précordiale; toniques du cœur.

Péritonites.

La péritonite *par propagation* au voisinage d'ulcérations intestinales doit être traitée par l'immobilité
absolue, la diète de tout aliment solide; le malade
ne prendra même pendant les deux premiers jours
qu'une petite quantité d'eau glacée et sera alimenté

par des lavements nutritifs. On appliquera sur le
ventre de l'onguent napolitain et une vessie de glace
suspendue de manière à effleurer seulement la peau,
dont elle sera séparée par un morceau de flanelle.
On donnera l'opium à hautes doses fractionnées
(10 à 25 centigrammes d'extrait thébaïque par pilule
d'un ou 2 centigrammes).

Certaines péritonites, après avoir franchi une période aiguë, suivent une évolution lente; après
avoir présenté des symptômes de diffusion qui s'é-
teignent peu à peu, elles aboutissent à une localisation sous forme *d'abcès péritonitiques enkystés*, d'un
volume variable, depuis une orange jusqu'à une
tête d'enfant, comme dans un cas de Leyden où la
ponction donna issue à du pus contenant des bacilles typhiques (1).

Pour la péritonite par perforation, V. *Perforation intestinale*, page 287.

Phlébite.

Le traitement et la prophylaxie sont les mêmes
que pour l'artérite : immobilité, enveloppement
ouaté, pas de frictions (voir page 259).

Pleurésie.

La pleurésie peut paraître au début même de la
fièvre, au point de faire errer le diagnostic (*pleuro-
typhoïde*); plus souvent elle se montre au décours ou
pendant la convalescence, accompagnant ou non une
pneumonie.

Si elle cause au début un violent point de côté, on
pourra faire une injection de morphine ou appliquer
4 ou 6 ventouses scarifiées, si le malade n'est pas

(1) LEYDEN. *Wiener med. Woch*, 1886.

trop débilité. On guettera les progrès de l'épanchement; s'il est peu important et tend à se résorber, on n'interviendra pas; s'il augmente ou s'il reste stationnaire, on fera une ponction exploratrice avec une seringue de Pravaz stérilisée et on recherchera le microbe qui peut s'y trouver.

Si le liquide est séro-fibrineux, on fera une ponction évacuatrice.

S'il est purulent, on y recherchera les microbes ; si l'on y trouve le pneumocoque, comme il arrive dans la pleurésie métapneumonique, on se contentera d'une ponction évacuatrice ; car on peut espérer qu'en pareil cas le pus ne se reproduira pas, à cause de la courte virulence de ce microbe.

Si on y trouve le bacille d'Eberth ou le streptocoque, ce dernier surtout, on peut s'attendre à ce que le pus se reproduise après l'évacuation, et l'empyème est indiqué.

Pneumonie.

V. *Forme pulmonaire*, page 234.

Pneumo-thorax.

C'est une complication exceptionnelle, qui peut être la conséquence soit d'un épanchement pleural méconnu ayant fait irruption dans les bronches, soit d'un infarctus pulmonaire sous-pleural ou d'une gangrène pleuro-pulmonaire.

Le pneumothorax total s'accompagnera toujours en pareil cas d'une pleurésie purulente (pyo-pneumothorax).

Il pourra se faire, comme je l'ai vu une fois, que par suite d'adhérences pleurales formées avant la rupture de la plèvre au niveau du foyer gangréneux, le pneumothorax reste pur et partiel et se résorbe peu à peu sans traitement spécial.

Au moment où se produit le pneumothorax, on opposera à la douleur l'injection de morphine, qui calmera en même temps la dyspnée, et les injections d'éther, d'huile camphrée aux troubles nerveux qui souvent se produisent.

Pollutions.

Il n'est pas rare que des convalescents aient d'assez fréquentes pollutions nocturnes, qui sont généralement la conséquence du réveil de l'activité génitale. Si la fréquence en est grande, elles sont pour le sujet une cause d'affaiblissement nerveux. On cherchera à les prévenir par les procédés hydrothérapiques tonifiants et des médicaments réparateurs.

Il est à noter que l'ébranlement nerveux génital est très préjudiciable aux convalescents de fièvre typhoïde ; on devra leur interdire, quand ils commenceront à lire, les lectures érotiques ; on leur recommandera de retarder le plus possible la reprise des relations sexuelles. L'onanisme a pu expliquer plus d'une fois certains graves accidents nerveux se manifestant à l'improviste au cours d'une convalescence laborieuse, et j'ai entendu un de mes maîtres attribuer la mort subite d'un malade à l'onanisme pratiqué dans ces circonstances.

Psychiques (Troubles).

V. *Délire*, page 264, *Manie*, *Mélancolie*, page 289.

Pyoémie.

L'infection secondaire par les pyogènes peut, au lieu de se localiser sur tel ou tel organe, se répandre

par la circulation dans tout l'organisme et y créer
des foyer métastatiques ; la fièvre irrégulière et hec-
tique, les sueurs profuses qui suivent les accès fébriles, et les grands frissons qui les annoncent, en
permettent quelquefois le diagnostic.

La quinine, l'acide salicylique sont les antiseptiques qu'on leur oppose d'ordinaire, sans résultat en
général. On a récemment proposé des injections
intra-veineuses d'une solution faible de sublimé.

Rate.

La tuméfaction de cet organe prend quelquefois
des proportions considérables surtout dans la forme
dite *spléno-typhoïde* (V. page 238). La rate peut encore
être le siège d'*infarctus*, d'*abcès*; on en peut même voir
la *rupture;* les infarctus, les abcès ne sont généralement pas diagnostiqués et la rupture entraîne une
péritonite mortelle.

Rachialgie.

Très intense parfois au début, dans les formes où
existe un raptus congestif violent sur l'axe spinal,
elle sera diminuée par les ventouses sèches sur la
région dorsale et lombaire, par les pulvérisations
d'éther ou de chlorure de méthyle, par les bains
tièdes plutôt que par les bains froids.

Rhumatisme.

V. *Infections associées*, page 247 et *Arthropathies*,
page 259.

Seins (Congestion des).

V. *Traitement chez la femme*, page 192.

Soubresauts des tendons.

V. *Forme ataxique*, page 217.

Splénisation.

V. *Forme pulmonaire*, page 234.

Strabisme.

V. *Forme ataxique*, page 217 et *Méningite*, page 290.

Sueurs.

V. *Forme sudorale*, page 234.

Suppurations.

V. *Abcès, Orchite, Oreilles, Osseuses.*

Surdité.

Ce symptôme au début ne nécessite point de traitement spécial, sinon l'indication d'un traitement particulièrement énergique; car il est l'apanage des formes graves et cérébrales. Quand on a commencé l'administration de la quinine ou des préparations salicylées, la surdité leur est généralement imputable, comme les tintements d'oreilles et certains vertiges. Plus tard elle peut s'expliquer par des complications du côté de l'oreille. (V. ce mot page 291.)

Syncope.

Elle peut se produire sans complication cardiaque chez des sujets très nerveux, sous l'influence d'une réfrigération trop brusque.

C'est aussi un des symptômes de la forme cardiaque. (V. ce mot page 224.)

On recommandera les plus grandes précautions pour l'éviter pendant la convalescence, où elle est habituellement la conséquence de l'anémie des centres nerveux. Quand elle se produit, on place le sujet dans la position horizontale, la tête même légèrement déclive, on lui flagelle le visage, on injecte de l'éther sous la peau; si la syncope se prolonge, on pratiquera les tractions rythmées de la langue suivant le procédé de Laborde.

Syphilis et blennorrhagie.

V. page 245.

M. de Sinéty (1) a vu des accidents syphilitiques disparaître spontanément pendant la fièvre typhoïde.

Au contraire la blennorrhagie s'accentue et manifeste une tendance à se compliquer de cystite, de lymphangite; elle devient très réfractaire aux traitements institués ultérieurement; cette aggravation ne découle pas de l'affaiblissement des malades, elle existe chez des typhiques qui ont engraissé sensiblement après leur maladie; les humeurs des typhiques deviennent un bon milieu de culture pour le microbe de la blennorrhagie.

Tétanie.

Complication exceptionnelle qui survient soit dans les formes ataxiques (voir page 217), soit dans la convalescence quand le tube digestif est en mauvais état et que l'alimentation est mal appropriée. S'il existe des stagnations dans l'estomac dilaté, on en pratiquera le lavage avec une solution antiseptique; on donnera des bains tièdes.

Thrombose.

Les coagulations dans les vaisseaux des membres impliquent la nécessité de l'immobilisation absolue du membre malade, qu'on enveloppera dans la ouate, en se gardant de pratiquer aucune friction capable de mobiliser le thrombus. (Voir *Artérite, Phlébite*.)

(1) *Soc. de biol.*, 10 fév. 1883.

Thyroïdite.

S'il y a simplement congestion et tuméfaction de la glande thyroïde, on fera des onctions avec l'onguent napolitain, des applications réitérées de compresses froides.

S'il se forme une collection purulente, on évacuera le contenu.

Toux.

V. *Forme pulmonaire, Adénopathie trachéo-bronchique, Gangrène pulmonaire, Laryngo-typhus.*

Tremblement.

Symptôme de la forme ataxique ou signe de faiblesse pendant la convalescence, à moins qu'il n'existe antérieurement (hystérie, alcoolisme).

Trismus.

V. *Forme ataxique, Gingivite, Parotidite.*

Tympanite.

V. *Forme abdominale.*

Tuberculose.

V. page 246.

Elle peut débuter pendant la convalescence de la fièvre typhoïde et on doit en rechercher attentivement les signes, lorsqu'on voit un sujet tarder trop à se rétablir, reprendre un petit train de fièvre vespérale et des sueurs. Aussitôt les soins hygiéniques appropriés (aération, suralimentation) et l'usage de la créosote seront mis en œuvre.

Urémie.

V. *Forme rénale*, page 229.

Urine (Rétention d').

Rare au cours des fièvres traitées par les méthodes réfrigérantes, elle sera combattue par l'application de compresses froides ou de cataplasmes très chauds sur l'hypogastre, les bains. Si elle se prolonge, on pratiquera le cathétérisme aseptique. (V. *Paralysies*, page 297.)

Urine (Incontinence d').

V. *Forme adynamique.*

Dans la convalescence elle peut tenir à l'asthénie; on lui opposera les toniques, la belladone, la strychnine, l'ergotine, les douches périnéales et lombaires, l'électrisation.

Urinaires (infections).

On observe de temps en temps l'*infection des voies urinaires par le coli-bacille;* elle est généralement la conséquence d'un cathétérisme malpropre fait pour combattre la rétention d'urine; on peut voir se succéder la *cystite,* la *pyélite* infectieuse, la *néphrite* et la *périnéphrite suppurée.* L. Guinon, dans un cas, a obtenu une guérison rapide par le biborate de soude. Le salol à doses fragmentées peut être utilisé. Le phlegmon périnéphrétique nécessite une prompte intervention chirurgicale.

Vergetures

Survenant rapidement sur les membres (côté de l'extension) chez les sujets qui ont la fièvre typhoïde pendant leur croissance, comme l'a montré le premier

M. Bouchard, ce trouble trophique est indélébile et n'appelle aucun traitement.

Vertiges.

Symptômes de début, quelquefois très violents, ils se continuent dans certaines formes cérébro-spinales avec une intensité très pénible : la médication réfrigérante est le meilleur moyen de les faire diminuer.

Dans la convalescence ils peuvent être liés à des troubles digestifs, à la dilatation de l'estomac ou à l'anémie des centres nerveux quand le malade commence à se lever.

Vomissements.

Liés à la *forme gastrique* (voir page 222), à l'*adéno-pathie bronchique*, à la *méningite*, à l'*intolérance pour certains médicaments*, à l'*urémie*. On les combattra suivant la cause probable par les moyens appropriés à celle-ci.

Yeux.

L'hyperémie de la conjonctive se voit surtout dans les formes ataxo-adynamiques. Des lotions réitérées avec l'eau boriquée préviendront le catarrhe infectieux des culs-de-sac.

On voit rarement la kératite et les inflammations graves des membranes profondes.

TROISIÈME PARTIE

PROPHYLAXIE

———

I

Si la pathogénie est le meilleur fondement de la thérapeutique, l'étiologie est la base de toute bonne prophylaxie.

Il est donc indispensable de rappeler les opinions qui ont eu cours successivement au sujet de l'ÉTIOLOGIE de la fièvre typhoïde et de dégager la part de vérité ou de vraisemblance qui peut nous guider dans l'organisation des mesures prophylactiques.

On a pensé que cette maladie résultait de l'intoxication par des substances élaborées dans l'organisme humain sous l'influence de causes telles que le surmenage, la mauvaise alimentation, l'encombrement. Peter a brillamment défendu la théorie de l'*auto-typhisation*.

On a admis que la fièvre typhoïde peut prendre naissance spontanément par la fermentation des matières fécales et même de matières putrides quelconques (*doctrine pythogénique* de Murchison); mais, une fois constituée, elle devient spécifique et contagieuse.

Puis, la contagion ayant été démontrée, on a accepté que l'agent contagieux était un parasite; après nombreuses recherches, le bacille trouvé par Eberth dans les ganglions lymphatiques et la rate de

certains typhiqu es, puis cultivé par Gaffky sur la gélatine et la pomme de terre, avait été accepté comme
le microbe spécifique (Chantemesse, Widal, Gasser).

Mais on a douté ensuite de la spécificité du *bacille
d'Eberth*, et MM. Rodet et Gabriel Roux (de Lyon)
ont émis l'opinion qu'il n'est qu'une variété du *bac-
terium coli commune*, hôte habituel de la cavité intestinale, modifié dans quelques-uns de ses caractères
et devenu virulent par suite de circonstances spéciales.

Ainsi, l'étiologie de la fièvre typhoïde paraissait
très claire il y a quelques années; depuis la décou-
verte du bacille d'Eberth qu'on avait trouvé dans les
principaux viscères des typhiques, dans leur intestin,
dans les matières fécales qu'ils rendaient, puis dans
l'eau, on pensait avoir saisi toutes les phases du
cycle de la contagion. Ces constatations bactériologiques justifiaient les découvertes faites antérieurement par les épidémiologistes et les cliniciens relativement au rôle de l'eau et du sol comme véhicule
de la maladie. Tel état l'état de la question lors de
l'exposé qu'en faisait M. Chantemesse dans son
brillant article du *Traité de médecine* en 1891.

Mais, bien que cette époque ne soit guère éloi-
gnée, la question est déjà devenue plus complexe.
La spécificité du bacille d'Eberth s'est trouvée con-
testée par des bactériologistes d'une incontestable
valeur, qui déclarent ne voir en lui qu'une race ou
une variété du bacille du côlon, que tout homme
porte à l'état normal dans son intestin. Dans cette
hypothèse, le germe pathogène de la fièvre typhoïde
ne serait plus un microbe spécifique, ne pouvant
reproduire que la fièvre typhoïde, et venant toujours
du dehors avec un caractère de virulence qui lui soit

propre, comme cela se passe pour la bactéridie du charbon. Mais ce serait un de ces microbes qui vivent normalement dans notre tube digestif en simples saprophytes, habituellement inoffensifs tant que notre organisme a sa résistance normale, et acquérant à l'improviste une virulence capable de provoquer la maladie, si l'organisme perd sa résistance sous l'influence de mauvaises conditions hygiéniques, comme cela se passe pour les streptocoques, les staphylocoques et les pneumocoques. Cette seconde manière de voir explique les observations cliniques qui de tout temps ont montré que, chez l'individu isolé comme dans les agglomérations humaines, la fièvre typhoïde apparaît surtout à la suite du surmenage, de l'encombrement, de la malpropreté, de la mauvaise nourriture et des excès de toutes sortes.

Nous allons exposer impartialement les arguments présentés par les défenseurs de ces deux opinions.

Il est incontestable qu'on ne peut pas faire abstraction dans le problème étiologique des causes qui peuvent créer la *prédisposition morbide*. On n'en doit pas non plus faire abstraction au point de vue prophylactique, quelle que soit la théorie qu'on adopte au sujet de la nature du microbe, spécifique ou banal; car les plus claires notions que nous possédions en pathogénie générale nous montrent que le rôle du terrain est aussi considérable, sinon plus, que celui de la graine.

Dans son récent Traité des maladies épidémiques, M. Kelsch montre une fois de plus, après tant d'autres observateurs, que le *surmenage* est un des principaux facteurs de l'opportunité morbide : des soldats en garnison dans une ville sont indemnes de fièvre typhoïde ; ils partent en manœuvre, parcourent les campagnes, passent leurs journées au grand air, logent dans des villages où la maladie n'existe pas, et cependant la fièvre typhoïde éclate parmi eux. Les partisans de la spécificité du germe diront que, parmi ces soldats, quelques-uns étaient malades déjà en quittant la ville, que la maladie qui était en incubation chez eux s'est développée sous l'influence de la fatigue et que ces premiers malades en ont ensuite infecté d'autres. Les partisans de l'auto-infection disent que tous ces hommes ou la plupart d'entre-**eux** portaient le germe à l'état de saprophyte et **que le surmenage**, en diminuant leur résistance vitale, a **permis sa transformation** en agent pathogène.

Que la vérité soit dans l'une ou **dans l'autre** de ces deux opinions, l'hygiéniste en doit **conclure à la** nécessité de prévenir le surmenage, qui permet aussi bien au germe spécifique accidentellement introduit dans l'organisme d'y pulluler et d'en forcer la résistance qu'au saprophyte d'acquérir inopinément la virulence.

Le rôle de l'*encombrement* n'est pas moins net ; il est habituel que la fièvre typhoïde apparaisse dans les camps au bout de cinq ou six semaines, quand les hommes sont fatigués par des travaux excessifs. Les premiers malades deviennent des foyers d'infection et c'est le sol qui est le véhicule de la maladie. M. Kelsch cite le fait suivant comme une preuve péremptoire du rôle de l'encombrement : en 1871, l'armée allemande, campée sur les deux rives de la Moselle, eut sur les deux des cas de fièvre typhoïde ; mais sur la rive gauche, où se trouvait la plus grande partie des effectifs, les hommes furent atteints dans la proportion de 26, 9 pour 1000, tandis que, sur la rive droite, ils ne le furent que dans celle de 12, 1 pour 1000. Les conditions étaient les mêmes sur les deux rives au point de vue de l'état météorologique, de la nature du sol, de la souillure des eaux; mais, sur la rive gauche, les effectifs étaient deux fois plus nombreux et plus tassés. L'hygiéniste s'efforcera donc d'éviter l'encombrement, qui entraîne le *méphitisme du sol*.

A bord des navires on a vu la fièvre typhoïde éclater six et huit semaines après le départ du port. Ici encore on peut dire que l'agent spécifique se trouvait dans les eaux croupissantes du fond de cale; mais on peut admettre aussi que les gaz délétères, émanés de ce foyer putride et agissant dans le même sens que l'élévation de la température ambiante et de l'encombrement du bord, ont favorisé le développement de l'auto-infection chez les passagers.

Ainsi le surmenage, l'encombrement, le méphitisme et toutes les autres dérogations aux grandes lois de l'hygiène sont des causes à la fois prédisposantes et occasionnelles contre lesquelles il faut se prémunir. Elles s'accordent également bien avec les deux théories. Toutefois, dans la théorie de la spécificité du bacille d'Eberth, elles ne jouent qu'un rôle secondaire; car elles ont beau exister, elles ne constitueront pas la fièvre typhoïde si le bacille ne pénètre pas dans l'organisme. Au contraire, dans la théorie du coli-bacille, elles constituent à elles seules, tout le danger, puisque le coli-bacille ne devient virulent que si ces mauvaises conditions se trouvent réalisées.

Nous ne pouvons donc écarter la question de la nature du microbe comme oiseuse, ainsi que l'ont proposé certains ; il nous importe beaucoup de savoir si nous devons prendre les précautions nécessaires pour prévenir la pénétration du microbe en nous, à supposer qu'il vienne du dehors.

Or, il est une troisième notion dans le problème étiologique de la fièvre typhoïde, notion qui découle d'observations si nombreuses et si péremptoires qu'il est impossible d'en contester l'importance : c'est le rôle que joue, dans la production de certaines épidémies, *l'usage d'eaux de boisson contaminées par des matières fécales* ; il est inutile que nous citions ici les faits de cet ordre, ils sont légion et personne ne les conteste plus. L'eau souillée peut être mélangée à d'autres liquides alimentaires, comme le lait ou le vin, les conséquences en sont les mêmes.

Suivant la théorie de la spécificité du bacille d'Eberth, on admet que ce bacille, transporté avec les matières fécales du typhique, est jeté dans les sources ou les rivières directement, ou y arrive indirectement après avoir cheminé à travers le sol, ransporté par la nappe d'eau souterraine.

Dans cette opinion les garde-robes d'un typhique seules sont capables de donner la fièvre typhoïde, parce que seules elles contiennent le bacille d'Eberth.

Dans la théorie qui admet que c'est la virulence accidentelle du coli-bacille qui fait la fièvre typhoïde, oute matière fécale est redoutable, puisque toujours elle contient le coli bacille.

La solution de ce problème peut-elle nous être fournie par la bactériologie ? — Dans l'état actuel de nos connaissances, il semble que cette démonstration ne soit pas possible ; les spécialistes ont eu beau accumuler les caractères différentiels entre l'Eberth et le coli, ils n'ont pas réussi à mettre au-dessus de toute contestation un seul caractère radicalement différentiel.

Le lecteur désireux de connaître ces différents caractères en trouvera le résumé dans le travail suivant dû à M. Louis Olivier (*Presse médicale*, 1894).

« On sait que les microbes incriminés se rapportent à deux formes très voisines : 1° celle du bacille d'Eberth, toujours présent dans la rate du malade pendant la période d'état; 2° celle du *Bacillus coli communis*, hôte habituel de l'intestin humain. Un grand nombre d'observations portent à supposer que ce dernier bacille acquiert, par culture naturelle dans les vidanges, les caractères morphologiques et les propriétés toxigènes du bacille d'Eberth. On tend même à croire que l'eau typhoïgène renferme le plus souvent, non le bacille décrit par Eberth, mais une forme susceptible d'acquérir, au cours de son évolution chez le sujet qu'elle rend typhique, les caractères assignés par Eberth à son bacille observé dans la rate des typhoïdiques. La distinction des deux microbes, très utile pour l'avancement de la science, semble, quand il s'agit de l'examen bactériologique d'une eau, moins importante : car la présence du *coli* paraît signifier que l'eau a été, directement ou indirectement, souillée par des déjections, et suffit pour en interdire l'usage. Nous indiquerons toutefois les légères différences qu'on a jusqu'à présent relevées entre l'Eberth et le *coli*.

« I. *Procédés d'isolement.* — Le liquide incriminé doit être recueilli dans des vases préalablement stérilisés. Suivant sa richesse en micro-organismes, une ou plusieurs gouttes sont, au moyen d'une pipette aseptique, introduites dans environ 10 centimètres cubes (1) d'eau stérilisée, maintenue pendant 10 minutes à 44 et 45 degrés. Cette température élimine un certain nombre de germes ou en retarde notablement l'évolution, tandis qu'elle n'exerce aucune action marquée sur le développement ultérieur des bacilles typhiques (Rodet).

« Après agitation, deux gouttes de la solution sont semées l'une dans un tube de gélatine peptonisée, l'autre dans un tube de gélatine phéniquée (2), qu'à cet effet on liquéfie au bain-marie. Dès que la goutte a été répartie dans la gélatine, on verse le contenu de chaque tube sur une plaque de fragmentation (boîte de Pétri).

« Parmi les colonies qui s'y développent, celles des bacilles dits typhiques, d'ailleurs polymorphes, se font remarquer par un aspect décrit dans tous les livres. Cet aspect n'est certes pas caractéristique, mais cependant il guide la recherche. Deux ou trois jours après l'ensemencement, on explore les plaques à la loupe ; au moyen d'une aiguille stérilisée, on puise dans les colonies une parcelle de matière pour l'observer au microscope. Si le microbe se présente sous la forme d'un bacille ovoïde, long de 2 à 6 μ, large de 1 à 2 μ, arrondi aux deux bouts, ayant, soit un espace clair, soit deux ou trois sphérules dans sa masse ; s'il manifeste un mouvement rapide, non de translation, mais d'oscillation sur lui-même, et, sous l'influence d'une solution aqueuse de violet de méthyle, se colore fortement sans perdre sa motilité, il

---

(1) Le degré de cette dilution peut varier énormément, selon le degré de pureté de l'eau à examiner.

.. (2) Suivant la formule, bien connue, de Chantemesse et Widal. — Le phénol, à cette dose, entrave beaucoup de cultures, mais n'empêche pas le bacille d'Eberth de pousser.

y a quelque chance d'être en présence d'un bacille typhique.

« Cette hypothèse, simplement plausible, resterait dépourvue de tout commencement de démonstration, si l'on ne constatait pas, chez le bacille présumé typhique, tout un ensemble d'attributs sur lesquels il nous faut maintenant appeler l'attention. Qu'on le remarque bien, aucun de ces attributs ne suffit pour le caractériser ; ils n'ont de valeur que réunis. »

II. *Caractères morphologiques*. — Ces caractères sont multiples.

1° Le bacille devra conserver, en général, pendant deux ou trois heures sa motilité, après avoir été coloré par une solution aqueuse de violet de méthyle ;

2° Les solutions alcooliques de violet de méthyle et des dérivés de l'aniline devront le tuer rapidement, ce que traduit la cessation de son mouvement ;

3° A l'état mort, il devra se montrer très rebelle à la coloration au moyen des réactifs précédents, employés à froid ;

4° On le colore, au contraire, très facilement par le bleu de méthylène bouillant, employé suivant la méthode d'Artaud (partout décrite) et par la fuschine-rubine, suivant la méthode de Chantemesse et Widal, qu'exposent aussi tous les manuels ;

5° Chacune des opérations précédentes devra être exécutée d'une façon comparative, et sur le bacille supposé typhique et sur le bacille d'Eberth provenant de la rate d'un typhique en période d'état, et extrait à l'état pur par ponction aseptique. Les réactions, chez le témoin et chez le bacille à déterminer devront être identiques.

III. *Caractères biologiques*. — Le microbe suspect et le témoin devront être comparativement cultivés d'après les méthodes usuelles.

1° Sur *pomme de terre*, où ils devront former des colonies à peu près invisibles (voir les manuels);

2° Sur la *gélatine peptonisée*, où ils devront pousser très vite, apparaître dès le lendemain de l'inoculation et se développer sans la liquéfier;

3° Ils devront former dans cette gélatine :

α, par *piqûre*, le *clou* partout décrit;

β, à la *surface*, un *disque mince*..., etc.;

γ, dans la *profondeur*, le *trait* hyalin granulé, bien connu;

δ, par *strie*, le *voile*.

4° Les colonies devront ne pas se développer sur la gélatine épuisée par une précédente culture du bacille d'Eberth;

5° Bien pousser sur la gélatine glycérinée, la gélatine phéniquée, le sérum solidifié, l'agar-agar, dont les formules, pour le cas qui nous occupe, se trouvent partout;

6° Pousser, *en le troublant*, dans le bouillon de bœuf, lentement à la témperature ordinaire, très vite à 35 degrés; après quelques semaines, le bouillon devra *rougir;*

7° Très bien pousser dans l'*urine* légèrement alcaline et dans le *lait* sans le coaguler;

8° Pousser *aussi bien* qu'à l'air libre *dans le vide presque complet* (vide communément obtenu au moyen des trompes);

9° Aux divers stades de chacune des cultures précédentes, le microbe et le témoin devront être examinés au microscope et offrir de la même façon les réactions indiquées ci-dessus;

10° Ils devront se multiplier, dans les cultures, par scission transversale répétée;

11° Former, trois ou quatre jours après ensemencement sur pomme de terre, et culture à 37 degrés, des *spores*, presque toujours uniques dans chaque bâtonnet, et la plupart terminales;

12° La spore ne devra pas se colorer sous l'influence des couleurs d'aniline : elle devra être très réfringente, résister à la dessiccation et à la température de 90 degrés maintenue cinq minutes, être tuée à 100 degrés, phénomènes que permet d'apprécier un nouvel ensemencement *absolument nécessaire*;

13° Dans les cultures, le bacille devra, comme fait le témoin, excréter un alcaloïde, typhoxanthine de Brieger (que d'ailleurs, dans la pratique courante, on ne détermine pas);

14° Les cultures devront être enrayées par 1/20.000ᵉ de bichlorure de mercure, 1/800ᵉ de sulfate de quinine, 1/200ᵉ de phénol, 1/100ᵉ d'acide chlorhydrique, 5/100ᵉ de chlorure de chaux.

IV. *Caractères infectieux*. — Le bacille incriminé doit tuer les souris blanches dans le même temps que le témoin : si la dose est minime (1/4 de goutte à 1 goutte) et introduite dans le tissu conjonctif, il doit leur communiquer une maladie lente, évoluant en une dizaine de jours et se terminant le plus souvent par la mort. Injecté à la dose de 4 gouttes, dans le péritoine des souris, il doit les tuer en trente-six heures.

Mais cela ne suffit pas.

1° Il faut, les souris étant mortes, trouver dans leur intestin une diarrhée liquide, constater la tuméfaction de leurs plaques de Peyer, s'assurer que leur rate, gonflée, et la moelle de leurs os contiennent le microbe, ce dernier offrant alors la motilité, les réactions et les propriétés de culture énumérées ci-dessus;

2° Il faut encore constater que, à faible dose, la culture prise *en période d'évolution* (et non pas le liquide après multiplication du bacille) se comporte très différemment suivant qu'on l'inocule vivante ou stérilisée par la chaleur : dans le premier cas, elle tue les souris; dans le second, elle ne tue pas (le liquide de culture n'entraîne la mort que s'il est injecté à dose beaucoup plus forte).

V. *Essais pour distinguer le bacille d'Eberth du bacillus coli.* — Les caractères précédemment énumérés, qui sont ceux du bacille d'Eberth, ne suffisent pas pour le distinguer du *B. coli.* Bien qu'il puisse être souvent très difficile de ne point le confondre avec ce dernier, on a noté, dans l'évolution biologique des deux microbes, des différences qu'il importe de signaler :

1° On a fait remarquer la présence constante des cils chez le *B. d'Eberth*, extrait de la rate du typhique, l'absence de ces appendices chez le *B. coli* recueilli dans l'intestin de l'homme sain. Mais, depuis, on a constaté que, dans certaines conditions de culture, le *coli* acquiert des cils. On a vu aussi qu'il peut acquérir une faible motilité. Par conséquent, à ces deux points de vue il n'offre pas de caractère distinctif absolu.

2° Récemment M. Orlowski (1) a essayé de fonder une distinction des deux bacilles sur les conditions

____

(1) Mémoire analysé dans les *Annales de Micrographie* de mars 1894, p. 120 et suiv.

dans lesquelles ils dégagent de l'hydrogène sulfuré.
Mais là encore on ne constate guère qu'une différence difficile à interpréter : tous deux « dégagent H²S avec la même énergie, mais avec cette
différence que le bacille d'Eberth, pour des raisons
encore inconnues, dégage ce gaz plus facilement sur
les milieux additionnés de sels de fer et de plomb,
tandis que le coli-bacille le dégage surtout sur les
milieux additionnés de nitro-prussiate de soude (1) ».

2° M. A. Péré, pharmacien-major de l'armée, a
indiqué un meilleur procédé de diagnose. Revisant
une distinction relative aux modes fermentatifs des
deux microbes en divers milieux, il a reconnu que
le *B. coli* ne produit de l'acide lactique que dans un
milieu très riche en matière azotée, par exemple en
peptone, tandis que le bacille d'Eberth donne de
l'acide lactique, quelle que soit la richesse du milieu
en peptone (2). Peut-être y a-t-il encore là une différence plutôt de degré que de nature.

4° M. Schild vient de découvrir une réaction qui,
d'après lui, distinguerait, *d'une façon absolue*, l'E-
berth du *coli* (3). Le premier serait tué par le seul
fait de se trouver exposé pendant une heure et un
quart aux vapeurs de l'aldéhyde formique, fournie
par la solution aqueuse du commerce (solution à
40 %). Ces mêmes vapeurs, agissant pendant deux
heures sur le *coli*, ne l'empêchent pas ensuite [d'évoluer. Si l'on cultive les microbes dans du bouillon
additionné de 1/10.000 de la solution toxique, ils

____

(1) Texte de l'analyste, *ibidem*, p. 122.
(2) Mémoire inséré dans les *Annales de l'Institut Pasteur* du
25 novembre 1893.
(3) Voyez à ce sujet la *Revue générale des Sciences* du 15 mai
1894, t. V, p. 348.

poussent l'un et l'autre, mais non aussi rapidement :
le *coli* trouble alors le bouillon en‑ moins de
24 heures, tandis que l'Eberth met toujours plus d'un
jour et en emploie souvent deux pour produire le
trouble.

II

· Quoi qu'il en soit de la querelle bactériologique,
l'observation clinique permet de formuler les conclusions étiologiques suivantes :

Les germes de la fièvre typhoïde sortent du malade par les matières fécales, par l'urine contenant
de l'albumine, par le sang des hémorrhagies intestinales, dans certains cas par les produits de l'expectoration, par l'ouverture de foyers où des bacilles se
trouvent anormalement accumulés.

· Les germes morbides doivent exister dans l'intestin dès le début de la maladie ; mais on ne les y
décèle guère qu'à partir du dixième jour ; ils sont
surtout abondants du quatorzième au dix-septième ;
ils disparaissent à partir du vingt-deuxième dans
les cas moyens, mais dans les cas prolongés par des
rechutes, on les voit apparaître à chaque reprise.

La *transmission du virus* de l'homme typhoïsant.
à l'homme sain s'opère par l'intermédiaire des personnes, des objets, ou de l'air, du sol, de l'eau, des
aliments.

Les *personnes* qui touchent le corps du malade,
les linges qu'il a souillés, ou le bassin contenant ses
selles, peuvent porter le germe morbide à leur bouche
avec leurs mains ou par l'intermédiaire des aliments
qu'elles prennent sans s'être lavé les mains.

Quittant des *linges souillés* et desséchés, les bacilles

peuvent se répandre dans l'atmosphère et pénétrer dans les premières voies respiratoires et digestives.

Les blanchisseuses peuvent s'infecter en lavant le linge des typhiques.

Des pantalons qui ont été portés par des soldats atteints de fièvre typhoïde et insuffisamment nettoyés, distribués ensuite à des soldats sains, ont infecté ceux-ci.

L'*air* peut transporter les germes soit isolés, soit véhiculés sur des poussières, des vapeurs, des gaz ; ce mode de propagation est cependant rare (10 fois sur 100, Brouardel).

Dans une salle de typhoïsants on a laissé à découvert du lait stérilisé : il s'est ensemencé rapidement de bacilles typhiques, qui s'y sont multipliés. Aussi Arnould, qui cite ce fait, croit-il dangereux de boire du lait, de la tisane, ou même de l'eau, qui ont séjourné dans la chambre d'un typhique, sans être hermétiquement couverts. Si le lait est trop souvent empoisonné par l'addition de l'eau souillée, il y a des exemples de contamination par l'air.

Les recherches de Fr. Bordas semblent montrer que l'air ne peut véhiculer le bacille typhique que s'il est chargé de vapeur d'eau, le microbe perdant assez rapidement sa vitalité dans l'air sec. Mais cet auteur a probablement tort d'expliquer par ce fait que les exacerbations typhiques aient toujours lieu à Paris d'octobre à janvier ; car on voit aussi des recrudescences de typhus abdominal dans les mois de sécheresse tant à Paris qu'ailleurs et en Algérie.

Mélangés aux *poussières*, les germes typhiques peuvent adhérer longtemps aux *planchers*, aux *parois des maisons*.

Les *émanations gazeuses* qui s'échappent des *tuyaux*

d'évent des fosses d'aisances, des fumiers peuvent propager la fièvre typhoïde; mais le plus habituellement le transport des germes se fait par l'intermédiaire du sol et de l'eau.

A la campagne, les *fumiers* sur lesquels on jette si souvent les selles des typhiques, sont lavés par les eaux pluviales qui entraînent les germes dans les puits ou les sources du voisinage. Les germes typhiques conservent longtemps leur vitalité dans le fumier ; ils persistent plus longtemps dans les matières fécales desséchées que dans les déjections liquides ; ils disparaissent donc plus vite des fosses étanches.

Dans le sol le bacille typhique se conserve longtemps, plus ou moins suivant la sécheresse ou l'humidité du terrain, l'acidité ou l'alcalinité, la température. *Pettenkofer*, — qui avait émis autrefois une théorie, démontrée fausse sous sa forme première, d'après laquelle des oscillations de la nappe d'eau souterraine influenceraient le développement des maladies infectieuses en amenant à la surface du sol par capillarité les germes pathogènes, — a soutenu ensuite qu'en influençant la sécheresse et l'humidité de la surface, ces oscillations contribuent à la maturation de ces germes parce qu'elles accroissent leur virulence.

Le rôle de l'eau de boisson dans la transmission de la fièvre typhoïde paraît établi d'une façon incontestable pour un grand nombre d'épidémies. Les observations recueillies antérieurement aux travaux bactériologiques avaient mis le fait en évidence. Ceux-ci ne l'ont pas infirmé et ne peuvent que servir à en modifier l'interprétation.

Lorsque la fièvre typhoïde éclate dans une localité, on doit faire pratiquer l'*analyse bactériologique des eaux* ; si l'on y trouve des coli-bacilles, elles doivent être tenues pour suspectes et capables de transmettre la fièvre typhoïde.

III

En application des axiomes précédents, il faut, pour prévenir ou faire cesser la fièvre typhoïde dans une localité :

1° **Préserver l'eau de boisson** de toute souillure, et plus spécialement *de toute contamination possible par les matières fécales.*

Pour protéger l'eau des puits et des citernes contre les infiltrations dangereuses, on ne devra jamais tolérer dans leur voisinage les fosses d'aisances, les fumiers.

Les eaux à ciel ouvert des rivières et des étangs ne pouvant jamais être préservées contre les contaminations par les eaux ménagères, les vidanges, le blanchissage, on devra *assurer aux habitants des villes de l'eau de source ;* cette eau doit être captée dans des conditions qui ne permettent pas à des germes nocifs de pénétrer dans la source elle-même. M. Dujardin-Beaumetz a formulé à l'Académie de médecine le vœu qu'une loi fixât un *périmètre de protection autour des sources.*

Elle doit être amenée dans des *conduites étanches,* où ne puissent s'infiltrer les germes du sol qu'elles traversent.

Dans les établissements publics (casernes, hôpitaux, écoles) les bornes-fontaines et les robinets devraient porter l'une des mentions suivantes : « Eau propre à la boisson » pour les eaux de source, et « Eau dangereuse à boire » pour les eaux de rivière.

Les eaux de source et les eaux de rivière doivent

circuler dans des *canalisations distinctes*, et il devrait être interdit aux municipalités et aux compagnies fermières des eaux de mettre en communication celles-ci sous prétexte d'insuffisance des eaux de source.

Tant que les constructions actuelles, vicieuses à ce point de vue, n'auront pu être modifiées, on exigera que la population soit avertie du changement d'eau et prévenue de la nécessité de *faire bouillir l'eau des boissons*, non seulement pendant qu'elle est d'origine fluviale, mais encore plusieurs jours après.

On assurera autant que possible l'installation de *filtres de porcelaine;* mais on n'y ajoutera pleine confiance que s'ils sont nettoyés ou changés souvent.

L'impossibilité d'assurer l'étanchéité des fosses d'aisances fixes doit faire rejeter désormais leur construction; les *fosses mobiles* devront être exigées des architectes dans toutes les constructions publiques.

2° Prévenir ou supprimer les causes d'infection du sol et des habitations.

Les *déjections* des malades, et plus particulièrement des malades atteints de fièvre typhoïde ou de diarrhée, ne devront pas être projetées à la surface du sol ou sur les fumiers; la même précaution doit être prise pour tout ce qui émane du corps de ces malades (*urines*, *crachats*). Ces produits doivent être mélangés dès leur émission avec des substances antiseptiques énergiques et peu coûteuses. On en versera dans les fosses d'aisances en grande quantité. - Un très bon désinfectant est le *lait de chaux*, qui présente l'avantage d'être très économique. D'après

les expériences de Chantemesse, dans la proportion
de 20 %, il stérilise en une demi-heure les selles
typhiques, mieux que le chlorure de chaux à 5 %,
le sublimé à 1 pour 1000, même additionné de 5
pour 1000 d'acide chlorhydrique, suivant la méthode
de Laplace : « Voici, dit-il, la meilleure façon d'avoir
toujours à sa disposition un lait de chaux actif. On
fait se déliter de la chaux de bonne qualité, en l'ar-
rosant peu à peu avec la moitié de son poids d'eau.
Quand la délitescence est effectuée, on met la poudre
dans un récipient soigneusement bouché et placé
dans un endroit sec. Comme 1 kilogramme de chaux,
qui a absorbé 500 grammes d'eau pour se déliter, a
acquis un volume de 2 litres 200, il suffit de le dé-
layer dans le double de son volume d'eau, soit 4 litres 400, pour avoir un lait de chaux à 20 %, ce liquide doit être employé tout frais ; on peut le conserver pendant quelques jours (trois au moins), à la
condition de le maintenir dans un vase bouché.
Lorsqu'on n'est pas sûr de la qualité du lait de chaux
qu'on a à sa disposition, on peut l'essayer en l'ajoutant aux matières à désinfecter, jusqu'à ce que le
mélange bleuisse nettement le papier de tournesol.

« Il suffit lorsqu'on veut désinfecter des selles typhiques de verser sur elles une proportion de ce lait de
chaux, égale en volume à 2 %. Il n'est pas nécessaire de ménager beaucoup le liquide désinfectant,
attendu qu'à Paris le kilogramme de chaux vive
coûte 5 centimes et qu'avec cette faible somme on
peut désinfecter 250 litres de matières. On ne peut
stériliser par ce procédé que les selles liquides.
Lorsqu'on aura à désinfecter une fosse dans laquelle
auront été vidées des selles typhiques, il suffira de
verser par le haut le lait de chaux dans la proportion

indiquée. Si les matières de la fosse sont en putréfaction, il se dégagera d'abord des torrents d'ammoniaque que la chaux déplace de ses combinaisons salines et une partie de la chaux sera perdue pour la désinfection. On brasse le liquide avec une perche pour faciliter le départ de l'ammoniaque et pour rendre le mélange homogène. On verse le lait de chaux jusqu'à ce qu'on obtienne une réaction nettement alcaline au papier de tournesol. » (*Traité de médecine*, t. I, p. 740.)

On désinfectera les sièges des cabinets et des chaises percées par le lessivage au sublimé, la peinture ou le vernissage.

Les *draps*, les *chemises*, les *linges* de pansement souillés seront recueillis dans une cuve spéciale pleine d'eau, et aussitôt que possible on les soumettra à l'action de l'eau bouillante pendant une demi-heure.

Les vêtements qui ont servi au malade pendant la période d'incubation, les objets de literie, matelas, couvertures, oreillers, devront passer dans une étuve à vapeur sous pression.

Les précautions à prendre pour l'entourage du malade sont énumérées page 3.

Désinfection des locaux.

Les chambres où ont été soignés les typhoïsants, les locaux où ont pris naissance les épidémies (chambrées de casernes, dortoirs) doivent être désinfectés. Le procédé le plus recommandable est le lessivage des parois des pièces avec une solution de sublimé à 1/1000 : les services municipaux projettent d'abord le liquide désinfectant en pluie au moyen d'une pompe d'arrosage, et avec des brosses emmanchées on frotte ensuite. Dans certains cas il est bon de repeindre, ou de reblanchir les murs, ou de faire remettre des papiers de tenture neufs.

Le plancher doit être brossé et lavé avec la solution de sublimé; dans certains cas où le plancher est fissuré, il est prudent de lever les feuilles du parquet et de faire lessiver l'intervalle des solives; les poussières imbibées de liquides antiseptiques sont jetées au feu.

On peut encore utiliser pour désinfecter les locaux l'acide sulfureux : on fait brûler 60 grammes de soufre par mètre cube d'air dans la chambre fermée hermétiquement, puis au bout de 24 heures on ventile largement.

Dans les agglomérations humaines, comme les casernes et les écoles, l'*évacuation des locaux* est indispensable en cas d'épidémie, afin de permettre l'exécution rapide et complète des mesures de désinfection.

3° Empêcher la souillure de l'air.

Il faut d'abord éviter la dissémination possible des germes pathogènes desséchés : par conséquent, les mesures indiquées précédemment, comme de recueillir les déjections et les linges souillés dans des liquides antiseptiques, de ne pas laisser des matières fécales se dessécher à l'air libre, y contribueront; on ne devrait pas balayer à sec les planchers et le sol.

On empêchera que les tuyaux de ventilation des fosses d'aisances et des égouts soient en communication avec l'intérieur des habitations; cette communication n'aurait pas seulement pour effet d'exposer l'air des appartements à la contamination par l'ascension de germes pathogènes; l'étude des conditions étiologiques nous a montré que les gaz méphitiques, même sans être vecteurs de microbes, peuvent favoriser l'auto-infection en intoxiquant les individus qui les respirent.

Outre le méphitisme des fosses et des égouts, il faut éviter celui qui résulte de l'encombrement; les découvertes de Brown-Séquard et d'Arsonval sur le poison volatil qui s'accumule dans l'air expiré, et les observations de Rochard sur le rôle de l'encombrement dans les navires au point de vue étiologique sont de nature à nous faire prévenir ces mauvaises conditions, en assurant la ventilation des locaux habités et un cubage d'air suffisant à chacun des habitants.

4° Préserver les aliments contre les souillures.

Pour éviter la contamination spécifique, on empêchera les personnes qui soignent un typhoïsant de prendre leurs repas dans sa chambre; on les obligera à se laver soigneusement les mains dans la solution de sublimé à 1/000 et à se brosser les ongles avant d'aller à table.

Dans les hôpitaux, on interdira aux infirmiers qui soignent les typhiques d'aller porter les boissons ou les aliments à d'autres malades sans s'être désinfecté les mains au préalable.

On évitera non seulement l'eau suspecte, mais on se défiera des liquides qui peuvent être mélangés d'eau : le lait, le vin, les tisanes, le cidre.

Pour le *lait*, il sera prudent de ne le consommer que bouilli. Des peines, plus sévères que celles qui existent, devront être édictées non seulement contre les laitiers qui falsifient leur lait par addition d'eau, mais on devrait leur interdire le lavage de leurs seaux autrement qu'à l'eau bouillante. Il faudrait vulgariser parmi les laitiers, nourrisseurs et fermiers, les dangers résultant de la traite malpropre : on obtiendrait peut-être alors que les filles de ferme qui soignent des malades n'aillent pas ensuite traire les vaches ou manipuler le lait sans s'être désinfecté les mains.

Il faut aussi se défier du beurre et du fromage.

L'eau employée à la confection du pain est moins dangereuse; car il y a lieu d'admettre que les germes pathogènes sont détruits par le séjour de la masse de pâte à une température de 60 degrés pendant plusieurs heures.

On évitera aussi la souillure des aliments par tous les germes de putréfaction, et par des microbes saprophytes; car il est possible, nous l'avons vu, que l'introduction de certains microbes dans l'économie rende virulent le coli-bacille, ou que certains poisons alimentaires (viandes et fruits gâtés) rendent l'organisme vulnérable au bacille d'Eberth ou au coli.

Enfin on doit, en temps d'épidémie :

5° Mettre les individus dans le meilleur état de résistance organique.

Ce que nous avons dit sur la fatigue, le surmenage, l'insuffisance de nourriture et les excès, le confinement, les refroidissements, les émotions dépressives, comme facteurs importants de prédisposition morbide, implique la nécessité d'écarter autant que possible ces influences multiples.

TABLE DES MATIÈRES

———

———

PREMIÈRE PARTIE

MOYENS DONT NOUS DISPOSONS POUR RÉPONDRE AUX INDICATIONS THÉRAPEUTIQUES..... 1-175

CHAPITRE PREMIER

Soins hygiéniques

CHAPITRE IV

Antithermie

DEUXIÈME PARTIE

APPROPRIATION DES MÉTHODES GÉNÉRALES DE TRAITEMENT AUX CAS PARTICULIERS

CHAPITRE PREMIER

Traitement suivant les formes

CHAPITRE II

Traitement des complications, accidents, séquelles............................ 254

TROISIÈME PARTIE

Paris. — Imprimerie F. Levé, rue Cassette, 17.